Hans-Rudolf Müller-Nienstedt

Geliehenes Leben

Tagebuch einer Transplantation

Walter-Verlag Zürich und Düsseldorf

Für meine Frau Imma
Und für Miikka und Jussi, Bastian und Elina

Die Deutsche Bibliothek – CIP-Einheitsaufnahme

Müller-Nienstedt, Hans-Rudolf :
Geliehenes Leben : Tagebuch einer Transplantation /
Hans-Rudolf Müller-Nienstedt. – Zürich ; Düsseldorf : Walter, 1996
ISBN 3-530-30009-8

Alle Rechte vorbehalten
© Walter-Verlag, 1996
Satz: Utesch Satztechnik GmbH, Hamburg
Druck und Einband: Lengericher Handelsdruckerei, Lengerich
Printed in Germany
ISBN 3-530-30009-8

Inhalt

Geleitwort von Prof. Dr. med. G. Groeger 9
Zum Gebrauch des Buches 13
Vorwort 15

Teil 1: Tagebuch einer Transplantation

Einleitung 21
Der Absturz 25
Der Entscheid für die Lebertransplantation 38
Das Warten: Vorbereitungen auf den Abschied 48
Im Umkreis der Operation 76

Teil 2: Leben mit dem geliehenen Organ

Das Wiedererfinden des Alltags 167
Die fremde Leber – das geliehene Leben 209
   Was sagen die medizinischen Autoritäten? 228
   Die kritischen Stimmen 229
   Die Transplantationsmedizin als Folge der Wegwerfgesellschaft 230
   Transplantationsmedizin als ein Grund für die Vorverlegung der Todesdiagnose 234
   An der Nahtstelle zwischen Leben und Tod: Die Hirntoddiagnose 242
   Notwendig ist eine neue gesetzliche Grundlage 243
   Volle Würdigung des Spenders 244
   An der Nahtstelle zwischen Spender und Empfänger: Die volle Freiwilligkeit der Spende 244
   Transplantationsmedizin: Der Arzt im Interessenkonflikt . . 245
   Die Regeln für die Transplantation als Resultat eines demokratischen Entscheids 246

Teil 3: Historische, ethische und rechtliche Hintergründe der Transplantation

Kurzer Abriß zur Geschichte der Transplantation 249
    Organverpflanzung: die Faszination des Unmöglichen 249
    Die Voraussetzungen der modernen Chirurgie 251
    Pioniere der Transplantationsmedizin 254
    Die Schritte vom Experiment zur chirurgischen Methode . . 258
    Die Entwicklung von Medikamenten zur Kontrolle der Abstoßungsreaktion 259
    Konservieren von Geweben und Organen 263
    Einrichtung von Vermittlungsorganisationen 264
    Woher kommen die gespendeten Organe? 265
    Einstellung in der Bevölkerung zur Organspende und zur Transplantationsmedizin 266
    Das medizinische Fachpersonal 267
    Einige statistische Angaben über Transplantationen 268
    Die Zukunft: Xenotransplantation? 269
    Andere Alternativen zur Transplantationsmedizin 272

Zu den ethischen und rechtlichen Grundlagen der Organtransplantation 273
    Was ist Ethik, was ist Recht? 274
    Die rechtlichen Grundlagen in Deutschland, Österreich und in der Schweiz 274
    Der Körper als Rechtsgut 276
    Die Organspende 277
    Rechtliche Grundlagen der Leichenspende 278
    Das Problem der Rationierung in der Medizin 287
    Die Position der Kirchen zur Organtransplantation 288
    Auf dem Weg zu einer Europäischen Charta für Transplantations-Ethik 291

Die Hirntoddiagnose und die Diagnose des Todes 292
    Definition und Richtlinien zur Feststellung des Todes im Hinblick auf Organtransplantationen 292

Diagnose «Hirntod»: Irreversibles Koma, das heißt unumkehrbarer Beginn des Sterbens 305
Zusammenfassung 308

Nachwort 311
Dank 315

Anhang

Glossar 319
Wichtige Adressen 324
Anmerkungen 326
Literatur 339

Geleitwort

Ein unvorhersehbares Schicksal, eine tödliche Krankheit stößt einen Menschen in Entscheidungsprozesse, mit denen er nie gerechnet hatte. Als Hans-Rudolf Müller-Nienstedt weiß, daß nur eine Lebertransplantation ihm eine Lebensverlängerung gewähren kann, zögert er mit seiner Zustimmung: Sie läuft seiner bisherigen Einstellung gegenüber der hochtechnisierten Medizin zuwider.

Zwei Einsichten bewirken eine Einstellungsänderung: zum einen eine aus dem Unbewußten aufsteigende Mahnung zur Korrektur seiner rationalen Positionen – es meldet sich schlicht der Überlebenswunsch. Zum andern muß der zum todkranken Patienten Gewordene zur Kenntnis nehmen, daß der anstehende Entscheid nicht nur sein eigener sein kann, daß vielmehr Frau und Kinder ein Mitspracherecht besitzen.

Dem Autor ist es so ergangen wie den meisten Transplantationspatienten: Das Nachspüren und Nachdenken über das, was ihm widerfuhr, konnte erst nach der hochkomplizierten Operation erfolgen und erst nach dem Wiederauftauchen aus der Nacht der Bewußtlosigkeit und dem ungeheuren Eingriff in seinen Organismus.

Der Integration des Geschehenen hat sich der Autor gestellt, und er ist den aufgebrochenen Fragen nachgegangen. Es handelt sich dabei um die Probleme und Fragen, die in der aktuellen wissenschaftlich-ethischen Transplantationsdebatte zum Teil heftig und kontrovers diskutiert werden – auf einem Fundament, das von Hans Jonas mit seinem Buch *Technik, Medizin und Ethik* gelegt wurde.

Der Autor spricht aber nicht aus einer theoretischen Position heraus, sondern als Betroffener, mit allen damit verbundenen Ambivalenzen. Sein persönlicher Beitrag, das Tagebuch, mündet

Handschriftliche Notizen oben: „Ethik via Biologie" → naturalistisch. „Habgier" → Abstoßung.

in verschiedene klare Stellungnahmen und Erkenntnisse. Drei von ihnen, die den Empfänger, den Spender und die Beziehung zwischen ihnen betreffen, seien hervorgehoben.

– Daß die Transplantation eines der großen lebenswichtigen Organe einer äußerst präzisen medizinisch-chirurgischen Arbeit bedarf, steht außerhalb jeder Diskussion. Die Leistung der Ärzte und Schwestern verdient immer wieder höchste Anerkennung. Aber über diesem Faszinosum könnte verlorengehen, daß auch eine Eigenleistung des Patienten gefordert ist, die für das Gelingen mitentscheidend ist. Neben der Bereitschaft, sich vertrauensvoll dem Operationsteam zu überlassen, ist die psychische Einwilligung verlangt, den eigenen Organismus, im umfassenden Sinn sich selbst, für den Empfang des neuen Organs bereitzustellen.

– Das gespendete Organ ist ein unschätzbares Geschenk. Es ist unverdient, und es kann nur ganz angenommen oder abgelehnt werden. Diese Eigenleistung der Annahme als eines kontinuierlichen Prozesses vollzieht sich auf dem Hintergrund des Wissens, daß ein anderer Mensch dafür sterben mußte. Dies wiederum führt zu der schmerzlichen Erkenntnis, daß der Empfänger dem Spender Dank schuldet, der nicht abgetragen werden kann.
Aber der Spender kann, ja er muß gewürdigt werden. Egal, ob er einer Organentnahme vorher zugestimmt hatte oder ob seine Angehörigen für ihn entschieden haben – der Empfänger ist die Würdigung dem Spender wie auch sich selbst schuldig. Unterbleibt sie, dann droht jene Gefahr, auf die Transplantationskritiker hinweisen: daß nämlich das Organ zur Ware wird.
Im Schlußkapitel des Tagebuchs beschreibt der Autor ein Ritual, zu dem er in einem Seminar (von Bert Hellinger) aufgefordert wurde. Diese symbolische Handlung hatte zwei Akzente: die würdigende Verneigung vor dem Spender-Stellvertreter sowie die Solidaritätserklärung des noch Überlebenden: «Und ich folge dir nach.» Die durch die Transplantation her-

Narkose --> Identität

gestellte somatische wie psychische Verbindung der beiden Protagonisten verlangt, so oder so, nach einer Gestaltung.

- Die dritte Erkenntnis, die der Autor gewonnen hat, betrifft die Argumentation, mit denen Menschen für Organspenden gewonnen werden sollen. Mit der Formel: «Hirntod = Organismustod» kann nicht mehr undifferenziert umgegangen werden. Zu den Aufrufen zu den Organspenden, die das Leben anderer verlängern können, gehört auch die Aufforderung, sich mit der durch die Transplantation erfolgenden definitiven Lebensbeendigung, dem Abbruch des Sterbeprozesses, einverstanden zu erklären, der «Tötung auf Verlangen» zuzustimmen.

Mit seinen Aufzeichnungen und Reflexionen hat Hans-Rudolf Müller-Nienstedt meines Erachtens aber mehr vermittelt als einen Beitrag zum Transplantationsproblem. Seine Schilderung des allmählichen Wiederauftauchens aus der Narkose- und Operationsnacht enthält ein das Individuum transzendierendes Element. Da ist die Beschreibung vom «Getriebenwerden entlang der Schale des leeren Welten-Eis», ein Geburts-Mythos, der an den Uroboros von Erich Neumann, dem Schüler und Mitarbeiter C. G. Jungs, denken läßt *(Ursprungsgeschichte des Bewußtseins)*. Schritt für Schritt baut sich das Ich des Probanden wieder auf, durch zunächst leere Räume hindurch, die sich – so etwa durch die Orientierungshilfe von Berührungen – allmählich füllen. Langsam stellt sich das Gefühl für die eigene Identität wieder ein, wobei diese sowohl vertraut wie auch streckenweise unvertraut ist.

Diese zweite Geburt des Autors vollzieht sich auf verschiedenen Ebenen: durch Sinneswahrnehmungen, durch Träume und Reflexionen, durch Erinnerungen und durch die mit diesem Buch vorliegende Bemühung, all dem Geschehen und Widerfahrenen das Gewand der Sprache zu verleihen. Mehr noch: es sich auch durch die Sprache «einzuverleiben», es der eigenen, unverwechselbaren Geschichte zu integrieren.

Indem der Autor diesem Prozeß durch die Niederschrift Gestalt verlieh, hat er sie auch aus sich heraus gesetzt und anderen zur Verfügung gestellt. Gleichzeitig hat er dadurch die Legitimation erworben, seine Stimme in der laufenden Transplantationsdebatte zu Gehör zu bringen. Auch dies ist zu würdigen.

Prof. Dr. med. Guido N. Groeger
Konstanz

Zum Gebrauch des Buches

Das vorliegende Buch ist unterteilt in drei Teile:

1. Das «Tagebuch einer Transplantation» möchte insbesondere den Menschen, für die eine Transplantation zum Weiterleben notwendig ist, deren Angehörigen und auch Fachleuten der Pflegeberufe die Erfahrungen eines Betroffenen nahebringen.

2. «Leben mit einem geliehenen Organ» handelt von der Zeit nach der Rückkehr aus dem Spital. Neben Tagebuchnotizen werden hier weiterführende Erfahrungen und Reflexionen im Zusammenhang mit der Transplantation dargestellt.

3. Die Ausführungen über «Historische, ethische und rechtliche Aspekte der Organtransplantation» richten sich an Interessierte, die sich mit den Hintergründen der Transplantation näher beschäftigen wollen.

Im Anhang finden sich:

- ein Glossar mit spezifischen Ausdrücken, Fach- und Fremdwörtern;
- eine Adreßliste der wichtigsten Ansprechpartner bezüglich Organtransplantationen in der Schweiz, in Deutschland und Österreich;
- erläuternde Anmerkungen;
- ein ausführliches Literaturverzeichnis, das die Vertiefung der dargestellten Themen ermöglicht.

Als Lesehilfe wurde für die Tagebucheintragungen, die Traumaufzeichnungen (eingezogen) und die Briefe (kursiv) eine andere Schrift verwendet als für die Kommentare und den informativen Teil.

Auch wenn mir jede Gelegenheit wichtig ist, mich für gleiche

Rechte von Frau und Mann einzusetzen, habe ich mich entschieden, für dieses Buch, das ich aus meiner eigenen – eben männlichen – Erfahrung heraus geschrieben habe, im allgemeinen auch dann die – als Allgemeinform geläufige – männliche Form zu gebrauchen, wenn richtigerweise auch die weibliche genannt werden müßte.

Vorwort

> *Auch wer seine Gedanken niederschreibt,*
> *weiß nur, was er denkt, nicht, was er sagt.*
>
> (Benyoëtz, 1986)

Eine Magen-Darm-Blutung in der Nacht vom 15. auf den 16. September 1992 riß mich aus einem mit vielseitigen Aktivitäten ausgefüllten Leben und stellte mich vor die Tatsache einer unheilbaren, in wahrscheinlich kurzer Zeit tödlich verlaufenden Krankheit. Nach wenigen Tagen war der Bescheid der Ärzte klar: Nur eine Lebertransplantation konnte mir noch helfen.

Auch wenn die äußeren Umstände in immer gleicher Folge ablaufen – Diagnose einer unheilbaren Krankheit, Transplantationsempfehlung, Entscheid für die Transplantation, Warten auf ein Organ/einen Spender, Operation, Behandlung in der Intensivstation, Rekonvaleszenz, Rückkehr in die «Normalität» –, sind die Erfahrungen und Erlebnisse jedes Menschen, der durch diese Stationen zu gehen hat, individuell verschieden, persönlich, privat.

Bei meinen Aufzeichnungen handelt es sich um eigene Erfahrungen und Gedanken, die ich so aufgeschrieben habe, wie ich sie in der Zeit meiner Krankheit, der Entscheidungsfindung für die Transplantation, der Wartezeit und der Zeit nach der Operation erlebt habe.

Aufzeichnungen machte ich ursprünglich aus der Hoffnung heraus, meine wirren Gefühle und Gedanken, die mich immer wieder in ihre endlosen Strudel hineinzogen, aus mir herauszuschreiben. In der Zeit der Rekonvaleszenz wuchs das Bedürfnis, Ordnung in diese Gefühle und Gedanken zu bringen, um mich für mein neugewonnenes Leben frei zu machen. Dabei reifte die Idee, das Geschriebene anderen mitzuteilen, wobei ich vor allem an Menschen dachte, die selbst für ihr Weiterleben auf eine Transplantation angewiesen sind, aber auch an die Angehörigen und schließlich an die Pflegepersonen, denen der Einblick in das Erleben ihrer Patienten für ihre Arbeit nützlich sein könnte.

Träume wurden mir in dieser außerordentlichen Zeit, in der es oft keine Orientierungsmarken mehr zu geben schien, zu wichtigen Wegzeichen. Aus einem inneren Wissen um ihre Bedeutung schrieb ich sie auf, auch wenn sie mir anfänglich ganz unverständlich waren. Oft erst nach langer Zeit fand ich den Zugang zu diesen Mitteilungen aus mir selbst, aus meinem Unterbewußtsein. Oft benötigte ich auch das Gespräch mit einer vertrauten Person, meiner Frau oder einem Therapeuten, um die Symbolsprache meiner Träume erschließen zu können. Dabei ging es mir nicht um das tiefsinnige Deuten von magischen Zeichen oder um das Erforschen verborgener Kammern meiner unbewußten Persönlichkeit. Die Träume waren mir einfach ein Hilfsmittel für das Verständnis dessen, was mit mir geschah, indem ich auf sie hörte wie auf eine altbekannte, aber lange verschüttete Sprache[1].

So wie der Mensch als isoliertes Wesen nicht denkbar ist, nicht existieren kann, so ist jeder der vorgenannten Schritte, von der Erkrankung bis zur Rekonvaleszenz, eingeflochten in das familiäre und soziale Gewebe, das durch die Beziehungen eines Patienten gewoben wird. Auch wenn mein Bericht weitgehend meine persönlichen Erlebnisse wiedergibt, hoffe ich, der Wichtigkeit meiner Familie, meiner Freunde und auch der Bedeutung der mich behandelnden und pflegenden Personen genügend Rechnung getragen zu haben.

Während der Arbeit an meinen Aufzeichnungen wurden mir zwei Gedanken immer wichtiger:

– So entscheidend die seriöse und präzise Arbeit der Chirurgen und Mediziner, das reibungslose Funktionieren des hochgezüchteten Medizinalapparates, das Ineinandergreifen der verschiedenen Spezialitäten und die Kooperation aller Beteiligten für das Gelingen einer Transplantation ist, die Bereitstellung des eigenen Organismus auf Empfang, die Integration, das

Einwachsenlassen des geschenkten Organs, muß vom Patienten geleistet werden.
- Die Integration des geschenkten Organs ist notwendigerweise verbunden mit der Würdigung des Organspenders. Es kann wohl gar nicht genug betont werden, wie wichtig es für den Empfänger ist, das innere Gespräch mit dem Spender zu finden.

Aus diesen Gründen führte mein Weg nach der Transplantation auch in immer neuen Schleifen zu den heiklen Fragen rund um die Transplantationsmedizin, die sich mir im Laufe der Zeit auch immer prägnanter stellten:

- Welche Versöhnung gibt es zwischen dem Recht jedes Menschen auf seine eigene Todeszeit und dem Bedürfnis des lebensbedrohlich Kranken auf ein lebensfähiges Organ?
- Welche Gegensteuer sind notwendig, daß die von der ärztlichen Grundidee des Heilens getragene Transplantationsmedizin nicht zur Handlangerin einer letztlich menschen- und lebensverachtenden Körperindustrie wird?

Antworten auf diese Fragen bedürfen der ehrlichen und zugewandten Auseinandersetzung zwischen allen Beteiligten am Drama Organtransplantation: Befürwortern und Kritikern, Ärzten der Grundversorgung und Ärzten der Spitzenmedizin, Organempfängern und Angehörigen von Organspendern.

Mein Erfahrungsbericht hat keine Antworten anzubieten. Er ist aber getragen vom Wunsch, einen Beitrag zur dringend notwendigen Verstärkung des Gesprächs in der Öffentlichkeit über Leben und Sterben in unserer Zeit zu leisten.

Teil 1
Tagebuch einer Transplantation

> *Eigentlich sollte das Denken an den Tod für jedermann eine lebenslange Beschäftigung sein. Doch ist damit die menschliche Psyche überfordert. Wir müssen so leben, als wären wir unsterblich. Das Leben will und kann den Tod nicht kennen.*
>
> Peter Noll, p. 34

Einleitung

1. Juli 1993, Braunwald

Ich suche den Anschluß zu finden an meine Erinnerungen. Ich sitze in einer Art Kabine: im kleinen Hotelzimmer eines Bergdorfes, das mir in seiner Abgeschiedenheit den nötigen Schutz bietet, um mich auf meine Erinnerungen konzentrieren zu können.

Vor einigen Tagen bin ich in Braunwald angekommen. Der Entschluß zu diesem Erholungsaufenthalt ganz zuhinterst im Kanton Glarus reifte noch während der Zeit meines Spitalaufenthaltes in Genf, als ich nicht nur realisieren mußte, wie viel Zeit ich dafür benötigte, den Gebrauch meines Körpers, meiner Glieder in mühsamer Kleinarbeit wieder zu erlernen. Als genauso anspruchsvoll und zeitaufwendig stellte sich heraus, die unendlich vielen Erfahrungen nach der Erkrankung und die Erinnerungen dessen, was bisher mein Leben darstellte, miteinander zu verknüpfen. Anfänglich irrte ich wie ein Schiffbrüchiger in meinen Gehirnwindungen umher, wobei es mir zuerst nicht einmal bewußt war, daß ich je eine andere Existenz gekannt hatte als jene auf der «Insel» – meinem Spitalzimmer –, auf der ich mich damals befand, da einem Gegenstand begegnend, der mich in Abgründe von Rührseligkeit führte, dort in ein Bild hineingeratend, das mich mit Wehmut oder unerklärlicher Freude erfüllte. Es galt den Versuch zu unternehmen, die aus dem Schiffbruch geretteten Teile wieder miteinander in Beziehung zu bringen.

Die Wahl von Braunwald schien mir ganz logisch, obwohl ich den Ort nur aus der Heimatkunde und von Erzählungen meiner Eltern kannte, die im Kurhaus von Braunwald irgendwelche Bekannte besucht oder mit einer Gesellschaft einen Jubiläumsausflug zu dem Bergdorf mit der Aussicht auf den stolzesten Glarner Berg, den Tödi, gemacht hatten. Die Nähe eines Kurhauses als seriöser medizinischer Institution war entscheidend für meine Wahl, mußte ich doch in diesen ersten Wochen und Monaten nach Spitalaustritt eine genügende Sicherheit haben, jederzeit die nötigen Untersuchungen und notfalls Behandlungen zugänglich zu haben.

Nach zwei glücklichen, aber auch anstrengenden und verwirrenden Wochen zu Hause nach der Operation war ich denn also auf altbekannter Strecke in meinen Heimatkanton, ins Glarnerland, gefahren, hatte mich mit gerührten Augen wie mit Saugnäpfen in dieses Tal meiner Kindheit hineingezogen, machte Zwischenstation bei meiner Mutter in Näfels, dem Ort meiner Kindheit.

Wydenhof, mit Goldlettern geschrieben über der Haustür. Als Kind rätselte ich oft, warum da mit verschnörkelter Schrift «Wydenhof» stand. Die massive Holztüre mit dem vergitterten Fensterchen, die man mit Schwung schließen mußte, damit das Schloß zuschnappte. Der immer etwas muffig riechende Hausgang. An seinem Ende, neben dem Stiegenaufgang, das in die Wand eingelassene Marienbild, ein etwas fades Mosaik, dahinter begraben die Erinnerung an die vormalige Besenkammer, in der man sich verstecken konnte — Aufnehmen der Kindheitsfährte.

Nach dem Mittagessen mit meiner Mutter, die mich, den dem Tode gerade noch einmal entronnenen Sohn, mit seinen Lieblingsspeisen bekochte, Weiterfahrt mit der Regionalbahn, dann mit der traditionsreichen Bergbahn, die sich auf allen Postkarten mit ihrem leuchtenden Rot auf den unzähligen Grüntönen der Matten und Wälder so schmuck präsentiert. Ich hatte mein Gepäck zum Abholen an den Standplatz meines Hotels gebracht und stand jetzt außerhalb der Bahnstation, eine nicht absehbare Strecke auf dem steil ansteigenden Bergweg vor mir. Das Ziel weit entfernt, weder sichtbar noch genügend abschätzbar: Irgendwo hoch oben, ganz am Rande der Siedlung, am Fuße der unerreichbar scheinenden Berge mußte das kleine Hotel liegen, das mich für einige Wochen beherbergen sollte. Nach wenigen Schritten bereits der dröhnende Pulsschlag in den Ohren, das Ringen nach Luft. Besinnen auf den Berglerschritt, sich Zeit nehmen, ganz langsam neu einsetzen mit dem bewußten Aufsetzen von einem Fuß nach dem andern bei gleichzeitiger Konzentration auf tiefes Einatmen und doppelt so langes Ausatmen. Sich zwingen zum Atmen gegen die Angst. Es gilt nur noch der Weg, jeder einzelne Schritt auf dem Weg. Die Erleichterung, die sich mit dem Einspielen des

«Tramps» einstellt. Jetzt spüre ich wieder, wie mich die Beine tragen, zwar noch mit einem flatternden Gefühl in den Knien, aber Schritt für Schritt geht es aufwärts. Der Herzschlag ist jetzt als Hintergrundrhythmus hörbar wie das zuverlässige Tuckern eines altbewährten Motors. Jetzt entfaltet sich auch der Reichtum der direkten Umgebung vor meinen Augen: Die wechselnden Schattierungen von Grün auf den Matten, die Kräuter und Blüten am Wegrand, die Wurzelwerke der Tannen, die von einem stillen Überlebenskampf zeugen.

Auf meinen Wanderungen in der Umgebung beachte ich an allen Verzweigungen die gut bezeichneten Wegweiser, die es dem Wanderer ermöglichen, sich immer wieder bestens zu orientieren und das nächste Stück des Wegs ins Auge zu fassen. Das war mir früher nicht so wichtig, da plante ich viel großräumiger, wählte auch weniger gut bezeichnete Wege oder ging aufs Geratewohl in eine Richtung, die mir gerade paßte. Von allen Wanderern überholt zu werden ist ebenfalls eine neue Erfahrung. Mein Selbstbild gerät schon gehörig durcheinander, wenn weißhaarige Männer mit rotgestrumpften mageren Waden und graue Großmütter mit geschwätzigen Enkelkindern an der Hand an mir vorbei bergwärts marschieren, wie wenn sie mit Rollschuhen auf ebener Fläche gleiten würden. Umgekehrt stört mich jede auch noch so kleine entgegenkommende Gruppe. Denn der kleinste Schnauf, der mir durch einen Gruß verlorenginge, ist mir zuviel, so daß ich oft an den Wegrand trete, um zu Tal zu blicken oder mich gar hinter einem Baum verstecke, wenn eine schwatzende und lachende Wandergesellschaft naht.

Die engmaschigen Wegmarkierungen entsprechen mir jetzt sehr. Sie geben mir Sicherheit, spüre ich doch noch bei jeder Wegsteigung, wie schnell ich außer Atem gerate, wie flau es mir in den Knien wird, bis ich ein angepaßteres Tempo gefunden habe. So habe ich das Gefühl, meine Kräfte besser einteilen, der Panik Herr werden zu können, die immer dann aufzukommen droht, wenn ich nicht genau weiß, wieviel Weg ich noch vor mir habe.

Mein Bedürfnis ist groß, auch in der Landschaft der Erfahrungen, die ich in den letzten Wochen gemacht habe, möglichst genaue Wegmarkierungen anzubringen, damit ich mich darin besser zurechtfinden kann. Dafür kann ich mir in der Ruhe dieses hoch über dem Tal liegenden Hotels Zeit nehmen, indem ich die Wege meiner Notizen, die bereits im Spital in Genf entstanden sind, und die Pfade meiner Erinnerungen wieder und wieder durchwandere, dabei die Richtungen und Abzweigungen beschildere und eine Landkarte zu entwerfen versuche, die mir helfen soll, diesen Teil meiner inneren Landschaft genügend überblicken zu können. Dabei zeigt sich sehr bald, daß dieses Unterfangen keineswegs so schön auf die letzten paar Wochen begrenzt ist. Immer wieder finde ich mich plötzlich in einem Gebiet, das zu viel früheren Zeiten gehört und das noch genausowenig «erschlossen» oder überschaubar erscheint wie die Zeit seit der Operation. Es kommt wohl auch nicht von ungefähr, daß ich mir diesen Ort in den Glarner Bergen ausgewählt habe, um meinen Gedanken nachgehen zu können. Die neuen Wege scheinen immer wieder auch die alten Landschaften meiner Herkunft und meiner Kinder- und Jugendzeit zu berühren oder führen unerwartet in altbekannte Täler, in bisher umgangene Schluchten, an immer noch genauso granitene Felsen und manchmal auch auf früher schon geliebte Höhen...

Es gibt mir ein Gefühl der Sicherheit, wenn es mir gelingt, mir möglichst genau die Bilder in Erinnerung zu rufen und in allen Einzelheiten zu ergänzen, die aufgrund meiner Aufzeichnungen entstehen, die ich bereits zur Zeit der Erkrankung, in der Vorbereitungszeit zur Transplantation und seit den ersten Tagen in der Intensivstation gemacht habe.

Der Absturz

Traum vom 17./18. September 1992
Es ist finstere Nacht. Unendlich weit entfernt wölbt sich ein fahler Nachthimmel, dessen Licht so schwach ist wie das einer rußigen Petrollampe. Die Dunkelheit des Hinterhofes wird dadurch noch betont. Vom hinteren Ausgang unseres Hauses im Wydenhof – in dem ich aufgewachsen bin – steige ich die Steinstufen hinunter auf den Platz, der sich zwischen den formlosen Gebäuden bis zum großen Schulhaus gegenüber erstreckt. Der ganze Platz ist neu geteert und glänzt in tiefster Schwärze. Mit jedem Schritt, den ich auf den Platz hinaus mache, werden meine Schuhe schwerer und schwerer. Mit unendlicher Mühe reiße ich mich Schritt für Schritt los, schleppe mich vorwärts. Vor einer Pfütze bleibe ich stehen. Im flachen Wasser liegt ein Bub, reglos. Auch sein Gesicht ist vom stillen, schalen Wasser bedeckt. Ich sehe, wie er mir angestrengt etwas sagen will.

Der Traum führt mich zurück zu der Nacht meines «Absturzes», der sich zwei Nächte vorher in Basel ereignet hat. Müde, abgeschlagen, lustlos hatte ich mich schon durch den Tag geschleppt, nichts wollte mir schmecken. Ich riß mich mit aller Kraft zusammen, weil ich nicht auf die Besuche verzichten wollte, derentwegen wir nach Basel gekommen waren. Im Bett beschlich mich eine Übelkeit, die mich zwischen Wachen und Dösen hängen ließ, während es in meinen Gedärmen dermaßen rumorte und riß, daß ich nur mit angezogenen Knien etwas Erleichterung verspürte. Plötzlich war ich hellwach. Die Zeit reichte gerade noch bis zum Badezimmer, bevor ich mich endlos erbrechen mußte, und gleichzeitig leerten sich meine Gedärme explosionsartig. Alles, was ich von mir gab, war schwarz. Schwarz wie Teer.

Erst mit dem Traum kommt der Schrecken hintennach, die

Angst, die Gewißheit, daß sich mit mir, in mir drin etwas Ernsthaftes ereignet hat. Erst jetzt dämmert es mir, daß ich in Lebensgefahr war, auch jetzt noch in Lebensgefahr bin. Gleichzeitig bleibt mir der Traum in Erinnerung als Bild der Hoffnung: Der Junge im Wasser will zu mir reden, hat noch einen Lebenswillen. Seine Rettung ist noch möglich.

Der Traum – der erste einer ganzen Serie – bringt wieder Bewegung in mein Gefühlsleben, führt mich wieder zu mir selbst. Seit der «schwarzen Nacht» war ich wie erstarrt, war neben mir selbst hergelaufen wie neben einem Fremden. Ich beobachtete mich am darauffolgenden Tag, wie ich fast mechanisch den geplanten Tageslauf verwirklichte, das vorgesehene sonntägliche Besuchsprogramm mit meiner Familie absolvierte, als ob nichts passiert wäre. Im Zug auf dem Nachhauseweg steigerten sich die Bauchschmerzen wieder in einem höllischen Crescendo. Ich lag während der ganzen, endlos scheinenden Fahrzeit zusammengekrümmt auf einer Bank, sorgsam von meiner Frau mit einem Mantel zugedeckt. Zu Hause angekommen, drängte sie mich dazu, den Notarzt aufzusuchen. Seine Beurteilung war eindeutig, sein Rat klar: Einweisung ins Kantonsspital. Ich zog es vor, noch eine Nacht zu Hause zu bleiben, nachdem die Untersuchung beim Magen-Darm-Spezialisten im Kantonsspital für den kommenden Morgen früh abgemacht worden war. Ich erwartete nichts anderes, als nach erledigter Untersuchung wieder zur Arbeit zurück zu sein. Zwar fand irgendwo über mir während der langen Nacht eine Art Zwiegespräch statt, in dem es darum ging, welche Aufgaben ich am folgenden Tag und an den Tagen darauf wahrzunehmen hatte und wie ich das zu arrangieren hätte, wenn ich ein oder zwei Tage wegbleiben müßte.

Nach den spezialärztlichen Untersuchungen fand ich mich im weißen Spitalhemd mit einer Infusion auf dem rechten Handrücken zwischen frischem Leinen in einem weißgestrichenen Spitalzimmer wieder und betrachtete mich mit kühlem Blick wie einen gestrandeten Fisch, der sich ganz ruhig verhält, wie in Erwartung der nächsten Welle, die ihn wieder ins gewohnte Element hinaustragen würde, ganz ruhig, geizend um jedes Molekül des kostbaren Sauerstoffs.

«Für Sie gibt es nur eine einzige Behandlungsmöglichkeit: die Transplantation.» Der Professor steht, in seine weiße Schürze gekleidet, am Fußende meines Bettes. Mit einer Hand hält er sich an der glänzend verchromten Stange des Infusionsständers fest, an der ein größerer und ein kleinerer Beutel hängen, von denen Plastikleitungen zu meinem Arm führen. Durch seine dikken Brillengläser blickt er mich ernst und ruhig an. «Das kommt aber für mich gar nicht in Frage», höre ich mich sagen. Gegenüber der hochtechnisierten, hochspezialisierten Medizin habe ich schon seit meiner Zeit als Medizinstudent größte Vorbehalte, sah ich doch immer wieder von Vertretern der elitären Hochleistungsmedizin meine eigenen beruflichen Überzeugungen verraten, die dem Gespräch, der Beziehung, den menschlichen Kontakten einen hohen Stellenwert einräumten. «Das Leben, das mir zusteht, habe ich offenbar gelebt. Ich kann mir nicht vorstellen, etwas in Anspruch zu nehmen, dem ich bisher skeptisch oder sogar ablehnend gegenüberstand.»[2] Für mich schien die Sache entschieden zu sein. Ich hatte eine lebensgefährliche Attacke einer Krankheit noch einmal knapp überstanden, die mir nicht mehr viel Zeit zu leben versprach. Also mußte ich mich mit dem einrichten, was mir noch zustand.

Der Traum der folgenden Nacht blieb mir in Erinnerung als Zwilling des «schwarzen» Traums.

Traum vom 18./19. September 1992

Eine Hochzeit wird gefeiert, so prächtig, wie man sich das fast nicht vorstellen kann. Überall in dem riesigen Stadion oder Amphitheater sind letzte Vorbereitungen im Gang. Prächtig gekleidete Leute zu Hunderten oder zu Tausenden bewegen sich in alle Richtungen. Allerlei Gaukler machen ihre Späße, Theaterspieler richten ihre Bühnen, Kapellen in farbigen Uniformen sammeln sich, Jongleure spielen übungshalber mit ihren Bällen und Ringen, Akrobaten wärmen sich auf mit Sprüngen und kurzen Läufen.

Die Braut, eine große schöne Frau im weißen Kleid, schreitet anmutig durch die Menge. Ihre schwarzen Haare umrahmen kunstvoll das schmale helle Gesicht. Sie trägt noch keinen Brautschleier und keinen Haarschmuck. Eigentlich bin ich der Bräutigam, und doch ist es ein anderer, der die Braut führt. Es ist ein junger Mann, im gleichen Alter, wie ich mich im Traum selbst fühle, im eleganten schwarzen Frack und Zylinder. Ich weiß, daß die Braut ihm zugesprochen ist und daß sie das ganz traurig macht.

Um sich für die Zeremonie bereitzumachen, soll die Braut sich jetzt in ihr Haus zurückziehen. Das ist der letzte Moment für mich, meine Position als Bräutigam einzunehmen. Sie gibt mir ein verzweifeltes Zeichen, ihr zu folgen. Vom Festplatz zu ihrem Haus führt eine Art Schwebebahn, die sie benutzen wird.

Plötzlich ist sie weg, und ich weiß, daß sie in ihrem Haus ist. Ich selbst bin aber mitten im unvorstellbaren Festgedränge, aus dem es kein Entkommen zu geben scheint. Ich mache mich auf den Weg, um zu ihrem Haus zu gelangen. Der Weg führt mich durch eine Unzahl verschiedener Räume. Ich weiß, daß diese Räume Teil des riesigen Amphitheaters sind, das den Festplatz umgibt. Auf dem Weg von einem Raum zum andern sehe ich die mächtige Konstruktion aus dunklem Eichenholz. Von Balken zu Balken wölben sich wie Puzzleteile ineinandergreifende gleichförmige Holzelemente zu einem Parkettboden, der unter meinen Schritten leicht federt. Auch die Wände werden durch die gleichen wabenartigen, dunklen Holzteile gebildet. Immer wieder gibt es Stellen, an denen einzelne oder mehrere Holzelemente herausgebrochen sind. Ich muß solchen schwarzen Löchern immer wieder ausweichen. Gleichzeitig merke ich, wie der Boden an verschiedenen Stellen nachgibt, hinter mir neue Löcher entstehen. Diese Zwischenräume wechseln ab mit immer neuen Kammern, in denen die verschiedensten Aktivitäten stattfinden.

Einmal gerate ich in eine mittelalterliche Schenke, in der zwischen den grobgehauenen, vollbesetzten Holztischen ein dichtes Gedränge von allerlei Volk herrscht. In dem Lärm ist kaum ein Wort zu verstehen, die Luft ist dick vom Rauch und Alkohol. Rotgesichtige Zecher in farbenprächtigen Joppen heben ihre großen Zinnbecher hoch und rufen sich gegenseitig Trinksprüche zu. Vollbusige Jungfern schäkern mit lachenden Männern. Ein Spielmann schwingt sich mit seinem Instrument auf einen Tisch, schlägt in die Saiten und beginnt eine Ballade zu singen. Ein andermal durchquere ich ein Dampfbad, in dem der Wasserdampf schwer durch den ganzen Raum wabert, Köpfe und glänzende Oberkörper von muskulösen Männern können teilweise nur noch knapp erahnt werden in dem dichten Dunst. Sie sitzen bis zur Hüfte im Wasser, in großen runden Wannen gruppiert. Am Schluß erreiche ich einen großen Prachtsaal. Er ist mit Brokatwänden und alten Stilmöbeln ausgestattet. In der Mitte prunkt eine prächtige Tafel. Auf der rechten Seite erhebt sich ein Podest, auf dem zwei thronartige Stühle stehen. Jetzt weiß ich, daß ich noch rechtzeitig angekommen bin.

Schon beim Aufwachen erfüllen mich drei Gedanken zu diesem Traum ganz stark. Der erste bezieht sich auf den ganzen Traum, der mir wie ein Gang durch meine Lebensräume vorkommt, Bilder zeigt von Lebensräumen, die mir als bewußtseinsnah bekannt sind, und Wunschbilder von Weiten, die mich mit längst vergessener Sehnsucht erfüllen. Der zweite Gedanke betrifft die Zwischenräume aus wabenartigen Holzelementen: Da ist es mir, als würde ich durch meine eigene Leber wandern, in der es überall brüchig geworden ist, unsicher, wie lange ich da noch Halt habe. Schließlich scheint es mir klar, daß die Braut mein Leben bedeutet, das ich noch einmal wählen kann, auch wenn es nicht mehr so selbstverständlich, so eindeutig ist. Ich muß mich darum bemühen, muß unzählige Räume durchschreiten, bevor ich mich neu verbinden kann. Es sieht auch eine lange Zeit so aus, daß ich die Braut verlieren, die Hochzeit verpassen könnte.

Erst viel später komme ich auf den Gedanken, daß mir mit dem schwarzbefrackten Brautführer mein Tod entgegengetreten ist. Fast kommt es dazu, daß er meine Braut, mein Leben, entführt. Dabei kommt er mir nicht als etwas Schreckliches entgegen. Im Gegenteil, er trägt das Gesicht eines sympathischen jungen Mannes, dem gegenüber ich neben der Eifersucht auch den Wunsch nach Freundschaft verspüre. Aus der weiten zeitlichen Distanz kann ich mir eingestehen, daß der Gedanke an meinen Tod mich nicht nur ängstigte. Die Vorstellung, mich mit einem Seufzer der Erleichterung zurücklehnen, zur Ruhe zu kommen, einfach sorglos schlafen zu können, hatte für mich etwas sehr Verlockendes. Nichts mehr denken zu müssen, frei sein von Verpflichtungen. Der Zweifel um Recht oder Unrecht enthoben sein. Nicht mehr hin und her gerissen sein zwischen dem täglichen Muß und den unerfüllten, unerfüllbaren Wünschen. Der freundlichen Einladung, alles loszulassen, einfach Folge leisten.

16. September 1992, Spital Münsterlingen

Mutter ist im Spital zu Besuch. Sie sitzt da, auf einem Stuhl neben meinem Bett, ihr liebes, besorgtes Gesicht mir zugewandt. Die grauen Haare wie immer nach hinten sauber aufgesteckt, aber durch die Eigenwilligkeit der Naturwellen und die Widerspenstigkeit der Haarwirbel nie zu der ordentlichen Frisur zu zähmen, die Mutter eigentlich beabsichtigt. Den Mantel knöpft sie nicht auf. Sie will nur ganz kurz kommen, mich nicht anstrengen. Aber sie wollte mich sehen, sich vergewissern, daß alles nicht so schlimm ist, wie es anfänglich aussah. Sie packt ein Glas Bienenhonig aus ihrer Tasche, in der sie auch nach Hustenbonbons sucht. Der Honig sei das letzte Glas aus den Bienenstöcken meines Vaters, die nach seinem Tode mein Bruder Fridolin weitergepflegt hatte. Der Wert des Honigs wurde noch dadurch gesteigert, daß der ganze Bienenbestand dieses Jahr durch einen Schädling zerstört worden war. «Bärgsummerhung vum Yano und sinä Biili»[3] steht auf der handbeschrifteten Etikette. Der «Hung» sei nur für mich. Jeden Morgen müsse ich einen Teelöffel nüchtern zu mir nehmen, das sei die beste Medizin. So sei auch Bruno, der Schwager meines Bruders, wieder gesund geworden. «Nur für dich...», schließt sich auch Imma an, die meine Mutter begleitet, zu meinen Füßen links auf dem Bettrand sitzt. Schwester Käthi kommt mit einer Injektion. Das Medikament brennt höllisch in meiner Vene, ein krampfartiger Schmerz pflanzt sich dem Gefäß entlang armaufwärts fort. Ich bitte die Schwester, eine Pause zu machen, drücke gern die Hand meiner Mutter, die sich einen Moment lang über meine freiliegende Linke legt. Dann ergreife ich Immas Hand, halte sie fest. Das Gefühl, damit auf eine nicht ungefährliche Art zwischen Mutter und Frau zu manövrieren, ist unausweichlich. Eine leise Angst, Mutter könnte sich verraten vorkommen.

Krankheit führt nicht nur zur besonderen Wahrnehmung von einzelnen Körperteilen durch Schmerzen und Unwohlsein[4], also zur Hervorhebung einzelner Körperteile oder Organe des Körpers, sondern auch zur besonderen Aufmerksamkeit für bestimmte Beziehungen im Geflecht des sozialen Organismus. Das Sensorium für noch so leise Spannungen und Diskrepanzen, hier zwischen der in die Kindheit zurückreichenden Beziehung zur Mutter und der Erwachsenenbeziehung zur eigenen Frau, ist besonders geschärft. Das kann bis zum Aufbrechen alter, eigentlich längst überwundener – oder überwunden geglaubter – Konflikte führen.

Gleichzeitig kann der Kranke seine eigenen ambivalenten Gefühle und Einstellungen der Krankheit gegenüber in seinen Beziehungen widergespiegelt finden. Die ganze Institution des Spitals stand für die Ernsthaftigkeit meiner Erkrankung, und doch ergriff ich dankbar den Berghonig als Hilfe zur Rettung, nahm in den folgenden Wochen folgsam – allerdings auch mit Genuß – jeden Morgen auf den nüchternen Magen einen Löffel voll dieser süßen Medizin. Dabei wußte oft die Linke nicht, was die Rechte tat: Während ich mich schrittweise mit der Notwendigkeit einer Lebertransplantation auseinandersetzte, den Anordnungen der Ärzte Folge leistete, die Medikamente regelmäßig einnahm, war ich genauso aufmerksam den verschiedensten Vorschlägen und Ideen gegenüber, die mir zur Stärkung der selbstheilenden Kräfte gemacht wurden, wie wenn ich damit den Realitäten der Krankheit noch einmal ein Schnippchen schlagen könnte. Die Ratschläge aus teilweise ganz unerwarteten Ecken blieben nicht aus und reichten von Broschüren über die Hildegard-Medizin und Anthroposophie, über Saftkuren und Joghurtdiäten bis zu dicken Büchern über neue Wege der Lebensführung.

Wie ich im übrigen feststellen mußte, hatte bei mir das Übergehen jeglicher Warnzeichen bereits jahrelange Tradition. Wegen Magen-Darm-Störungen, die mich während vieler Jahre plagten, ließ ich mich vom Hausarzt zwar zum Spezialisten schicken, weigerte mich aber, seinen Rat auf weitergehende Untersuchungen mit einer Leberpunktion zu befolgen. Ich stellte mich auf den

Standpunkt, die chronische Leberentzündung sei bei mir ja seit mehr als zwanzig Jahren bekannt, und irgendwelche Behandlungsmöglichkeiten hätten sich seither auch keine neuen ergeben. Bereits im Sommer 1991 und wieder in diesem Sommer bemerkten Verwandte, die mich einmal im Jahr sehen, ich sei schmaler geworden, fragten mich, ob ich Gewicht verloren hätte. Ich stellte dabei eher das Gegenteil fest: Seit einiger Zeit rundete sich mein Bauch, so daß ich schon einige Paar Hosen ungenutzt im Schrank hängen lassen mußte und bei gewissen Hemden die Knöpfe abzusprengen drohten, wenn ich mich setzte. Seit etwa drei Jahren beobachtete ich auch, wie rund um meine Knöchel der Gummifaden abgezeichnet blieb, wenn ich die Socken auszog. Die Beine schwollen dermaßen an, daß nach einem Fingerdruck auf das Schienbein eine deutliche Delle zurückblieb. Abends spürte ich eine immer deutlicher werdende Müdigkeit in den Beinen, so daß ich schließlich wieder meinen Hausarzt konsultierte. Ich ließ mich von ihm zu einer Spezialuntersuchung schicken, um die Funktionstüchtigkeit des Lymphabflusses zu prüfen. Die Beurteilung lautete auf ungenügenden Lymphabfluß – eine Störung, unter der zwar fast ausschließlich Frauen in der zweiten Lebenshälfte leiden. Trotzdem ließ ich Zweifel an der Diagnose gar nicht erst aufkommen, sondern trug die mir verordneten Gummistrümpfe mit eisernem Pflichtbewußtsein und im Sommer mit einem Heroismus, der nur dadurch zu erklären ist, daß ich mir mit diesen Strümpfen tagtäglich meine andauernde und grundsätzliche Gesundheit zu beweisen versuchte. Wir beide, mein Hausarzt und ich, spielten miteinander das Spiel einer Folie à deux, wie ich es in meinem Studium und besonders in meiner Fachausbildung als Psychiater bei allen andern, nur nicht bei mir selbst, zu diagnostizieren gelernt hatte.

Die Leber, das zentrale Stoffwechselorgan des Organismus:

Erst jetzt, im Spital, nehme ich mir das erstemal seit dem Abschluß meines Medizinstudiums und meiner klinischen Assistentenzeit die Mühe, nachzulesen, wofür die Leber in meinem Organismus zuständig ist.

Die Leber ist das schwerste Organ des Menschen. Sie wiegt 1200 bis 1400 g bei der gesunden Frau und 1400 bis 1600 g beim gesunden Mann. Die Leber entwickelt sich in der vierten Schwangerschaftswoche aus einer Aussprossung des Vorderdarms, dem sogenannten Leberdivertikel. In der sechsten Woche beginnt die Leber mit der Blutbildung, die ihren Höhepunkt in der 12. bis 24. Woche erreicht, aber dann zur Geburt hin allmählich wieder aufhört. Nach der 10. bis 12. Woche beginnt die Bildung der Gerinnungsfaktoren. Die Gallenproduktion beginnt in der 13. bis 16. Schwangerschaftswoche.

Die Leber liegt im rechten Oberbauch und besteht aus zwei Lappen. Der untere Rand des größeren rechten Lappens verläuft ungefähr entlang des Rippenbogens. Der kleinere linke Lappen schmiegt sich dem Magen an. Die Leber ist flächenhaft am unmittelbar darüber gewölbten Zwerchfellmuskel angeheftet und wird zusätzlich durch einige Bänder in ihrer Lage gehalten. Die atembedingten Bewegungen des Zwerchfells übertragen sich auf die Leber und lassen sie bei tiefer Einatmung 4 bis 5 cm unterhalb des Rippenbogens, in den Bauchraum, gleiten.

Die gesunde Leber ist braunrot und hat eine spiegelnde, glatte Oberfläche; sie wird von einer bindegewebigen Kapsel oder «Haut» überzogen. Das Lebergewebe ist stark durchblutet. Beim Erwachsenen fließen durchschnittlich 1500 ml Blut pro Minute durch die Leber, das sind 25 % des Herzminutenvolumens. Die Leber hat eine doppelte Blutzufuhr, einerseits wie jedes Organ des menschlichen Körpers über eine Arterie, die Leberarterie. Den größten Teil des Blutes erhält die Leber aber über die Pfortader, die *Vena portae*. Es kommt aus den Gefäßen des Magens, des Darmes und der Milz und transportiert die dort aufgenommenen Nähr- und Wirkstoffe, unter Umständen aber auch schädliche Substanzen, heran. Innerhalb der Leber mischt sich das Blut aus Leberarterie und Pfortader, durchströmt die Kapillaren – die in der Leber *Sinusoide* heißen –, umspült die Leberzellen in den Leberläppchen und sammelt sich wieder in den Lebervenen. Diese münden in die untere Körperhohlvene; sie gelangt nach kurzem Verlauf zum rechten Vorhof des Herzens.

Die Grundeinheit des inneren Leberaufbaus ist das Läppchen. Es hat ungefähr die Größe eines Quadratmillimeters und ist am besten unter dem Mikroskop zu beurteilen. Die Läppchen werden von Bindegewebszwickeln (sogenannten Portalfeldern) begrenzt, in denen die Blutgefäße und Gallengänge verlaufen. Die Leberzellen sind zu Strängen oder Balken zusammengefügt, die beidseitig von den Sinusoiden umgeben sind. Das ist die anatomische Grundlage des intensiven Stoffwechsels zwischen Leberzellen und Blut.

Die Gallenblase ist unterhalb des rechten Leberlappens angewachsen. Die Gallenwege kann man in zwei Hauptabschnitte unterteilen: den innerhalb der Leber gelegenen und den zwischen der Leberpforte und dem Zwölffingerdarm gelegenen

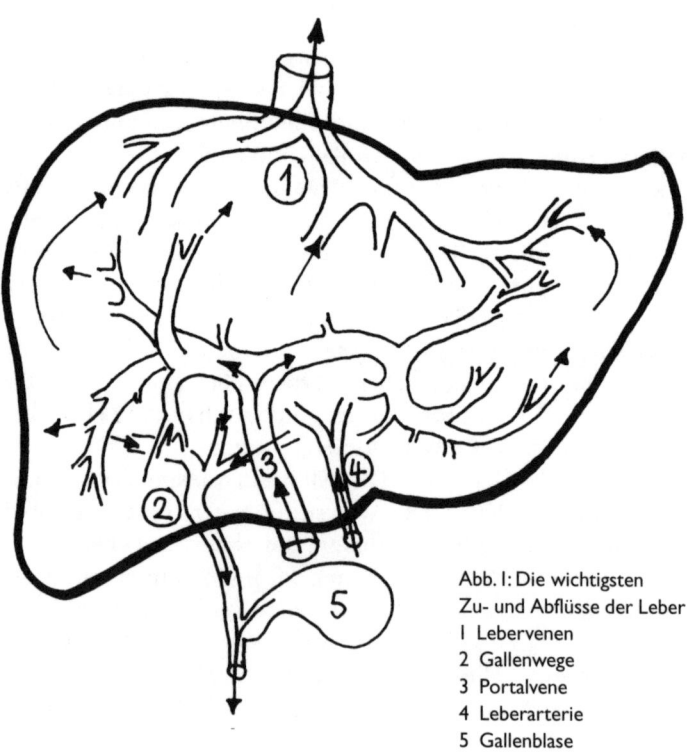

Abb. I: Die wichtigsten
Zu- und Abflüsse der Leber
1 Lebervenen
2 Gallenwege
3 Portalvene
4 Leberarterie
5 Gallenblase

Abb. 2: Der Aufbau des Leberläppchens: Das Blut tritt aus der Leberarteriole (3) aus, um das Lebergewebe zu umfließen. Durch das Druckgefälle im Gefäßsystem wird das Blut im Haargefäßnetz in die Lebervenole (2) gepreßt. Die im Lebergewebe gebildete Gallenflüssigkeit wird von den Gallengängen (1) aufgenommen.

Abb. 3: Skizze einer mikroskopischen Aufnahme eines Schnittes durch Lebergewebe. Ein Leberläppchen besteht aus (1) Bindegewebsdreieck (2) Leberzellbalken (3) Sinusoid und (4) Zentralvene. Im Bindegewebsdreieck sind die drei Gefäßquerschnitte der Arteriole, der Venole und des terminalen Gallenganges zu sehen.

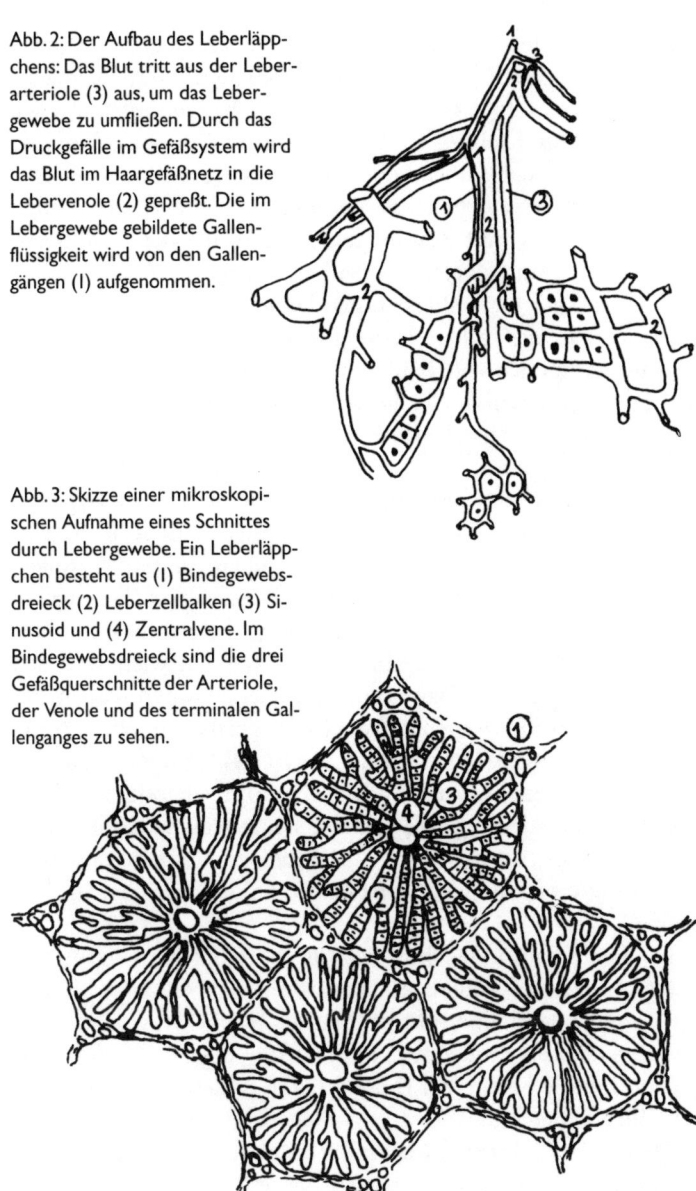

Teil. Die kleinsten Gallenröhrchen liegen als Auskehlungen zwischen den Leberzellen. Sie vereinigen sich zu größeren Gängen, die im bindegewebigen Grundgerüst der Leber verlaufen. An der Leberpforte sind schließlich nur noch zwei Gänge vorhanden, welche zum gemeinsamen Leber-Gallen-Gang zusammentreten. Er wird als *Ductus hepaticus communis* bezeichnet. Seine Länge beträgt zwei bis fünf Zentimeter, seine Weite vier Millimeter. Von diesem Gang zweigt der Gallenblasengang *(Ductus cysticus)* ab, der zur Gallenblase führt. Diese ist normalerweise mit der Unterseite des rechten Leberlappens verwachsen. Sie hat ein Fassungsvermögen von 50 ml und dient als Reservoir für die in der Leber produzierte Galle, kann die aufgenommene Galle konzentrieren und gleicht die Druckschwankungen in den äußeren Gallenwegen aus.

Die Leber ist das zentrale Stoffwechselorgan des Organismus. Über die Pfortader werden alle auf dem Blutwege aus dem Darm resorbierten Stoffe der Leber zugeführt und – sofern nicht ein vollständiger Abbau erfolgt – nach Speicherung beziehungsweise Umbau entweder in Form von Syntheseprodukten oder von ausscheidungsfähigen Substanzen wieder an den Kreislauf abgegeben. Damit sind die vier Hauptaufgaben der Leber benannt: Zwischenstoffwechsel, Speicherung, Entgiftung und Ausscheidung (Exkretion). Zahlreiche Hormone, Vitamine und Medikamente werden in der Leber aktiviert oder abgebaut und ausgeschieden. Auf diese Weise steuert sie die Homöostase (das Fließgleichgewicht) von Metaboliten (Stoffwechselprodukten) und Hormonen. Sie ist der wichtigste Speicher für Vitamine.

Die Leber hat infolge ihrer Position zwischen dem Darm – als «äußeres Milieu» – und dem Organismus – als «inneres Milieu» – eine zentrale Stellung in der Immunabwehr. Aus dem Darm strömen der Leber nicht nur Nährstoffe, sondern auch Antigene (körperfremde Stoffe) zu. Diese werden in den Leberzellen unschädlich gemacht.

Im Kohlenhydratstoffwechsel erfüllt die Leber die wichtige Aufgabe, die aus dem Darm resorbierten Zucker in Glykogen umzuwandeln und in dieser Form zu speichern. Im Stoffwechsel stickstoffhaltiger Substanzen ist die Leber zweifach wirksam: sie spielt eine wichtige Rolle im Zwischenstoffwechsel der Aminosäuren und ist zugleich an der Synthese wichtiger Eiweißkörper beteiligt.

Das Endprodukt des Hämoglobinabbaus (Abbau des Blutfarbstoffs) wird durch die Leber in Gallefarbstoff umgewandelt und in die Gallengänge ausgeschieden.

Die Aufgaben der Leber[5] sind so vielfältig und komplex, daß sie auch nicht kurzfristig, wie zum Beispiel die Lunge und das Herz (durch eine Herz-Lungen-Maschine) oder die Niere (durch Dialyse) maschinell ersetzt werden kann. Bei einem Versagen der Leber kann das Weiterleben deshalb nur durch eine Organtransplantation ermöglicht werden.

Eine Ersatzleber kann als ein zusätzliches (Hilfs-)Organ, außerhalb respektive neben der eigenen Leber, eingepflanzt werden. Diese sogenannte *ektope Lebertransplantation* wird außerhalb von experimentellen Situationen im allgemeinen nicht praktiziert. Bei der heute üblichen Lebertransplantation wird zuerst die eigene Leber des Patienten entfernt und an ihre Stelle die Spender-Leber eingesetzt *(orthotope Lebertransplantation)*.

Der Entscheid für die Lebertransplantation

Traum vom 16./17. September 1992

Imma und ich sind in unserem Haus, einem großen Haus mit einem weiträumigen Salon, der um verschiedene Winkel herum offen ist zu anderen Räumen und zu einem großzügigen Treppenhaus. Das Haus entspricht keineswegs unserem wirklichen Haus, aber im Traum ist es ganz klar unser Haus. Eine Stiege führt ins Untergeschoß, wo sich die Heizung befindet. Dort ist ein Brand ausgebrochen. Meine Frau merkt es als erste und ruft nach oben: «Es brennt!» Ich rufe ihr zurück, sie solle den Hauptschalter umdrehen, aber sie findet ihn nicht. Ich gehe selbst hinunter, sehe, wie Flammen aus dem Heizofen herausschlagen. Ich drehe einen Schalter um, von dem ich vermute, daß es der Hauptschalter ist. Die Flammen gehen auch zurück, schlagen aber kurz danach mit der gleichen Heftigkeit aus dem Ofen. Ich probiere nun andere Schalter, weiß aber nicht, um welche Schalter es sich dabei handelt. Es ist mir auch unklar, in welche Richtung man sie drehen sollte. Die Flammen gehen immer wieder etwas zurück und kommen mit neuer Heftigkeit wieder. Plötzlich ist der ganze Raum mit stickigem Rauch ausgefüllt, so daß man kaum noch atmen oder etwas sehen kann. In diesem Moment setzt die automatische Löschanlage ein. Kaltes Wasser spritzt von den Leitungen, die über die ganze Kellerdecke verteilt montiert sind. Wir gehen schnell zur Seite, um dem Wasser auszuweichen. Am meisten Wasser wird dort gespritzt, wo sich die Heizung befindet, das heißt dort, wo es auch am meisten brannte. Von hier aus hatte sich der dicke Rauch entwickelt, der sich jetzt wie durch ein Wunder verzieht. Im Hintergrund öffnet sich eine Wand. Überall spritzt die Löschanlage frisches, kühles Wasser. Der ausgeweitete Raum ist blendend weiß und hell erleuchtet. Frische Luft füllt die Lungen und kühlt angenehm das erhitzte Gemüt. Die Flammen sind gelöscht. Ich bemerke, daß es im erweiterten Raum funktionierende Heizanlagen gibt.

Es handelt sich um den ersten Traum, den ich nach dem Absturz erinnere, nach seiner «inneren Logik» gehört er für mich aber an die dritte Stelle. So wie meine Frau auch in Wirklichkeit immer wieder darauf beharrte, daß ich die verschiedenen Symptome und Beschwerden ernst nehmen müsse, so ist es auch in diesem Traum meine Frau, die den Brand im Keller entdeckt und durch Abschalten der Heizung quasi die Notbremse zu ziehen versucht. Es bleibt mir dann aber nichts anderes übrig, als mich selbst der Sache anzunehmen, mich wirklich um meine eigenen bedrohten Angelegenheiten zu kümmern. Die eigentliche Hilfe kommt wie durch ein Wunder, automatisch, ohne mein direktes Zutun, durch die Löschanlage. Gleichzeitig scheint es klar, daß die Rettung damit verbunden ist, daß der brennende Ofen nicht nur ausgeschaltet, sondern völlig außer Betrieb genommen wird. Die Zukunft, die sich eröffnet, beschert eine neue, funktionstüchtige Heizung. Die dazugehörende Umgebung ist hell, weiß, klinisch sauber, wie um anzukünden, daß diese Art der Lösung im klinischen Raum geschieht.

Meine erste Reaktion auf die Mitteilung des Professors, daß ich eine Lebertransplantation benötige, war, daß das gegen meine Überzeugung sei. Noch während einer langen Zeit schwankte ich immer wieder zwischen totaler Ablehnung und anfänglich resignativer, dann aber auch hoffnungsvoller Annahme hin und her. Mein Unbewußtes, das mir seine Mitteilungen durch die Träume machte, scheint aber schon von Anfang an gewußt zu haben, daß der Weg, den es zu beschreiten galt, der Weg der Transplantation war.

Zur gleichen Zeit mußte ich auch zur Kenntnis nehmen, daß dieser Entscheid nicht nur mein eigener Entscheid sein konnte. Meine Frau genauso wie meine Kinder ließen in diesen Tagen, die ich im Spital verbringen mußte, keinen Zweifel daran, daß sie mich brauchten, daß sie mich zurückhaben wollten, daß sie mich noch keinesfalls gehen lassen wollten. Elina, meine jüngste Tochter, hatte mir eine Zeichnung geschickt:

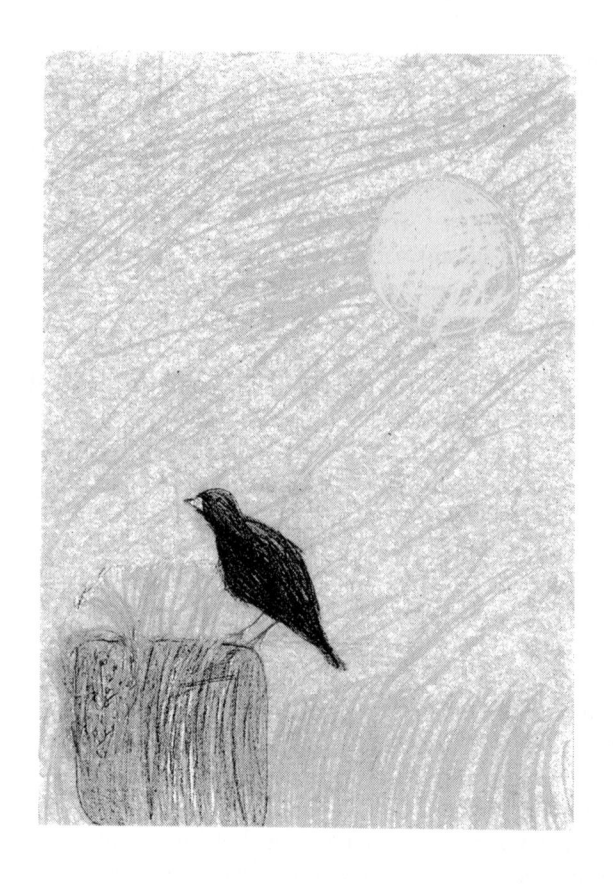

Eine schwere, schwarze Amsel hält sich mit ihren Krallen knapp an der Kante eines dunklen Quaders, wie wenn sie sich eben vor dem Abstürzen gerettet hätte und im nächsten Moment wieder wegfliegen wollte. Als wollte sie mir sagen: Das, was jetzt ist, mag noch so schwer und schwarz sein, es kann auch wieder fliegen. Beim Zeichnen hatte Elina besondere Sorgfalt dafür verwendet, die Schwärze des Vogelkörpers so tiefdunkel wie möglich zu malen. Beim Betrachten des schweren Körpers hatte sie ganz verzweifelt meine Frau gefragt, wie sie denn jetzt die Füße zeichnen könne, das sei ja gar nicht möglich. Ein kleiner Hinweis meiner Frau half ihr, den richtigen Ansatz zu finden und dem Vogel nicht nur den rettenden Halt, sondern auch die mögliche Abflug-Basis zu geben.

22. September 1992, Spital Münsterlingen

Es gibt eigentlich nur Gründe, die gegen eine Transplantation sprechen. Die Lebertransplantation benötigt einen derart irrsinnigen personellen und technischen Aufwand, wie er nur durch die Mammutkliniken der reichsten Länder geleistet werden kann. Diese medizinischen Super-Techniken sind das Resultat der Unfähigkeit des überzivilisierten Menschen, sich mit der Tatsache des Todes dann zu befassen, wenn es Zeit dafür ist, das heißt, der moderne Mensch versucht mit immer ausgefalleneren Mitteln an der Illusion seiner Unsterblichkeit weiterzubauen. Diese megalomanen medizintechnischen Auswüchse gehen auf Kosten der medizinischen Grundversorgung einer überwältigenden Mehrheit der Menschheit, welche nicht einmal Zugang zu den allerdringlichsten Gütern hat, die ihre Grundbedürfnisse befriedigen und sie vor den schlimmsten gesundheitlichen Gefahren bewahren könnten. Durch die Benutzung eines derart aufwendigen Hilfsmittels, um überleben zu können, würde ich gesellschaftliche Ressourcen in einem Ausmaß beanspruchen, die ich durch nichts rechtfertigen und die ich nie auch nur zum geringsten Teil in irgendeiner Form je entgelten könnte. Wie sollte ich je auch nur einen Teil davon abzahlen können? Nur schon die direkt durch die Krankenkassen zu bezahlenden Kosten sollen sich auf 150 000 Franken belaufen. Dazu kommt, daß ich für den Rest meines Lebens von Medikamenten abhängig wäre, die ebenfalls als unanständig teuer gelten.

Dazu habe ich das Gefühl, der Transplantationsvorschlag wird mir sowieso nur gemacht, weil ich auch Arzt bin. Eigentlich fragen sich aber alle Leute hier im Spital, woher ich denn diese Leberzirrhose erworben habe. Es ist ja nur zu bekannt, daß die häufigste Ursache der Leberzirrhose im chronischen Alkoholismus zu suchen ist. Natürlich kann man bei mir die chronische Leberentzündung bis in die Anfänge der Studienzeit zurückverfolgen. Aber was weiß ich denn, was von meinen Herren Kollegen und den Schwestern bei der Visite «ante portas» verhandelt wird. Wer glaubt mir denn schon, daß ich selbst nicht die geringste Ahnung habe, was der Auslöser für die Hepatitis war. Sicher warten alle gespannt auf die Resultate des HIV-Tests, von dem sowieso niemand auch nur ein Wort offen zu verlieren wagt. Der Vorschlag einer Transplantation ist wohl nichts anderes als ein Vertuschungsmanöver.

Die Ohnmacht angesichts der Endgültigkeit meiner Krankheit und der Größe des von mir geforderten Entscheids machte mich so einsam, daß ich eine Zeitlang eine eigentliche «Spital-Paranoia» entwickelte. Wie in einem Wahn beobachtete ich argwöhnisch die Reaktionen der Ärztinnen und Ärzte, Schwestern und Pfleger, suchte nach Unterschieden zwischen dem Geschmack ihrer Fragen, dem Klang ihrer Stimmen und der Aura ihrer Mienen. Prüfte besonders jene Leute, die in aller Freundlichkeit versuchten, mir den Aufenthalt im Spital erträglich zu machen, und die mich ihrer Unterstützung und Sympathie vergewisserten. Stundenlang verharrte ich wie in einem dunklen Loch, aus dem heraus ich kaum einen Blick zu tun wagte.

24. September 1992, Spital Münsterlingen

Gestern abend bat mich der Professor zu sich ins Büro, um mit mir in aller Ruhe die Situation besprechen zu können. Ich hatte meinen Trainer angezogen, um wenigstens dem Anschein normaler Kleidung zu genügen. Mit noch etwas unsicheren Schritten bewegte ich mich durch die blankgescheuerten, um diese Zeit praktisch menschenleeren Spitalkorridore.

Auf mein Klopfen die Aufforderung: «Herein.» Der Professor hat sich von seiner Arbeit am weit ausladenden Schreibpult erhoben, kommt mir mit ausgestrecktem Arm entgegen, drückt mir mit einem warmen Druck die Hand, fordert mich mit einer Armbewegung auf, Platz zu nehmen, und setzt sich selbst mir gegenüber auf einen einfach bezogenen Stoffsessel. «Es ist uns zwar gelungen, Sie wieder auf die Beine zu bringen. Aber Sie wissen, daß wir Ihnen eine Behandlung Ihrer Krankheit hier nicht anzubieten haben.» – «Ich habe eigentlich immer gewußt, daß ich diese chronische Leberentzündung hatte, wurde aber in meiner Lebensweise keineswegs beeinträchtigt. Jedenfalls nicht bis vor etwa zwei Jahren.» – «Sagen Sie mir noch einmal, wie das genau war.» – «Spüren konnte ich ja von der Leberentzündung nichts. Ich wußte einfach von Blutuntersuchungen und Leberpunktionen davon. Immer wieder mal hatte ich Magen-Darm-Probleme, die ich aber mit Streß oder ähnlichem in Verbindung brachte. Schon seit längerer Zeit hatte mir meine Frau deswegen nahegelegt, mich untersuchen zu lassen. Auch wollte sie meine beruhigenden Erklärungen wegen des recht häufig auftretenden Nasenblutens immer weniger gelten lassen. Es war mir bekannt, daß es – jedenfalls in der Schulmedizin – keine Behandlung der chronischen Leberentzündung gibt, außer medikamentöse Behandlungen, deren Nebenwirkungen größer sind als die Chancen einer Besserung. Vor zwei Jahren bemerkte ich dann abends geschwollene Beine, war froh, wenn ich die Beine hochlagern konnte, weil Schwere und Müdigkeit tagsüber zunahmen. Vom Hausarzt ließ ich mich zum Spezialisten überweisen, der mittels Sonografie den Lymphabfluß aus den Beinen maß und feststellte, daß dieser bei mir ungenügend sei. Er verschrieb mir elastische Strümpfe, die ich in der Folge gewissenhaft trug. Im gleichen Zeitraum muß sich die Flüssigkeit in meinem Bauch angesammelt haben, die zu dem immer stattlicher gewölbten Bauch führte. Mein Gewicht nahm dabei nicht wesentlich zu, weil ich offenbar im übrigen schmaler wurde. Jedenfalls bemerkten Verwandte, die mich nur selten sahen, daß ich abgenommen hätte. Ich betrachtete auch das als Altersfolgen, nahm mir vor, irgendwann gezielt etwas Sport zu treiben. Ich schaffte mir sogar einen Heimtrainer, eine dieser Velomaschinen, an, die dann aber ein wenig beachtetes Dasein im Badezimmer fristete. Im nachhinein ist mir bewußt, daß ich alles vermied, um einen Zusammenhang zwischen den Beschwerden und der kranken Leber herzustellen. Offenbar versuchte ich mit allen Mitteln, die Angst vor einer Entgleisung der Leberkrankheit zu bannen.»

Der Professor hatte mir aufmerksam zugehört, ohne mich zu unterbrechen. Ich fühlte mich wie nach einem Geständnis: Erleichtert, das Ganze losgeworden zu sein; mit einem Gefühl der Hoffnung, von Schuld freigesprochen zu werden; aber auch mit einer Art gespannter Vorahnung, daß ein Richterspruch unvermeidlich sei. Ich ließ aber keine Zeit für eine Bewertung durch meinen Gesprächspartner, sondern fuhr gleich weiter: «Wenn ich mit den jetzigen Medikamenten gegen den portalen Hochdruck und zur Ausschwemmung von überflüssigem Körperwasser wieder einen befriedigenden Allgemeinzustand erreiche, kann ich sicher ganz zufrieden sein.» – «Ich will Ihnen nichts vormachen. Es handelt sich hier um eine reine Symptombehandlung. Während des Spitalaufenthalts konnten wir Ihren Aszites wesentlich reduzieren. Wir konnten und können aber die Blutgerinnungsstörung nicht beeinflussen und können das Fortschreiten der Zirrhose nicht stoppen.» – «Das Lebergewebe ist aber doch bekannt als sehr regenerationsfähig.» – «Das stimmt ohne Zweifel. Allerdings handelt es sich bei der Zirrhose nicht nur um einen Leberzellschwund. Man muß sich das so vorstellen, daß durch den zirrhotischen Prozeß Lebergewebe durch Bindegewebe ersetzt wird, das immer neu kleinere und manchmal größere Areale von noch gesundem Leberparenchym umwächst und zunehmend von den Verbindungen zu anderen gesunden Arealen abwürgt. Natürlich können wir damit rechnen, daß Sie zur Zeit noch genügend funktionstüchtige Leberanteile besitzen, weil Sie sich erstaunlich gut erholen konnten. Aber wie lange es dauert bis zur nächsten großen Krise, kann ehrlicherweise niemand voraussagen.» – «Wieviel Chancen geben Sie mir denn, wenn ich mich in jeder Beziehung sozusagen auf Schongang stelle: Leberschondiät, Arbeitsreduktion, Konzentration der Aufgaben auf das Notwendigste, Suche nach den Quellen innerer Regeneration mittels Entspannung und Meditation, Anwendung von Mitteln der Erfahrungsmedizin?» – «Ich sehe keinerlei Einwände gegen alles das, was Sie sich selbst Gutes tun können. Wir dürfen aber die Augen nicht davor verschließen, daß Ihre Leber irreversibel geschädigt ist und dieser Prozeß fortschreitet.» – «Wenn es nicht ohne operativen Eingriff geht, gibt es dann nicht ‹sanftere› Methoden, wie die Shunt-Operation?» – «Ohne Zweifel ist die Zerstörung Ihrer Leber bereits so weit fortgeschritten, daß der Eiweiß-Haushalt davon betroffen ist. Hochmolekulare Eiweißstoffe werden in der Leber nicht mehr genügend abgebaut und erreichen durch die bereits jetzt ausgebildeten Kollateralkreisläufe auch das Gehirn. Diese hochmolekularen Eiweiße sind für das Gehirn wie Gift: Sie führen zu einer Degeneration von Nervenzellen. Die Folgen sind Ihnen ja bekannt.» – «Ich müßte also damit rechnen, meine intellektuellen

Fähigkeiten zu verlieren, das heißt mit der Zeit zu verblöden?» – «Eigentlich ist es erstaunlich, daß Sie bisher in dieser Hinsicht keinerlei Beeinträchtigung erfahren haben.»[6]

Obwohl mir noch während des Spitalaufenthaltes klar wurde, daß die Lebertransplantation notwendig war, brauchte ich die ganze folgende Zeit bis zum eigentlichen Abruf, um mich – immer wieder hin- und hergerissen – mit allen Aspekten dieses Entscheids auseinanderzusetzen. Gleichzeitig fand ich mich in eine lebensbedrohliche Situation hineinkatapultiert, deren Spuren sich im nachhinein weit zurückverfolgen ließen.

Kreuzlingen, Anfang Juni 1993

Lieber Hans-Ruedi[7]

Weißt Du noch, es war ein warmer Septembertag. Die Nachmittagssonne wärmte meinen Rücken, als ich auf dem Bahnsteig stehend auf Dich wartete. Wir hatten ein Wochenende mit Freunden in Basel vor uns, auf das wir uns schon lange gefreut hatten. Wir waren zu einem großen Fest eingeladen, bei dem wir viele alte Freunde und Bekannte zu treffen erwarteten. Auch anderes hatten wir vor: einen Theaterbesuch, Schlendern in der Altstadt, Ausschlafen, ausgedehntes Frühstück mit Diskussionen... Da kommst Du, eiligen Schrittes, in letzter Minute wie üblich – es gab immer noch so viel zu tun. Aber wie gelb ist Dein Gesicht! Du siehst erschöpft aus. Im Zug sehe ich wieder Deinen Bauch, der sich wie bei einer Schwangeren im siebten Monat vorwölbt. Na ja, sage ich zu mir, Herren gegen Fünfzig kriegen nun mal einen Bauch, und bei Dir ist das halt sehr schnell passiert. Ich versuche mich zu beruhigen. Es will mir aber nicht gelingen. Immer wieder drängen sich Befürchtungen auf: Fast so lange, wie ich Dich kenne, kenne ich auch Deine Lebergeschichte. Du hast mir erzählt, daß Du als junger Medizinstudent wahrscheinlich durch eine kleine Verletzung im Sezierkurs die Hepatitis B bekommen hast, die bei der Eintrittsuntersuchung in das klinische Studium in Basel entdeckt worden war. Du hattest immer die Meinung, die Krankheit sei im Griff, habe sich so stabilisiert, daß nichts zu befürchten sei, auch wenn die Leberwerte sich bei jeder Kontrolluntersuchung erhöht zeigten. Deine Erkrankung liegt also fast ein Vierteljahrhundert zurück. Wer kann sich schon ewig Sorgen machen? Außer Zurückhaltung beim Alkoholkonsum haben Dir die Ärzte nichts verschrieben.

Unser Leben gedeiht: Wir heiraten, haben Kinder, eine große Familie. Wir nehmen größere und kleinere Risiken auf uns, machen einen großen Sprung von Basel in die Ostschweiz, bauen unsere Existenz auf, ich mache ein Zweitstudium, wir bauen unser Haus um, damit wir beide Platz in der gemeinsamen Praxis haben. Wir brauchen – für unsere Verhältnisse – sehr viel Geld dafür, so daß das Haus eigentlich nicht uns, sondern der Bank gehört. Für mich ist das immer verbunden mit dem Gefühl, viele Schulden zu haben, etwas, womit ich nur schlecht leben kann. Manchmal sind wir unglücklich, manchmal glücklich, oft aber zufrieden. Und wir haben immer wieder Glück, das Leben lächelt uns zu, die Kinder sind gesund, entwickeln sich gut. Wir haben Pläne, Perspektiven. Man kann so vieles anpacken, es gibt so viel Interessantes zu tun. Für Deine zunehmenden körperlichen Beschwerden finden wir anfänglich immer direkt verständliche Gründe: Die abends dick geschwollenen Beine zum Beispiel seien eine vererbte Neigung zur Wasseransammlung, die sich mit Gummistrümpfen unter Kontrolle halten lasse; die Bauchschmerzen und die Müdigkeit seien die Folge von Arbeitsüberlastung; das immer wieder lästige Nasenbluten habe mit einer kleinen Erkältung oder trockener Luft zu tun. Nur manchmal überwältigt mich die Angst. Woher kommt der dicke Bauch, der bei weitem nicht nur ein ästhetisches Problem ist? Schon seit Jahren habe ich ab und zu einen Traum, der mich sehr beunruhigt. In diesem sich wiederholenden Traum verläßt Du uns. Du gehst nicht etwa zu einer Freundin, nein, du sagst einfach, daß Du jetzt gehen würdest, weg von uns müßtest.

In Basel nehmen wir teil an dem reichhaltigen Fest mit vielen unerwarteten Attraktionen, treffen Leute, die wir aus den Augen verloren glaubten. Du amüsierst dich offensichtlich sehr, bist voll dabei. Aber bei all den Köstlichkeiten, wo ist Dein Appetit? Da ist etwas Hektisches in Deiner Art, wie Du mit allen den Kontakt haben, möglichst jeden und jede sehen willst. Und warum tanzt Du nicht, obwohl Du sonst ein leidenschaftlicher Tänzer bist? Am Sonntag nach dem Fest sitzen wir am Münsterplatz, in der Wärme unter dem kobaltblauen Himmel. Da übermannt Dich die Müdigkeit, immer wieder nickst Du ein, den Kopf an meine Schulter gelehnt, das Gesicht gelb, eingefallen. Die Hochzeitsgesellschaft, die aus dem Münster herausströmt, beachtest Du gar nicht. Es wird eifrig fotografiert, die festgebaute Braut ganz in einer Tüllwolke, der Bräutigam im Frack weiß gar nicht, wo er seine groben, an harte Arbeit gewöhnten Hände hintun soll. Alle sind in ihren besten Kleidern, die Frauen in glitzernden Miniröcken oder wallenden Abendkleidern, mit komplizierten Frisuren. Es ist eine richtig große Hochzeit. Es wurde an nichts gespart. Auf einmal wirkt die bäuerliche Gesellschaft grotesk und abstoßend in ihrem Pomp, mit ihren roten, schwitzenden Gesichtern, eine Karikatur des Lebens, eine Todeshochzeit.

Das Warten: Vorbereitungen auf den Abschied

Zurück aus dem Spital, erwarten mich verschiedene Aufgaben, die eigentlich kaum miteinander zu vereinbaren sind:

- Ich muß mein Leben neu so organisieren, daß ich mit meiner um mehr als die Hälfte reduzierten und sich weiter vermindernden Arbeitskraft zu Rande komme.
- Mein Leben ist ein Leben auf Zeit geworden. Durch meine Diagnose ist mein Ende absehbar. Es besteht auch kein Zweifel daran, daß der Tod abrupt und schnell sein kann. Ich komme deshalb nicht umhin, meine Vorbereitungen für die letzte Reise zu treffen.
- Den Entscheid für eine Lebertransplantation habe ich grundsätzlich getroffen, auch wenn noch viele Fragen offenbleiben. Ich habe damit einen Fadenknäuel weit ins Ungewisse geworfen, hinter dem ich mich nun Schritt für Schritt vortasten muß.
- Der Entscheid für die Lebertransplantation ermöglicht es, an ein Leben «nachher» zu denken. Wie soll ich das zustande bringen, mich gleichzeitig auf den Tod und auf das Leben vorzubereiten?

Traum vom 7./8. Oktober 1992

Ich gehe in Näfels – Ort meiner Kindheit – von der Hauptstraße her in den Kirchweg hinein. Viele Fremde kommen mir entgegen. Es ist Abend, schon dunkel, spärliches Licht von den Straßenlaternen her. Zuerst erkenne ich zwei junge Italienerinnen, zum Ausgang für einen fröhlichen Abend angezogen, miteinander scherzend und lachend, die Handtaschen so klein, fast wie Brieftaschen, in der Rechten tragend, enge kurze Röcke, dunkle Strümpfe, hochhackige Glanzlederschuhe, karierte Deux-pièces-Jacken über gutgeschnittenen Blusen, die dunklen Haare modisch an den Kopf frisiert. Sie gehen beschwingt, machen miteinander einige Tanzschritte, wie sie näherkommen. Dahinter sehe ich eine Szene, anfänglich nicht richtig erkennbar: Es scheint, daß zwei junge Männer am Boden kämpfen, von andern Italienern umgeben. Es zeigt sich dann, daß auch sie zu der Gruppe gehören, die auf dem Weg zu einem vergnüglichen Abend mit Tanz näherkommt. Ich rechtfertige mich ihnen gegenüber, es ist mir nicht ganz wohl bei der Sache, ich fühle mich irgendwie bedroht. Ich sage ihnen, daß ich von zwei bis drei Arbeitsstellen weiß, im Bewußtsein, daß es Stellen sind, die mir zustehen. Gleichzeitig habe ich das Gefühl, daß es mir nicht ungelegen kommt beziehungsweise daß ich nicht ungern einige Stellen diesen Leuten abgebe, dabei eigentlich nichts zu verlieren habe.

Wie ich aufwache, weiß ich: Ich habe diesen «Film», diesen Traum schon einmal gesehen, in der vorherigen Nacht.

Das jugendliche, kraftvolle, unbeschwerte Leben hat für mich etwas Bedrohliches, ist mir fremd geworden. Ich kann mich nicht mehr dazu rechnen, habe mich verändert. Diesem mir fremd Gewordenen gegenüber muß ich mich rechtfertigen. Vielleicht kehre ich auch etwas um, empfinde das selbstverständliche Leben, das sich nicht rechtfertigen muß, als fremd, während es eigentlich naheliegend scheint, daß Kranksein, Beeinträchtigt-, Reduziertsein mir fremd ist, (noch) nicht akzeptiert. Ich bin daran, mich damit zu arrangieren, mich auf das für mich neu geltende Niveau einzustellen: Ich gebe Stellen, Aufgaben ab, fühle mich sogar recht gut dabei. Ohne Zweifel gehe ich in die Gegenrichtung, nicht zum Tanz mit den Jungen, sondern in Richtung der Kirche, dem Friedhof zu.

Der Tod wird mir in dieser Zeit zu einem ständigen Begleiter, schleicht sich in alle meine Gedanken ein. Wehrlos überfallen mich die Nachrichten über die Krisen und Kriege in der ganzen Welt, über die Überbevölkerung (seit 1950 hat sich die Welt-

Tp als "trojanisches Pferd"

bevölkerung von 2,5 auf 5 Milliarden Menschen verdoppelt), über die durch eine unersättliche Menschheit von Zerstörung bedrohte Umwelt, über die katastrophalen Folgen von Rassismus und Nationalismus.

Der Tod erscheint mir in diesem Netz unlösbarer Fragen wie eine Erlösung, besonders weil das Netz noch enger gezogen wird durch die zunehmende berufliche Überforderung, das Gefühl, den Problemen der Patienten noch weniger gewachsen zu sein als den eigenen, und auch durch die ungewisse Zukunft der eigenen Existenz mit der Ungewißheit, wie ich für meine Familie sorgen kann.

Manchmal scheint es mir, als wäre mein Tod für alle das Beste:
– Finanziell wäre für meine Familie durch die Versicherungen gesorgt.
– Die immer schwerer wiegenden Zweifel an meinem beruflichen Vermögen und Unvermögen hätten ein Ende.
– Ich würde niemandem mit meiner zunehmenden Pflegebedürftigkeit zur Last fallen.
– Ich müßte das zeitweise als gigantisch empfundene, wie ein trojanisches Pferd vor meinen Toren stehende Angebot der Transplantation nicht benutzen.
– Ich hätte meine Ruhe und würde alle andern auch in Ruhe lassen.

Wie eine Mitteilung von einem anderen Planeten lese ich da die Vorträge des wohl an die achtzig Jahre alten Philosophen Karl Popper (1984), der mit seiner Überzeugung, daß der Mensch befähigt ist, für die anstehenden Probleme auch Lösungen zu finden, einen solchen Optimismus ausstrahlt, daß meine Sorgen als kleinmütige Bagatellen erscheinen.

Zu meinen extrem schwankenden Stimmungen paßt auch das lange Zögern, Pfarrer R. anzurufen, um ihn zu bitten, meine Abdankung zu begleiten, falls ich sterbe. Ich bin dann fast erleichtert, daß er noch ferienabwesend ist, aber es bleibt auch eine leise ziehende Angst, es könnte plötzlich zu spät sein.

9. Oktober 1992, frühmorgens

Loslassen, weggeben.
Eigentlich wollten wir mit Bastian und Elina nach Ste-Croix und Vallorbe reisen, um die Höhlen zu besichtigen. Ähnliche Grotten haben wir von Basel aus mit Miikka und Jussi besucht, als sie etwa im gleichen Alter waren wie jetzt Bastian und Elina. Kürzlich hat uns ein Artikel in der *Weltwoche* über Tropfsteinhöhlen daran erinnert, und wir waren alle begeistert von der Idee. Wie üblich bei solchen Dingen, die mich packen, ging ich «full power» drauflos: Fahrplanstudium, Unterlagen vom Verkehrsbüro bestellen, Hotelzimmer reservieren und gestern abend mit Halli, unserem Appenzeller Hund, zum Bahnhof gehen, um die Billette zu besorgen. Schon da merkte ich, daß ich eigentlich recht müde war, nicht die richtige Kraft auch nur schon für den kurzen Weg spürte, froh war, zu Hause wieder sitzen zu können. Aber erst im Bett kamen die Gedanken, konnte ich der Feststellung nicht mehr ausweichen, daß ich bei der ganzen Planung nicht mit mir selbst, mit meinem jetzigen Zustand, gerechnet hatte: wie würde ich die drei viertel Stunden zu den Grotten wandern können, nach einer Zugsfahrt von fünf Stunden? Wie wird das am Sonntag gehen, wenn ich nach dem Mittagessen nicht an einem ruhigen Ort liegen kann? Und all das mit den Kindern und Imma zusammen, die am Ende auf mich aufpassen müssen, statt den Ausflug genießen zu können?
Nein – so geht das nicht!
Aber das ist nur der Anfang der Überlegungen, die während dieser Nacht in meinem Kopf rotieren. Nur einer der Gedanken, die meinen Puls beschleunigen, wenn ich im Dunkeln daliege, während es in meinen Gedärmen rumort, die Nacht schwer auf mir liegt.
Was bin ich denn noch wert, wenn ich nicht einmal mehr ein normales Arbeitspensum durchziehen kann? Wenn ich die Existenzgrundlage für meine Familie nicht mehr garantieren kann? Wenn ich sogar Gefahr laufe, allen rundherum zunehmend zur Last zu fallen? Es gibt keinen Trost für einen Mann mit siebenundvierzig Jahren, der praktisch von einem Tag auf den andern auf das Altenteil gesetzt wird. Besonders kränkend dabei ist es zu merken, daß ich genauso wehleidig reagiere, wie ich das bei andern letztlich nicht ertrage. Es ist ja

paradox. Eigentlich denke ich immer, daß ich Leuten in der Beratung besonders gut Verständnis entgegenbringen kann, wenn sie Verluste, Einschränkungen, Defekte zu verkraften haben. Und ich denke, es gelingt mir meist recht gut, ihnen dabei behilflich zu sein, nicht nur sich damit arrangieren zu können, sondern auch etwas für sie Neues, Konstruktives daraus zu machen. Und jetzt finde ich mich selbst genau in diesem Punkt besonders verletzlich und unduldsam.

Loslassen können. Seit ich vor zwei Wochen aus dem Spital zurück bin, schnüre ich ein Paket nach dem andern, um es abzugeben. Überall habe ich mich abgemeldet; verschiedene Unterlagen bündle ich, um sie andern zu übergeben.

Und während der ganzen Zeit begleiten mich die Gedanken an das Zusammenstellen des wichtigsten Bündels: die Vorsorge für die Familie. Das Praktische, Konkrete dabei ist ja noch relativ einfach. Da geht es um das Überprüfen der Versicherungen, das Ordnen der wichtigsten Dokumente, das Sicherstellen des freien Zugangs von Imma zu allen Konten und wichtigen Papieren, die Testamentabklärung und -abfassung. Aber für die wichtigste Frage weiß ich keine Antwort: Wie weit, wie lange, wie gut kann ich persönlich noch dasein für meine Lieben?

Traum vom 13./14. Oktober 1992

Ein großes Landgut mit architektonisch besonders ausgezeichnetem Ökonomiegebäude, das schon sehr alt sein muß.

Eine hohe, gemauerte Fassade, die gestaltet ist mit Nischen, Simsen, Bögen im einfachen Frühbarock-Stil, zeugt von einer stillen Pracht. Ich sehe die gegiebelte Breitseite des Gebäudes, nicht aber die Längsseite. Das Mauerwerk bröckelt, der Verputz ist grau. Ein hohes, spitzes Giebeldach. Etwas weiter zurück liegt das Gutshaus, niedriger, nicht deutlich erkennbar. Es gibt Anzeichen von landwirtschaftlicher Tätigkeit, aber der Betrieb ist reduziert. In der Nähe ist eine Siedlung mit eintönigen, recht kleinen und bescheidenen Einfamilienhäusern entstanden, die auf immer gleich großen beziehungsweise kleinen Parzellen schachbrettartig angeordnet sind. Ich gehe auf einem Weg, von dem aus ich alles überblicken kann.

[handschriftliche Notiz: Leber als Ökonomie gedacht (durch konkret etwas + org vom Inhalt!)]

Ich denke, das zentrale Gebäude, in dem alle Güter zusammengetragen werden und aus dem alles Notwendige zur Versorgung und zum Leben herstammt, der Ort des Güterumschlags, des Stoffwechsels, ist das Ökonomiegebäude. Es ist alt, mit zerbröckelndem Mauerwerk. Der Umschlag ist stark eingeschränkt, die Zufuhr ist nicht mehr so reichhaltig wie früher. Viel Land ist überbaut worden, ist nicht mehr produktiv. Es kommt mir vor wie das Bild meiner Leber. Nicht von ungefähr bezeichnet die anthroposophische Medizin die Leber als Organ der Lebenskraft.[8]

Die Häuser der Siedlung stehen vielleicht für die Tätigkeiten, in die ich meine Kräfte eingebracht habe. Das ist kein angenehmer Gedanke, müßte ich mir damit doch eingestehen, mit dem immer wieder gleichen, eintönigen Muster Raubbau an meiner eigenen Lebensgrundlage betrieben zu haben. Vielleicht kann ich wenigstens dafür sorgen, daß der Prozeß des Verfalls nicht mehr weiter fortschreitet? Vielleicht ist die Regeneration noch möglich?

19. Oktober 1992

Der Professor sagt es klar und deutlich: Bei den Untersuchungen in der Universitätsklinik, zu denen er mich angemeldet hat, wird es um den ersten vorbereitenden Schritt zur Lebertransplantation gehen. Eine andere Behandlung gibt es nicht. Die chronisch aggressive Hepatitis mit Leberzirrhose ist nicht aufzuhalten. Lebergewebe kann sich zwar regenerieren, und der funktionsfähige Anteil sei bei mir zur Zeit noch so groß, daß die akute Krise überwunden werden konnte. Aber das Faktum der dekompensierten Leberzirrhose sei gegeben, die jetzige Behandlung rein symptomatisch. Die mangelhafte Fähigkeit der Leber zur Albuminsynthese und der portale Hochdruck führten zu einer Ansammlung von Wasser in den Gewebszwischenräumen. Nur mit Hilfe der Medikamente seien die Folgen des Hyperaldosteronismus aufzufangen, der Wiederauftritt einer Überwässerung zu vermeiden. Dann gelte es, die Blutungsgefahr zu vermindern, wobei meine Ösophagusvarizen zum Glück noch nicht in einer akut gefährlichen Art ausgebildet seien.

Krankheit als das Fremde

Soweit habe ich das begriffen. Und nun stellt sich die Frage: Betrifft das mich? Bin ich dieser Patient, oder bin ich das nicht? Das heißt: Zwar habe ich gelernt, bei Patienten auf diese Art eine Zusammenfassung der Probleme zu machen, um einen klaren Ausgangspunkt für die notwendigen Entscheidungen zu schaffen. Aber was, wenn es sich um mich selbst handelt? – Handelt es sich da wirklich um mich selbst?

Natürlich konnte ich mich nicht mehr darum herum mogeln: Ich war ernsthaft krank, meine Leber unwiderruflich geschädigt. Dadurch war ich mir selbst fremd geworden. Alles, was mich in den vergangenen Jahren mit viel Interesse und Faszination dazu gebracht hatte, mich mit Fremden und Fremdem zu befassen, bekam plötzlich eine andere Bedeutung, betraf mich selbst. Das Fremde in mir selbst zu wissen machte mir angst. Um dieser Angst nicht einfach ausgeliefert zu sein, mich mit ihr auseinanderzusetzen, suchte ich den Hypnotherapeuten W. auf, den ich von einer Weiterbildung her kannte. Die Tiefenentspannung in Hypnose ermöglicht es, mit weniger bewußten oder unbewußten Anteilen seiner selbst in Kontakt zu treten und in einer Art Tagtraumerleben neue Wege, verschollene Kräfte zu finden und zu aktivieren.

28. Oktober 1992

Der Angst näherkommen, die Angst spüren können – vor plötzlichem Tod, vor Invalidisierung, vor erneutem Zusammenbruch, vor stetiger Einschränkung der Lebensfähigkeit. W. meint, das Erleben der Angst könne auch dazu führen, deutlicher den Verlust zu sehen, dadurch den Zugang zu dem zu finden, was einem wichtig und wert ist.

Auch Entdecken neuer Lebenskräfte und Regenerationsmöglichkeiten, des Nutzens innerer Bilder. In der Trance dann warme, schwere Entspannung, dabei zuerst Herzklopfen und das beklemmende, schmerzhafte Gefühl auf der Brust, das sich spastisch bis zum Zungengrund fortsetzen kann, auch ein Zeichen von Angst seit langer Zeit, das immer wieder einmal auftreten kann. Dann geführt werden zu den eigenen Traumbildern, die sich zu wandeln beginnen. So stehe ich nur kurz vor dem Buben in der schwarzen Wasserlache, bin dann selbst der Bub, bin ich selbst im Wasser drin liegend. Ich wundere mich zu spüren, wie ich frei atmen kann, habe auch ein etwas beklemmendes Gefühl, wie die Wasseroberfläche zu einer dicken Glasscheibe wird mit gelblich-bräunlicher Tönung. Ich sehe durch das Glas hindurch mich selbst vor mir, daliegend, rufe mir zu: «Ich brauche deine Hilfe!» Ich weiß, daß ich aus eigener Kraft da nicht herauskomme.

Dann das Bild vom Hochzeitsfest, von der Stimme W.s geführt, ich solle mich der Braut zuwenden, mich auf sie konzentrieren, ihr in die Augen schauen. Wie ich da nur eine leere Kopfhaube sehe, wie eine Hülse, zwar daneben irgendwie auch die Frau in Weiß, aber eher als eine Ahnung, eine angedeutete Gestalt. Die Leere der Hülse kommt mir wie etwas Mechanisches vor, das mich erschreckt, wovor mich graust. Die Gestalt der Frau daneben wird dann irgendwie deutlicher, aber gleichzeitig kleiner, nur postkartengroß. Dann verschwindet sie, ist immer weiter weg, und eine dunkle Nebelwand breitet sich vor mir aus, undurchsichtig. Gleichzeitig fühle ich mich ganz entspannt, leicht, spüre kaum das Aufliegen auf dem Polster, schwebe fast darüber, bemerke ganz am Schluß wieder etwas Herzklopfen.

Es waren zwei Erwartungen, die mich zum Hypnotherapeuten führten: Ich wollte meine eigenen Lebenskräfte verstärken beziehungsweise kennenlernen, die mir dazu verhelfen könnten, der Krankheit entgegenzuwirken. In einer kleinen Ecke meines Bewußtseins hatte ich mir eine Idee bewahrt, das Wunder der Selbstheilung könnte möglich gemacht werden, wenn es mir nur gelänge, Zugang zu bisher unbekannten Quellen zu erlangen. Gleichzeitig hatte ich die Erwartung, mich durch die Hypnotherapie auf den wahrscheinlich unumgänglichen Eingriff einer Transplantation vorzubereiten.

Durch die Weiterführung von Schlüsselträumen in der Tiefenentspannung wurde es mir möglich, ein besseres Verständnis für meine Situation zu gewinnen. So erkannte ich die Hilfsbedürftigkeit des Jungen in der Lache nun deutlich als meine eigene Hilfsbedürftigkeit, konnte ihr auch eine Sprache geben. Als Erwachsener wurde es mir dadurch möglich, das Kind in mir drin, diesen zu kurz gekommenen Teil meiner Persönlichkeit, meines Lebens, zu erkennen. Gleichzeitig realisierte ich die Notwendigkeit, Hilfe von außen zu suchen. Der Wunsch, das Leben wieder direkt als Braut nach Hause führen zu können, entlarvte sich als Illusion, hinter der sich die Maske des Todes versteckte. Das hieß nun nicht, die Hoffnung auf Weiterleben begraben zu müssen. Es bedeutete aber, die Ungewißheit der Zukunftsnebel genauso ernst zu nehmen. Paradoxerweise führte der Verzicht auf den Anspruch, mich selbst heilen zu können, zu einer Entlastung und zum Gewinn von mehr Zuversicht.

4. November 1992

Bevor ich in die neue Nacht einsteige, muß ich mir noch von der Seele schreiben, was mich vergangene Nacht bewegt hat. Ich konnte keinen Schlaf finden, lag im Finstern auf dem Rücken, ein Schmerz wie ein eiserner Balken quer über meiner Brust. Ich versuchte mit meinem Atem dagegen anzukommen, dachte dann aber daran, daß ich diese Art des Schmerzes mit seiner beklemmenden Ausstrahlung in die Kehle seit langer Zeit kenne. Bei andern Gelegenheiten fühlte ich ihn wie einen steckengebliebenen Schrei oder ein hinuntergewürgtes Schluchzen, tonlos und hoffnungslos gefangen in meinem Hals. Jetzt hatte er etwas mit Angst zu tun. Angst vor der Konsultation in der Universitätsklinik, zu der ich morgen nachmittag gehe? Der drückende Eisenbalken, unverrückbar, spannte sich zwischen meinen Brustwarzen, die empfindlich geworden sind, bei Berührung schmerzen: eine Nebenwirkung des Aldactons. Damit wird mir eine weitere Illusion genommen: daß ich die mir verschriebenen Medikamente unbedenklich und unbefristet einnehmen könnte. «Mir tun sie doch nichts», hatte ich mir vorgemacht. Oder daß ich mit Hilfe der Medikamente wieder zunehmend meine Leistungsfähigkeit zurückgewinnen könnte, die Medikamente quasi als eine Art Vitamine, Kraftspender, Reparaturöle oder ähnliches benutzen könnte. Auch dieser Ausweg war also nicht gegeben. Ich entschloß mich, nicht mehr gegen den Schmerz zu kämpfen, sondern zu versuchen, ihn zu befragen, abzutasten, ihm nachzuspüren. Selbsthypnotische Entspannung gelang mir sehr gut, ließ mich den eisernen Balken wie einen

Teil von mir in mir drin aus einer Art Distanz betrachten. Der Schmerz blieb unvermindert wirksam, verstärkte sich zeitweise sogar noch, löste aber in mir keine Panik mehr aus. Ich konnte ihn so akzeptieren, weil er offenbar sein mußte, sich nicht verändern ließ. Und irgendwann mußte ich dann eingeschlafen sein. Obwohl ich am Morgen das Gefühl hatte, gar nicht geschlafen zu haben, war ich doch recht gut ausgeruht, konnte mich auch an die Glockenschläge der Turmuhr nicht besonders erinnern.

In dieser Zeit versuchte ich im Gespräch mit verschiedenen Ärzten, mich über die konkreten Voraussetzungen, Umstände, Risiken und Folgen einer Lebertransplantation zu informieren.

26. November 1992

Der einzige Ausweg aus den (selbst-)zerstörerischen Regelkreisen, die sich in meiner Leber eingespielt haben, scheint durch ein Auswechseln der Leber gegeben zu sein. Ein Kollege sagt das so: «Der Entscheid geht nun um Leben oder Nicht-Leben. Die Auswahl ohne Lebertransplantation besteht darin, entweder langsam dahinzukränkeln oder plötzlich zu verbluten.» Außer dem plötzlichen Tod hatte ich damit die Aussicht, langsam zugrunde zu gehen, zu einem Pflegefall zu werden, das heißt, von anderen zunehmend abhängig zu werden und gleichzeitig meine geistigen Fähigkeiten immer mehr zu verlieren, immer weniger zurechnungsfähig zu werden. Auf der anderen Seite ist die Lebertransplantation in den letzten Jahren machbar geworden und an gewissen Zentren auf einem solchen Stand, daß die Operation selbst mit guten Resultaten durchgeführt wird und die Nachfolgeprobleme (Abstoßungsreaktion, Lebergewebs-Erhalt) gelöst und überstanden werden können.[9]

Der Preis? In der Vorbereitungszeit stündliche Abrufbereitschaft, die Operation selbst mit allen Risiken und allem Mühsal, die finanziellen Folgen von schätzungsweise 150 000 Franken, die von der Krankenkasse zu tragen wären.[10]

Ich komme nicht um die Frage herum, ob ich überhaupt ein Recht darauf habe, mich transplantieren zu lassen. Würde ich mir durch die Einwilligung zur Transplantation nicht etwas anmaßen, was mir gar nicht zusteht? Würde ich mich nicht schuldig machen in einem Ausmaß, wie es gar nie abzutragen wäre?

Umgekehrt: Habe ich es verdient, so frühzeitig (vorzeitig) zugrunde zu gehen? Bin ich nicht sogar verpflichtet, alles zu unternehmen, um dieses Leben zu leben, wie es mir gegeben wird? Und dazu gehört in unserer – sicher privilegierten und über alle Maßen mit Gütern ausgezeichneten – Zivilisation auch die Möglichkeit einer Behandlung durch Transplantation. Bin ich nicht mittendrin in meinen Aufgaben, mittendrin in meinem Leben? Wäre es nicht sogar vermessen, die Chance einer Lebensrettung zurückzuweisen?

Was mache ich mit dem Gedanken, der Vorstellung und dann eventuell der Tatsache, das Organ eines anderen Menschen in mir zu tragen, den es nicht mehr gibt? Der aus irgendeinem Grund sein Leben lassen mußte? Es ist für mich zwar selbstverständlich, daß ich alles, was von mir bei meinem Tod übrigbleibt, gerne so zur Verfügung stellen würde, daß es sinnvolle Verwendung fände. Aber darauf angewiesen zu sein, daß mir jemand, der gestorben ist, seine Leber vermacht? Die Idee, etwas so Großes, Fremdes, die Leber einer anderen Person, in mir selbst integrieren zu müssen, übersteigt zur Zeit noch meine Vorstellungsmöglichkeiten. Warten zu müssen, daß «jemand» seine Leber nicht mehr braucht? Darauf zu warten, daß jemand sein Leben aufgibt, weggibt, verliert, damit ich selbst weiterleben kann? Und wenn jemand stirbt, wer entscheidet dann, ob es ein «Recht» darauf gibt, sich seiner Organe zu bedienen, wer entscheidet über die Auswahl des Nutznießers?

Natürlich weiß ich, daß ein Arzt ganz der Behandlung und Pflege des Patienten verpflichtet ist, der – zu Tode verunfallt oder im Sterben liegend – daran ist, diese Welt zu verlassen. Dieser Arzt wird also die Interessen seines Patienten bedingungslos wahrnehmen und wird nicht auf irgendwelche anderen Interessen schielen. Ich weiß auch, daß ich auf einer Warteliste stehe, die aufgrund von streng medizinischen Kriterien geführt wird. Für die Auswahl des nächsten auf der Warteliste für die Transplantation gelten nur die Auswahlkriterien der Blutgruppe, der Gewebeverträglichkeit.

Mit einem Denken in Begriffen von Recht und Schuld jedenfalls bin ich hier völlig fehl am Platz. Es gibt kein Recht auf diese Behandlung. Und das Annehmen der Behandlung scheint dieselbe «Schuld» zu erzeugen, die überhaupt mit dem Leben verbunden ist. Aber um die Frage von Nehmen und Geben, vom Sinn des Nehmens, um bleiben zu können, oder umgekehrt vom Sinn des Gehens und Aufgebens komme ich nicht herum.

Manchmal frage ich mich, ob ich mich zu schnell entschlossen habe, die Möglichkeiten der hochtechnisierten Medizin, der Transplantationsmedizin, zu nutzen, ob ich opportunistisch meine früheren Prinzipien bei der ersten wirklich ernsthaften Prüfung über Bord geworfen habe. Warum handle ich nicht entsprechend meinem ersten, spontanen Gedanken, nachdem ich die Diagnose erfahren habe: mich mit dem Leben zu bescheiden, das mir zugeteilt wurde? Hat nicht Peter Noll gezeigt und beschrieben, daß gerade diese Selbstbescheidung dem Leben seinen Sinn zu verleihen vermag? «Was soll sich denn ändern im Leben, wenn wir an den Tod denken? Vieles, nicht alles. Wir werden ein weiseres Herz gewinnen, wie der Psalmist sagt. Wir werden sorgfältiger umgehen mit der Zeit, sorgfältiger mit den anderen, liebevoller, wenn Sie so wollen, geduldiger – und vor allem freier.» (Noll pp. 115 f.)

Natürlich komme ich nicht umhin, mich mit dem Tod genauso zu befassen. Alles andere wäre Augenwischerei, Selbsttäuschung. Aber gleichzeitig habe ich das Gefühl, mein Leben nicht fertiggelebt zu haben, also sollte ich alles, was die moderne Medizin anzubieten hat, nutzen. Ich bin auch in einer anderen Lage als Peter Noll bei der Diagnosestellung: Er sieht sich noch praktisch im Vollbesitz seiner Kräfte und weiß gleichzeitig, der Krebs in seinem Organismus ist bereits so weit fortgeschritten, daß die notwendigen medizinischen und chirurgischen Eingriffe seine Lebensqualität innert Kürze massiv beeinträchtigen werden ohne überzeugende Hoffnung auf längerfristigen Erfolg. Bei mir ist die Lebensqualität bereits jetzt spürbar eingeschränkt, und die Chancen einer eindeutigen Verbesserung durch die Transplantation sind vergleichsweise hoch. Peter Noll kann seine Lebensbilanz in dem Sinne ziehen, daß er seinen Beitrag auf dieser Welt geleistet hat. Ich selbst habe das Gefühl, überall nur angefangene Fäden in der Hand zu halten. Jedenfalls will es mir nicht gelingen, das Muster meines Lebens auch nur in einem Teilbereich als etwas zu betrachten, das ich so loslassen könnte. Peter Noll hatte die Gewißheit, seine Töchter selbständig im Leben zu sehen, während meine Kinder noch in einem Alter sind, in dem sie auch einen Vater brauchen. Was ich mit Peter Noll teile, sind die Bedenken, mich in so große Abhängigkeit vom Medizinalsystem zu begeben, daß ich letztlich nicht mehr entscheidungsfähig sein könnte.

Diesen Gedanken hatte ich offenbar nicht zu Ende gedacht. Ich hatte mich nur mit dem Entscheid für oder gegen eine Transplantation befaßt und war damit wohl auch vollständig ausgelastet. Jedenfalls hatte sich die Frage eingeengt auf das direkte «Für und Wider». Andere Möglichkeiten als «Gelingen» oder «Nichtgelingen» beziehungsweise Leben oder Sterben waren wie ausgeblendet. So war ich mir bewußt, daß ich nach der Operation für den Rest meines Lebens auf Medikamente angewiesen sein würde, die meine neue Leber vor Abstoßung schützen. Ich war auch bereit für die regelmäßigen Kontrolluntersuchungen und für gewisse Anpassungen meines Lebensstils (wenig Salz, viel Bewegung, Tagesablauf mit genügend Pausen u. a.). Aber ich dachte überhaupt nicht an die Möglichkeit von Komplikationen, die etwa zu schwerer Behinderung führen könnten. Oder ich verdrängte entsprechende Gedanken. Dadurch gab ich eine Blankounterschrift für die medizinische Behandlung ohne Einschränkungen. Wichtig wäre das Gespräch mit meiner Frau oder meinen Ärzten gewesen, wie weit ich auf dem medizinischen Weg mitzugehen bereit war. So schob ich die Verantwortung für schwierige Entscheide auf ihre Schultern. Kritisch wurde das, als die neue Leber ihre Tätigkeit in den ersten Stunden nach der Transplantation überhaupt nicht richtig aufnahm. Es schien bereits, als würde ich sie direkt abstoßen, und es wurde davon gesprochen, daß international nach einer weiteren Leber gesucht werden müßte. Welche Folgen dies alles hätte mit sich bringen können, welche Gefahr der Teilhabe an einem mir eigentlich zutiefst zuwiderlaufenden System ich damit lief, realisierte ich erst lange Zeit nach der Operation.

29. November 1992

Um sieben Uhr sind wir in den «Bären» eingeladen, um mit den Freunden und Freundinnen von «Fremde + Wir» den Abschluß der Albanienaktion zu feiern.[11] Es wird das erstemal seit meinem Spitalaufenthalt sein, daß ich an einem Anlaß teilnehme. Es macht mich unsicher, daran zu denken, daß ich nach meinem Befinden gefragt werde. Ich komme mir irgendwie pathetisch vor, unwirklich, wenn ich daran denke, welcher Krankheitsverlauf mir prognostiziert ist und welche Operation mich erwartet. Unwirklich: Ich scheine immer irgendwie neben der Wirklichkeit zu laufen. Die Wirklichkeit meiner Krankheit verleugnete ich jahrelang. Die Wirklichkeit des Absturzes betäubte mich so, daß ich gar nicht mehr einschätzen konnte, was passiert. Im Spital erholte ich mich so schnell, daß die Mitteilungen über die tödliche Ernsthaftigkeit meines Zustandes immer so weit hintennachhinkten, daß sie völlig neben dem eigentlichen Befinden daherkamen. Und jetzt muß ich mich auf einen Entscheid einstellen, der aus meiner Befindlichkeit gar nicht begründbar ist. Vielleicht gelingt es mir, nicht dauernd meinem direkten Erleben hintennachzuhinken, wenn ich versuche, alle die Fakten zusammenzustellen, die jetzt meinem Erleben zugänglich sind:

1. Ich bin auf Medikamente angewiesen, ohne die sich sehr schnell wieder Wasser in meinem Bauch und in den Beinen ansammeln würde. Das merke ich daran, daß ich sofort an Gewicht zunehme, wenn ich nur eine statt zwei Tabletten Lasix einnehme.

2. Die Medikamente haben spürbare Nebenwirkungen: Wenn ich zu schnell aufstehe, wird mir schwarz vor den Augen; wenn ich vom Liegen aufsitze, schlägt mein Puls einige Sekunden lang deutlich schneller; rund um meine Brustwarzen haben sich Brustknospen gebildet wie bei einem Mädchen mit den ersten Pubertätszeichen; die Brustwarzen sind empfindlich, manchmal schmerzhaft.

3. Meine sexuelle Kraft hat so nachgelassen, daß ich mir wie ein Neutrum vorkomme, wenn ich das Leben mit all seinen Reizen und Versprechungen bedenke.

4. Meine Arbeitsfähigkeit ist eingeschränkt. Ich habe mich zur Zeit auf weniger als die Hälfte der Konsultationen eingerichtet, die ich

Einschränkung der Kontakte

vorher üblicherweise übernommen hatte. Ich kann mir nicht vorstellen, mehr zu arbeiten, da ich damit bereits oft über die Grenze der Leistungsfähigkeit gerate. Wenn ich zwei bis drei Stunden gearbeitet habe, dann wird mir schwach in den Knien, und eine leichte Übelkeit steigt aus dem Bauch, ein flatterndes Gefühl. Manchmal bricht mir der kalte Schweiß aus, so daß mir das Hemd am Rücken klebt und die Stirne feucht wird.

5. Körperliche Aktivität ermüdet mich schnell. Beim Einkaufen bin ich zum Beispiel froh, wenn ich niemandem begegne, mit dem ich im Stehen ins Schwatzen komme, weil mir dann bald flau wird. Ich bin froh, dem Betrieb so schnell wie möglich entflohen zu sein und mich wieder zu Hause in aller Ruhe hinsetzen zu können.

6. Abends mag ich gar nicht aus dem Haus gehen, außer für einen Spaziergang an den See oder ums Quartier mit Halli, um etwas frische Luft und Bewegung zu bekommen. Manchmal würde es mich zwar interessieren und reizen, zu einem Konzert, einer Theateraufführung oder einer Lesung zu gehen. Aber meist bleibe ich dann doch lieber im Sessel in der warmen Stube.

7. Die Vorteile dieser Aktivitätseinbuße sind vielleicht auch nicht zu unterschätzen. Ich habe wohl schon lange nicht mehr soviel Zeit gefunden – genommen –, um Musik zu hören, ein Buch zu lesen, meinen Gedanken nachzuhängen, zu schreiben, mit den Kindern ein Spiel zu machen, mit Imma zu sitzen und zu reden.

Es ist, wie wenn ich damit auch etwas mir Eigenes, mir Zugehöriges, aber lange Vergessenes wiederentdecke: meine eigene Art, die eher bedächtig und langsam ist. Auch in meinen Beziehungen hat sich vieles verändert. Durch die eingeschränkten Kontakte sind die Begegnungen bedeutsamer geworden. Eine schon fast vergessene Studienkollegin schreibt mir in bewegenden Worten ihre Anteilnahme. Unser ältester Sohn Miikka, der in der Nachbarstadt Konstanz wohnt, enthüllt uns seine Kochkünste und verwöhnt uns bei einem Besuch mit einem würzigen Chili con carne. Der Zweitälteste, Jussi, überrascht mich mit einem selbstgemalten Aquarell: zwischen stillen Wassern und träge hängenden Nebeln gleitet das Boot eines einsamen Mannes. Es ist, wie wenn er mir sagen wollte: Nimm dir Zeit, deine Zeit.

Von einem Studienkollegen habe ich eine umfangreiche Literaturrecherche über Lebertransplantationen ausgedruckt erhalten.[12] Genf kann er für die Operation empfehlen, das heißt, es scheint nicht nötig, weit zu suchen und zu reisen, zum Beispiel nach Berlin oder London, wie mir das im Thurgauer Kantonsspital Münsterlingen empfohlen worden war.

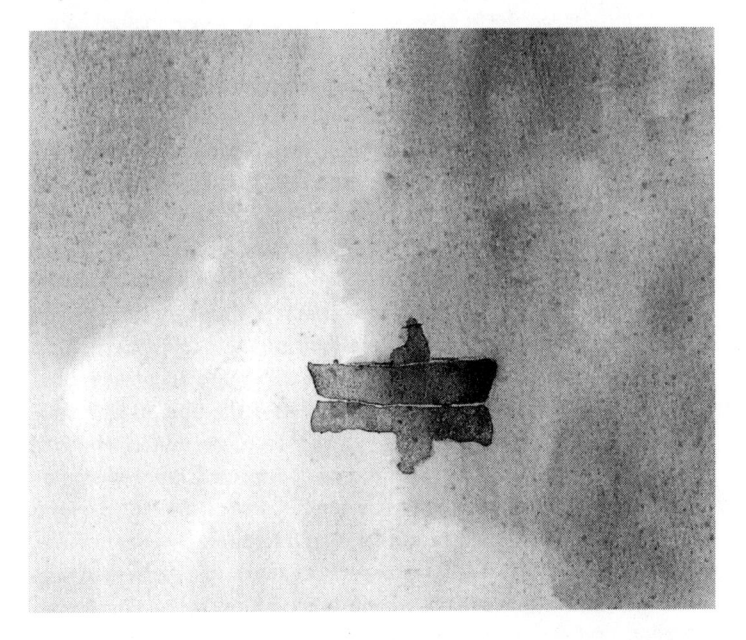

12. Dezember 1992

Nachdem ich vor einiger Zeit einen Traum hatte, in dem ich mit einem Kind verwachsen in einer Art Höhle lag und von diesem mit einem Schnitt getrennt wurde, und nachdem ich davon geträumt hatte, nach einer Operation in der Intensivstation aufzuwachen, träume ich diese Nacht von Umzug und Spitaleintritt.

Traum vom 11./12. Dezember 1992
    Im Traum sind alle meine Sachen ganz durcheinander, an verschiedenen Orten verteilt. Ich bin daran, von einem Ort zum

andern zu gehen, um zusammenzusuchen, was mir gehört. Ich treffe Urs, Manuel und andere Leute. Bei der Begegnung mit Urs habe ich einen Rucksack dabei, alles darin ist durcheinander. Ein Kollege bietet mir an, von ihm das Nötige noch auszuleihen. Wie ich meine Jacke nicht finde, gehe ich noch bei ihm vorbei. Er sitzt vor dem Fernseher, seine Frau kocht, die Kinder sind auch da. Er weist auf die Garderobe, wo ein dunkelblauer Regenmantel hängt. Der ist mir viel zu weit, die Ärmel zu lang. Wir lachen beide, weil der Kollege selbst eher schmal und «kein Riese» ist. Ich beteure, daß ich meine Jacke schon noch finden werde.

Ich bin dann in meiner Wohnung, einer Studentenwohnung in einem Haus, wo noch viele andere junge Leute wohnen. Neben mir zum Beispiel eine junge Frau, die mir auch mit irgend etwas aushelfen will. Ich versuche dann im Eigenen Übersicht und Ordnung zu gewinnen. Es zeigt sich, daß ich in unmittelbarer Nähe eines Bahnhofs wohne, das Haus scheint in den Bahnhof überzugehen. Das Wetter draußen ist verhangen, kalt, November. Ich bin dann am Empfang einer großen Klinik, es könnte auch ein großes Hotel sein. Es gibt viel Betrieb, viele Leute, die überall hingehen. Vor dem Empfang stehen einige junge Ärzte, von denen ich einen wegen meines Eintritts frage und nach meiner Zimmernummer. Er behandelt mich in snobistisch-englischer Art, die Ärzte tragen englische Kleider, karierte kurzärmlige Hemden, ärmellose Pullis, Krawatten. Die dunklen Haare glatt gekämmt mit einfachem englischem Schnitt. Ich erhalte meine Auskunft und gehe durch viele Hallen und Wartesäle, die mit allerart kurioser Leute angefüllt sind. Viele haben ganz markante Gesichter, alte Lords, zittrige Ladies, aber auch junge Leute, teilweise mit irgendwelchen Verbänden oder Schienen. Ein Riesen-Panoptikum von wartenden Patienten. Die Räume zeugen von noch nicht ganz verblaßtem Reichtum, wie in einem etwas heruntergekommenen Erstklaßhotel, mit viel Plüsch, weichen Teppichböden, immer wieder Gruppen von Stühlen und Sesseln, teilweise fest montiert, teilweise beweglich, Holzwände dunkel gebeizt, goldbeschlagen, alte Aufzüge. Schließlich finde ich mich in meinem Zimmer, packe meine wenigen Sachen aus und fasse den Entschluß, noch einmal nach Hause zu gehen, um Bücher zu holen, auch das Kassettengerät und einige persönliche Dinge. Jetzt habe ich das Gefühl, die Übersicht gewonnen zu haben. Es ist klar, daß ich ins Spital gehen muß.

Durch den Absturz ist nicht nur mein Alltag durcheinandergebracht worden. Meine Lebensziele, mein Lebensentwurf liegen in tausend Stücke zerschmettert am Boden. Der Boden selbst, auf dem ich gestanden habe, hat sich geöffnet und ist eingestürzt. In dem Traum irre ich herum und suche meine Sachen zusammen. Das Spital, in das ich mich begebe, ist überlastet mit allen möglichen Hilfesuchenden. Direkte Hilfe ist nicht in Sicht. Und doch entsteht das Gefühl, wieder einen Überblick zu bekommen. Nach der Rückkehr aus dem Spital war es denn auch vordringlich, mich um die ganz praktischen Dinge zu kümmern, die es nach meinem Absturz zu regeln galt. Das gab mir auch ein Bündel von Aufgaben, von denen ich mich total vereinnahmen ließ, um nicht in den tiefen Krater hineinblicken zu müssen, der vor meiner Zukunft aufgerissen worden war. Anfang Mai, kurz vor meinem Abruf zur Transplantation, war ich soweit, daß alle praktischen Angelegenheiten so geordnet waren, daß ich mich auch auf die Beschäftigung mit dem «inneren Durcheinander» hätte konzentrieren können.

13. Dezember 1992

Um das Wochenende herum und die Tage danach litt ich wieder recht an Bauchweh, Völlegefühl, hatte vor einer Woche auch einmal ein Gewicht über 76 kg. Ich bekam Angst, wieder im steigenden Wasser zu «versaufen». Der Professor in Münsterlingen hatte mir angeboten, daß ich ihn jederzeit auch abends direkt anrufen könne. Sein Hinweis, ich müsse wieder die von ihm verschriebene Dosis Aldactone nehmen, das ich wegen Brustwachstums seit einem Monat auf die Hälfte reduziert hatte, bringt die nötige Erleichterung. Darüber hinaus kann er mir mitteilen, daß der Krankenkassenverband die Transplantation als eine Pflichtleistung betrachtet, Genf als Vertragsklinik gilt.

Heute habe ich mit den Kindern den CIBA-Atlanten für innere Krankheiten hervorgenommen, um ihnen bildhaft erklären zu kön-

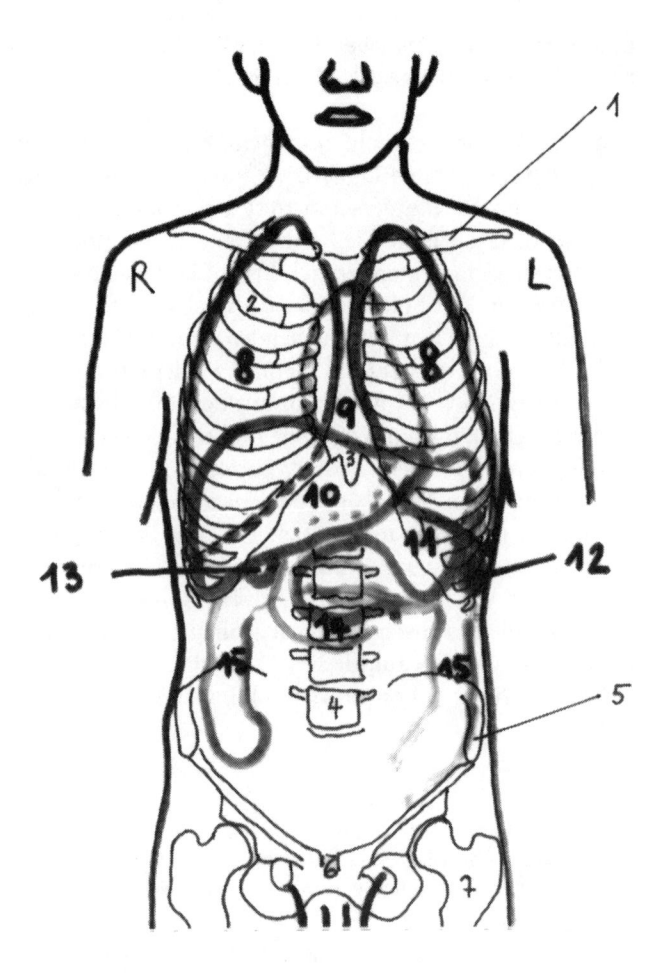

Abb. 4: Die inneren Organe

1 Schlüsselbein
2 Rippe
3 Brustbein
4 Wirbelsäule
5 Becken
6 Schambein
7 Oberschenkelknochen
8 Lunge
9 Herz
10 Leber
11 Magen
12 Milz
13 Gallenblase
14 Dünndarm
15 Dickdarm

nen, was mit mir los ist und was mit der Transplantation auf mich zukommt. Bastian fragte detailliert nach, wollte wissen, wie sich die Leber unter dem Rippenbogen an das Zwerchfell anschmiegt; welche Gefäße der Leber Blut zuführen und wie das Blut durch die mächtige Vena cava dem Herzen zufließt; wie in der Nachbarschaft der Leber Gallenblase und Bauchspeicheldrüse, Magen und Darm und schließlich Milz und Nieren im Bauchraum plaziert sind. Elina dagegen saß während meiner Erklärungen schweigsam und fast unbeteiligt dabei. Es schien mir, als wäre ihr das alles einfach zuviel.

Am Abend, beim Zubettgehen, betrachtete ich im Spiegel meinen Bauch, hielt diesen Anblick aber nicht lange aus, weil mir das Bild der geöffneten Bäuche im Atlanten fast zwanghaft auf die eigene Bauchdecke projiziert und wie zu einem direkt spürbaren Schnitt quer über die eigene, noch intakte Haut wurde.

Wenn ich meine Tagebuchnotizen aus der Zeit vor der Operation lese, beeindruckt, ja beschämt es mich, wie sehr ich durch meine eigenen Sorgen, Befürchtungen und Ängste besetzt war und wie wenig ich wirklich wahrnahm, was in meinen Kindern, meiner Frau vorging. Sicher kann ich mir zugute halten, daß das zum Teil mit einer Scheu zu tun hatte, ihnen zu nahe zu treten oder ihnen mit meinen Fragen das Leben noch schwerer zu machen. Auch versuchte ich mir immer wieder zu sagen, das Ganze betreffe ja in erster Linie mich selbst, also hätte ich auch selbst damit zu Rande zu kommen, und im übrigen tue ich ja alles, um allfälligen Schaden für meine Angehörigen in Grenzen zu halten.

12. Januar 1993

In der Hypnotherapie hatten wir uns das letztemal damit beschäftigt, in welcher Art ich in meinem Leben direkt mit Fremdheit zu tun hatte und welche Ideen und Erfahrungen für die Integration von Fremdem ich gemacht hatte. So erkundigte sich W. auch eingehend nach dem Integrationsweg unserer zusammengesetzten Familie, weil ich ja zusammen mit meiner Frau auf vielen verschiedenen Ebenen Fremdheit erfahren konnte: Nicht nur mußte sie als Fremde in der Schweiz ihren Platz finden, sondern ich fand mich als Fremder in ihrer finnischen Familie. Auch hatte ich als zunächst Fremder für ihre zwei Buben einen langen Weg vor mir, um einen angemessenen Platz als Ziehvater zu finden, mich so in einer eigenen Familie zu integrieren. Es war naheliegend, diese Erfahrungen als Modell für die bevorstehende Lebertransplantation zu nutzen.

Diesmal kommen wir zuerst auf den Zwiespalt zu sprechen zwischen der Erleichterung, zu wissen, daß es mit Genf vorwärtsgeht, und dem schrecklichen Wissen darum, daß ich darauf angewiesen bin, daß jemand stirbt, damit ich seine Leber «erben» kann. Der Vergleich mit dem russischen Roulette erweist sich als unzutreffend, weil wir – der zukünftige Spender und ich – ja nicht denselben Revolver geladen haben. Auf meine Gefühle angesprochen habe ich größte Mühe, dem allgemeinen Unwohlsein einen Namen zu geben. Am ehesten Schuld und Scham, ein Tabu zu brechen, indem ich einem Lebenden praktisch den Tod wünsche, um selbst überleben zu können.

In der letzten Zeit werde ich zunehmend zum Gefangenen verschiedener Symptome: Mitten in der Nacht schrecke ich auf mit zerstörerischen Krämpfen in den Waden und Füßen, die ich nur dadurch unterbrechen kann, daß ich mit aller Kraft die Beine auf den Boden stemme. Bei Handarbeiten wie Schreiben oder Früchteschälen fährt mir ebenfalls immer wieder ein Krampf in die Finger und Hände. Ein Juckreiz am ganzen Körper verunmöglicht mir oft den Schlaf, so daß ich manchmal den Mantel über meinen Schlafanzug überstreife und im Quartier umherirre. Dazu überfallen mich zu irgendwelchen Tages- oder Nachtzeiten starke Eßgelüste, besonders auf scharf gewürzte Speisen, wie ich das manchmal von Schwangeren gehört habe. So avanciere ich zu einem Spezialisten für besondere Süppchen und exquisite Häppchen.

25.–30. Januar 1993, «Bilanzwoche» im Spital Genf

Auf Ende Januar bin ich vom Universitätsspital Genf aufgeboten für die eingehenden Untersuchungen, die vor einer Lebertransplantation notwendig sind.

Der erste Tag dieser «Bilanzwoche» war eine lange Annäherung an den Ort, an dem mir Weiterleben verschafft werden kann. Es ist vielleicht ganz gut, daß es auch tatsächlich eine so lange Reise dahin braucht: Quer durch die ganze Schweiz, vom Nordosten in den Südwesten. In Kreuzlingen riß noch ein bereits ziemlich ermüdeter Wetterumschlagsturm, der während der ganzen Nacht schon gewütet hatte, an den Bäumen, es wurde bereits spürbar kälter. Am Genfersee strahlte eine wärmende Sonne, und man hätte sich am liebsten des Wintermantels entledigt. Eine kurze Fahrt dann mit dem Bus durch Genf, das mir wechselnde klein- und großstädtische Eindrücke bot: prächtige Alleen, gesäumt von großen bürgerlichen Palästen; beim Überqueren der Rhone der Blick auf eine gigantische Cité-Überbauung, und dann wieder verwinkelte Gassen, durch die sich der Bus knapp durchzuquetschen vermag. Schließlich das «Hôpital universitaire», in dem ich den «Pavillon d'acceuil», den Empfang, zu suchen habe, um mich dort von uniformierten Männern hinter einem ersten Schalter zu den «Hôtesses d'acceuil» weisen und von einer großgewachsenen Blondine im roten Dreß zum «Office de réception» führen zu lassen.

Und da bin ich also in diesem Riesending, von dem ich nicht so recht weiß, soll ich das als Monster bezeichnen, als Riesenkrake, die mich in sich hineingesaugt hat und jetzt nach allen Regeln der (medizinischen) Kunst anzapft, durchleuchtet, scannt, echographt, arteriographt und dann bilanziert wieder ausspuckt, um mich später dann für das eigentliche Fest wieder aufzubieten und vielleicht definitiv (?) zu verspeisen. Oder soll ich mich wie im Schoß der großen Mutter hegen und pflegen, mir in alle Körperhöhlen und in alle Ritzen und zwischen alle Härchen greifen und prüfend tasten lassen? Oder soll ich ganz cool den Mediziner in mir hervorkehren und mit naturwissenschaftlich-biologisch-medizinischem Interesse die an mir exerzierte Datengewinnung, Datenverarbeitung, Interpretation und Diagnosenstellung mitverfolgen, wie wenn es sich um eine einzigartige Chance handeln würde, quasi den Forschern immer direkt auf den Fersen, die Vorbereitung und Durchführung einer Lebertransplantation in vivo zu studieren? Oder soll ich mich gemäß meiner Profession als «Fachmann für Insight» in die Selbsterfahrung hineinbegeben, Schritt für Schritt mein Erleben registrieren, die Höhen und Tiefen der dabei auftretenden Stimmungen ausloten, die Qualität der Beziehungen kosten und die Elemente der notwendigen Anpassungsleistungen erproben?

Im Laufe des Spitalaufenthaltes entdecke ich noch eine weitere Möglichkeit, eine Erfahrungsweise, die sich einfach ohne langes Fragen aufdrängt. Solange man dich nur unter eine Plastikhaube steckt und neben dir einen Apparat aufstellt, der piepst und von Zeit zu Zeit knattert und mit Kurven beschriebene Blätter ausspuckt, kannst du noch so richtig das astronautische Gefühl aufrechterhalten, über der Sache zu stehen. Du kannst den Überblick damit gewinnen, daß du der untersuchenden Assistentin kluge Fragen stellst, und sie ist sogar dankbar dafür, daß endlich einmal jemand auch etwas Interesse an ihrer Arbeit zeigt. Aber wenn du dann, mit einer Infusion ausgestattet, nach einer langen Fahrt im Bett durch die Flure, in einem Untersuchungsraum auf einer schmalen Liege unter grünen Tüchern dich wiederfindest, den Ärzten und ihren Helfern beim geschäftigen Vorbereiten der Apparate und Gerätschaften zuschaust, die alle auf dich gerichtet sind, dann wird es dir doch langsam flau in der Magengegend. Du kennst zwar die Untersuchungen alle auch «von der andern Seite des Fensters», aber das hilft dir jetzt nichts, aber auch gar nichts, weil du eben gar nicht mehr dazu kommst, groß in den medizinischen Wissensresten herumzustöbern, um dir die gewohnte Sicherheit und Coolheit aufrechtzuerhalten, weil die an dir herummachen, weil du spürst, daß da etwas in dich hineingestochen wird, weil du den Druck in der Lendengegend mit dem kleinen Messer in Verbindung bringst, das der Arzt eben zur Hand genommen hat, weil du weißt, wie jetzt ein Plastikschlauch in deine Gefäße hineingestoßen, harzige Flüssigkeit in dich hineingespritzt wird. Weil das alles nicht mehr einfach Bücherwissen oder Zuschauererfahrung oder meinetwegen sogar Assistenzerinnerungen sind. Den Stich spürst du selbst, der feine Schlauch, den du zuerst noch interessiert auf dem Monitor mitverfolgst, macht sich in deinen Gefäßen bemerkbar, da sind Empfindungen in deinem Bauch, da kommen Wellen einer unnatürlichen plötzlichen Wärme in deine Innereien, da krampft sich bei dir etwas zusammen. Also bleibt dir nichts anderes übrig, als dich dir selbst zuzuwenden, zu realisieren, wo du Verspannungen spürst und lösen kannst, wie du dich deinem flatternden kleinen Angstvogel in dir selbst widmen kannst, um ihn zu beruhigen, ihm gut zuzusprechen, ihn zu schützen, zu hegen.

Zur Bilanzwoche gehören neben den vielen Untersuchungen auch eine ganze Reihe von Gesprächen mit verschiedenen Personen des Transplantationsteams. Die Koordinatorin für die Lebertransplantationen hat ein ganzes Programm zusammengestellt, damit keine der wichtigen Fragen unbesprochen bleibt. Mit dem Psychiater geht es um die Grundfragen von Leben, Lebensplanung und Sterben ebenso wie um das Feststellen der eigenen Lebensressourcen und die Stützen in den familiären und sozialen Beziehungen. Der Anästhesist beschreibt mir nicht nur die ganzen Vorbereitungen. Er schildert mir auch, was ich in der IPS (Intensivpflegestation) zu erwarten habe. Er hat ein feines Ohr für meine Ängste und Bedenken. Die IPS-Krankenschwester holt mich ab für eine Führung in die IPS, wo ich einen Blick werfen kann in eine der Kammern, die für den Empfang von Schwerkranken und Operierten eingerichtet sind. Der Mediziner des Teams, der auch für die Nachbetreuung nach der Operation und nach der Spitalbehandlung zuständig sein wird, erklärt die Notwendigkeit der regelmäßigen Kontrolluntersuchungen und der lebenslänglichen Medikamenteneinnahme mit den zu berücksichtigenden Nebenwirkungen.

Über eine wichtige Begegnung während der Bilanzwoche in Genf finde ich keine Notiz in meinen Heften. Dr. M., der für mich verantwortliche Chirurg, bot mir an, mich einem kürzlich Transplantierten vorzustellen, der bereits auf einer chirurgischen Station auf seinen Spitalaustritt vorbereitet wurde. Ich fand mich mit diesem in einer sehr zwiespältigen Situation wieder: Ein Mann in meinem Alter, noch deutlich gezeichnet von der Operation, aber auch bereits kräftig auf dem Weg zur Erholung, erzählte mir von seiner Krankheit, seiner Zeit vor der Transplantation, den Wochen auf der IPS und seinem Leben nach der Transplantation – und ich hörte ihm nicht zu in meiner gewohnten Rolle als Arzt oder als Besucher, sondern als direkt Betroffener. Ich sah mich wie in einem Spiegel von Vorher und Nachher. Wie als Vermächtnis bot er mir an, mir seine Notruf-Uhr schicken zu lassen, die er sich angeschafft hatte, um jederzeit und überall abrufbar zu sein vor der Transplantation.

6. Februar 1993

Natürlich hatte ich mich auch vorher schon immer wieder mit der Frage beschäftigt, welchen Sinn meine Krankheit hat, welche Bedeutung für mein Leben gerade jetzt. So ließ ich mir das Angebot nicht entgehen, das mir Britt, eine langjährige Freundin aus Basel, machte, als Hobby-Astrologin aufgrund meiner Angaben über Datum, Zeit und Ort meiner Geburt ein Horoskop berechnen zu lassen. Sie nahm sich viel Zeit, um mir die geheimnisvollen Zeichen in dem vielfarbenen Kreis, dem Kreis der zwölf «Häuser» und dem Kreis der Tierkreiszeichen, zu erklären. Die meisten «meiner» Planeten sind in diesem Kreis auf die Häuser acht bis elf zusammengedrängt, was eine ganz schmale Figur im Zenit des großen Kreises ergibt. Erst im sechsten Haus taucht einsam mein Mond auf und am Ende des siebten Hauses mein Uranus. «Dein Horoskop ist sehr konzentriert, praktisch auf ein Ziel ausgerichtet», sagt Britt. «Dabei wirst du nie das erreichen, was du willst, solange du nach Anerkennung durch andere suchst. Das führt dich immer neu zu Enttäuschungen. Die Konzentration auf deinen eigenen Weg ist wichtig, ohne dabei den Kontakt mit anderen Menschen zu vergessen. Aber du darfst nicht auf die anderen hören, weil du dich sonst selbst verlierst, sondern mußt auf deine eigene Stimme achten.»

Die Worte von Britt, gesprochen aus der Sicht der undurchschaubaren und unbeeinflußbaren Macht der Sternenläufe, bleiben in meinem Sinn haften. Sie werden wieder auftauchen nach der Operation, wenn es darum geht, mich wiederzufinden in dem neu geschenkten Leben, meine Neuorientierung zu finden und zu erkennen, daß Krankheit und Operation für mich auch zum Ausdruck der «Krise der Lebensmitte» geworden sind.[13]

18. Februar 1993

W. B. ist tot. Heute wurde er begraben. Zur Abdankung ziehe ich das erstemal den schwarzen Festtagshut meines Vaters an. In meiner Erinnerung sehe ich Vater diesen Hut beim feierlichen Einzug von

Regierung und Landräten in den Landsgemeindering in Glarus tragen. Auch für festliche Kirchgänge setzte er ihn auf und natürlich zur Begleitung eines Bekannten oder Verwandten auf den letzten Weg. Seit dem Tod meines Vaters vor zehn Jahren ziert dieser Hut, zusammen mit Vaters Melone, unsere Hutablage. Es ist ganz selbstverständlich, daß ich heute nach diesem Hut greife. Meine Frau begleitet mich. Ohne darüber zu sprechen, sind wir uns beide über die besondere Bedeutung dieses Ganges zum Begräbnis eines Menschen klar, der bis heute ganz selbstverständlich zu unserer lebendigen Umgebung gehört hatte. Auf dem Friedhof kann ich dem beklemmenden Gedanken nicht mehr ausweichen, daß der nächste, für den sich eine solche Trauergemeinde treffen wird, vielleicht ich sein werde. Ich fasse den Entschluß, mich mit Pfarrer R. zu treffen, dem ich gerne meine Abdankung anvertrauen möchte. Da ich keiner Kirche angehöre, weiß ich zwar gar nicht, wo ich denn zu liegen käme.

Als Zwölfjähriger nahm ich Abschied von meinem toten Großvater, der in seinem Schlafzimmer aufgebahrt lag. Das wächserne Weiß seines Gesichtes und seiner Hände und das altbekannte Weiß seiner immer knapp geschnittenen, wie eine Tonsur den matt glänzenden Schädel umrahmenden Haupthaare und seines Schnauzes ließ ihn fast verschwinden in dem blendendweißen, frischgestärkten Linnen. Es war das erstemal, daß ich bewußt Bekanntschaft machte mit dem Tod, der für mich dadurch sozusagen das Antlitz meines Großvaters erhielt und damit durchaus freundliche, sanfte Züge, wenn auch begleitet von einem leisen Frösteln und von der Scheu des Unberührbaren.

Mit dem Blick auf die Möglichkeit des eigenen Todes nahm ich auch das Büchlein von Philippe Ariès (1981) «Studien zur Geschichte des Todes im Abendland» zur Hand, das ich aus dem Nachlaß eines vor zehn Jahren aus dem Leben gegangenen Freundes zu seinem Gedenken aufbewahrt, aber nie richtig gelesen hatte. Auch jetzt scheute ich mich, mich hineinzubegeben in das dunkle Labyrinth der Todesgedanken, und erst lange Zeit nach der Operation war ich endlich bereit, mich eingehend damit zu befassen.

4. Mai 1993

Schon lange hatte ich mich mit dem Gedanken getragen, in unserem Garten einen Apfelbaum zu pflanzen. Ich hatte mich in den letzten Jahren intensiv mit Schriften über die Entstehung und Bedrohung des Lebens auf unserem Planeten befaßt und war dabei auch auf die Bücher von Hoimar von Ditfurth gestoßen. Eines hatte es mir besonders angetan. Es trägt den Titel «So laßt uns denn ein Apfelbäumchen pflanzen. Es ist soweit» (Ditfurth 1988). Er bezieht sich dabei in Anlehnung an das bekannte Lutherwort auf die Anzeichen der «Endzeit» auf unserem Planeten Erde und auf die Notwendigkeit eines neuen Bewußtseins, um der zerstörerischen Gleichgültigkeit Taten der Hoffnung entgegenzusetzen.

Neben dieser Tatsache, daß ich in einer Welt lebe, in der immer mehr von dem, was wir Menschen tun, zu unserer eigenen Zerstörung führt, stehe ich unausweichlich der Gewißheit meiner eigenen tödlichen Krankheit gegenüber. So durchstreife ich unseren Garten auf der Suche nach dem richtigen Ort, an dem das Apfelbäumchen meiner Hoffnungen wachsen soll. Weil ich immer weniger Kraft zum Arbeiten hatte, gab es in den vergangenen Wochen zunehmend Zeit, um mich mitten am Tag bei einem Sonnenstrahl auf die Gartenbank zu setzen, im Gang durch den Garten da und dort etwas Unkraut auszureißen, einige Töpfchen und Gefäße mit Saaten anzulegen. Der Entscheid fällt nicht schwer: An der Südwestwand des Hauses hatte ich jedes Jahr Tomatenpflanzen gezogen, die uns im Herbst mit reichen, schmackhaften Früchten belohnten. Dieses Jahr war mir die Mühe zu groß, im Januar oder Februar mit dem Ansäen zu beginnen. Auch für das Pflanzen von Tomatenstecklingen, die jetzt in den Gärtnereien angeboten werden, kann ich mich nicht aufraffen. Aber der Wunsch, ein Apfelbäumchen zu pflanzen, läßt mich nicht los, und der Ort bietet sich jetzt auch eindeutig an: An dieser Ecke des Hauses gibt es freien Platz, hier ist es geschützt und sonnig. Also mache ich mich auf, um in der Gärtnerei ein Bäumchen zu kaufen. Kräftig muß es sein, rote Äpfel muß es tragen. Mit einem feierlichen Gefühl im Herzen radle ich nach Hause, das Bäumchen in meinem Anhänger, die Ratschläge der erfahrenen Gärtnerin im Kopf. Ich nehme mir Zeit, das Loch tief genug zu graben. Dann werfe ich einige von Halli fein säuberlich abgenagte Knochen hinein. Der Wurzelballen des Bäumchens hat sich in der Zwischenzeit mit Wasser vollgesogen. Ich fülle auch das Loch mit Wasser, warte, bis es versickert ist, stelle dann das Bäumchen hinein und schütte das Erdloch wieder zu, sorgfältig darauf achtend, daß die Pfropfstelle unten am noch dünnen Stamm frei bleibt. Zufrieden stehe ich vor diesem kleinen Wunder, das bereits grüne Triebe trägt und einige Knospen, die kurz vor dem Aufbrechen sind. Ob ich die Früchte je sehen werde? Vielleicht werden meine Kinder sie pflücken und dabei manchmal an mich denken.

Im Umkreis der Operation

Auffahrt, 20. Mai 1993, Spital Genf

Es ist schrecklich heiß in der Transplantationsabteilung der Intensivstation, obwohl sich heute die Sonne gar nicht gezeigt hat, nur dunkle Wolken über den Himmel ziehen. Ein fast weißes Gebäude zieht sich wie eine Art Schiff auf zwei Etagen entlang der ganzen Fensterbreite dahin. Da und dort auf der unteren Etage grünen einige wohl erst kürzlich angepflanzte, etwas verloren wirkende Sträucher und Bäumchen. Auf der oberen Etage halten sich die Ranken an weißen Pflanzenbogen, die das Versprechen eines Dachgartens abgeben. An einer links im breiten Fenster gerade noch sichtbaren Ecke eines Pavillons auf der oberen Etage wird noch gebaut. Ein Leiterende überragt den Flachdachrand, eine breite Metalleiter führt von unten über die beiden Brüstungen auf das «Oberdeck» hinauf. Darauf tragen Werkmänner Materialien hoch, die dann durch Fenster in das Innere des Pavillons weitergereicht werden. Ab und zu sind von unten her durch das geschlossene Fenster Werkmaschinen zu hören. In der Ecke, die der neue Pavillon mit dem Dachgarten bildet, wird der Bergrücken des Salève ein Stück weit sichtbar.

Eine Woche nach der Operation war es soweit: Eine großgewachsene, junge Krankenschwester hatte dafür gesorgt, daß ich meinen Schreibcomputer, der bei meiner Ankunft im Spital irgendwo in den Eingeweiden der Mammutklinik verschwunden war, wieder erhielt. Ihr Name Nathalie war für mich ein glückliches Omen. Mit meinen dick geschwollenen Fingern war ich noch unfähig, einen Schreibstift zu führen, und so schrieb ich die ersten Notizen noch ungeschickt, eine Taste nach der andern mit plumpen Zeigefingern suchend, langsam, um jedes Wort ringend, aber erleichtert über die Möglichkeit, Worte, Sätze, Eindrücke aus mir heraus auf die Mattscheibe des Mac bringen zu können. Von Anfang an begleitete mich dabei das beklemmende Gefühl, nie richtig ausdrücken zu können, was ich erlebe, keine Chance zu haben, je auch nur annähernd festhalten zu können, welche Welten ich nur schon in den wenigen Tagen seit meinem Aufwachen durchreist habe. Oft lag ich dann da mit wirr durcheinandergeworfenen Gedanken, Wortfetzen und Satzteilen, genauso unfähig, einen vernünftigen Satz hinzuschreiben, wie ich mich außerstande fühlte, mit meinen Beinen oder meinen Armen eine gezielte, sinnvolle Bewegung auszuführen.

Der erste Versuch, meine Umgebung zu beschreiben, richtete sich so weit weg wie nur möglich, aus dem Fenster hinaus zu den Wolken und zu den unerreichbaren Nachbargebäuden. Die direkte Umgebung erschien mir noch so verwirrend, hautnah, daß ich noch gar nicht den Mut hatte, mich dieser Aufgabe zuzuwenden. Wie nach einem Schiffbruch suchte ich dann aus den Erlebnissen der letzten Tage Stichworte von Erinnerungsbruchstücken zusammen, die als Gepäckstücke oder Teile des Schiffswracks auf dem Wasser herumschwammen:

Mittwochmorgen, 12. Mai
2–7 Uhr Weggeben
7.15 Uhr Anästhesievorbereitung, auch Immas Talisman muß weg
Ca. 9 Uhr Anästhesieeinleitung mit der Maske

Freitag, 14. Mai
Im dicken Nebel

Samstag, 15. Mai
Getriebenwerden entlang der Schale des leeren Welten-Eis
Muster mit Strichen

Sonntag, 16. Mai
Das Auftauchen des Dinosauriers
Schildpattmuster

Montag, 17. Mai
Dinosaurierparty

«Geprügelt und geschunden»
Die Gesichter werden beweglich
Schriftzüge, die ich auf meinem rechten Oberschenkel, auf meinem linken Fuß, auf dem Leintuch sehe

Dienstag, 18. Mai
Das Muster der sechseckigen Bilder
Alles geht zu schnell, hypertensive Krise

Mittwoch, 19. Mai
Der gefährliche Weg rund um den Krater des Vulkans
Nacht: Einrichten eines Systems der Sicherheit, das zerbricht beim Aufwachen: Es war nicht gelungen, in das Warnsystem die Blasenkontrolle einzubeziehen

Donnerstag 20. Mai, Spital Genf

Der Brief von Inge trifft zum Frühstück ein.

Das Aufblähen eines grandiosen Selbst: Ich schaffe es, mir selbst Wasser ins Glas zu gießen. Ich mache Gymnastik und Atemübungen. Ich wasche mich am Bettrand sitzend. Ich erzähle Imma am Telefon, daß ich in den Gängen spazierengehen werde zur Röntgenabteilung. Und der unausweichliche Crash: Ich werde dorthin im Rollstuhl gefahren, werde gebeten, mich zur Untersuchung aufrecht an das Aufnahmegerät hinzustellen und werde fast ohnmächtig, bin nach kaum einer Minute so erschöpft, daß ich schwitze, um Atem ringe und denke, mein Ende sei gekommen. Erinnerung an die Zermatter Bergsteigerei, als ich mich in eine immer ohnmächtigere Situation manövriere.

Mein Bett steht an einem großen Fenster, das praktisch die ganze rechte Wand meines Intensivstations-Zimmers gegen außen öffnet. Das Fenster ist für mich wie die Bühne für das Welttheater, in dem sich meine Stimmungen spiegeln, wenn nur fahles Licht durch die träge dahinziehenden Nebelvorhänge fällt, wenn dunkel drohende Wolkenberge sich auftürmen, Gewitterregen wie Striemen über den Himmel gepeitscht werden, wenn schwache Sonnenstrahlen sich aus unerwarteten Richtungen ins Zimmer verirren oder auch einmal die ganze Breite des Fensters sich mit der Bläue des Frühlingshimmels färbt.

Der Raum, in dem ich mich befinde, ist so eng bemessen, daß sich der Vergleich mit einem Brutkasten aufdrängt. Direkt über dem Fußende meines Bettes blicke ich auf ein kleineres, mit Leichtmetall eingefaßtes Fenster, das den Durchblick in das Nebenzimmer der IPS freigibt. Auf die Fensterscheibe wurde eine große Tabelle aufgeklebt, in der Dr. M. bei seinen Visiten die neuen Laborwerte einträgt. Meist ist das Fenster aber durch einen weißen Plastikvorhang verdeckt. Auch der bis zum Boden reichende Vorhang zu meiner Linken, wo mein Bettnachbar liegt, ist meist zugezogen, so daß ich mich in einer gut abgegrenzten Kabine befinde, die mich wie eine Schutzhülle wärmend umgibt. Garantinnen für Schutz und Pflege sind eine immer wieder wechselnde Zahl von vermummten Krankenschwestern. Mindestens eine ist anfänglich praktisch immer um mich herum, mit allen möglichen Geräten, Instrumenten und Papieren hantierend.

Ströme von Geräuschen erfüllen ununterbrochen den Raum. Sie schwellen an und ab nach bestimmten Gesetzmäßigkeiten des Tagesablaufs. Dann gibt es unvorhersehbare, manchmal plötzliche Bewegungen mit Aktivitätssteigerung bis nahe an die Schmerzgrenze. Irgendwie scheint alles mit mir zu tun zu haben, durch die vielen Leitungen, Kabel und Schläuche rund um mich herum mit mir verbunden zu sein.

Nachdem ich mich der wichtigsten Orientierungspunkte[14] meiner kleinen Insel vergewissert habe, kann ich daran gehen, die Spuren zurückzuverfolgen zu den Ereignissen der letzten Tage, möglichst nahe an das Epizentrum des Taifuns, durch den ich hindurchgegangen bin.

Rückblende: 11. Mai 1993

Wir sitzen auf dem Balkon beim Abendbrot. Die Strahlen der Frühlingssonne wärmen uns direkt durch das noch lockere Blattwerk der Birke. Imma ist an der Arbeit. Ich kann mich nicht richtig daran gewöhnen, hier oben an der Sonne zu sitzen, während unten gearbeitet wird. Jedesmal, wenn von unten der satte Ton der Praxistüre zu hören und dabei eine leichte Erschütterung zu spüren ist, werde ich daran erinnert, daß ich eigentlich an der Arbeit sein müßte. In meinem Praxisraum arbeitet heute Ulla. Schon seit Ende Oktober nimmt mir Monika die Arbeit mit verschiedenen Kindern und ihren Familien ab. Vor einigen Tagen habe ich begonnen, Riitta, meine Stellvertreterin[15], in die Arbeit einzuführen. Mit meiner Frau als analytischer Psychologin, mit den beiden Psychotherapeutinnen Ulla und Monika und mit Riitta, der Kinderpsychiaterin, hat sich ein Praxisteam gebildet, das mir die Gewißheit gibt, meine Patientinnen und Patienten in kompetenten und guten Händen zurücklassen zu können. Damit sind von der Praxis her alle Voraussetzungen für meinen seit Januar angekündigten Weggang erfüllt.

Das Telefon klingelt. Anruf aus Genf. Der Telefonhörer, den mir Bastian übergibt, wiegt schwer in meiner Hand. Florence Roch, die Koordinatorin für Lebertransplantationen in Genf, fragt mich, ob ich bereit wäre zu kommen. Es sei noch nicht sicher, aber die Möglichkeit für eine Transplantation zeichne sich ab, die vorbereitenden Prüfungen seien im Gange, und nach dem jetzigen Stand der Dinge käme ich in Frage. Wann könnte ich fahren? Es ist kurz nach sieben, der letzte Zug, mit dem ich Genf noch erreichen kann, verläßt Kreuzlingen um 20.25 Uhr. Eine kurze Zeit schlägt mir das Herz bis zum Hals. Dann spüre ich eine unheimliche Ruhe. Jussi, Bastian und Elina nehmen die Nachricht als etwas entgegen, das sie seit langer Zeit erwartet hatten, aber in den Konsequenzen sich genauso wenig konkret vorstellen konnten wie ich selbst. Bastian und Elina folgen mir in das Schlafzimmer, wo ich bereits seit einiger Zeit die beiden kleinen Koffer stehen habe, in denen ich verschiedene Dinge zusammengestellt habe in Hinblick auf diese Abreise.

Ich mache die einzelnen Handgriffe, wie wenn ich das alles schon dutzendmal für genau diese Gelegenheit geübt hätte. Ich hatte Ratschläge und Hinweise bekommen, als ich im Januar zur Untersuchung in Genf war und hatte mir deshalb auch alles genügend gut einrichten können, um dann jene Dinge in Genf zur Verfügung zu haben, die mir wichtig waren: Schreibzeug, Schreibcomputer, CD-Spieler mit Kopfhörern, dazu einige mir besonders wichtige CDs, einige Bücher. Dann einige wenige Wäschestücke, den Morgenmantel und Toilettenartikel. Schließlich die offenen Hausschuhe und die zwei Flaschen Eau de Cologne, die mir die Krankenschwester auf der Intensivpflegestation zu kaufen empfohlen hatte, um nach der Operation mit dem Duft meiner Wahl den Rücken gepflegt zu bekommen.

Nicht vorbereitet und ungeübt fühlte ich mich meinen Kindern gegenüber, die in meiner Nähe blieben, Fragen stellten, die ich nicht beantworten konnte, und mir Handreichungen machten oder einfach still dabeistanden. Imma sehe ich an, wie die Nachricht sie mit voller Wucht trifft: Jetzt ist es soweit, der erhoffte und gleichzeitig gefürchtete Moment ist gekommen. Eine kurze telefonische Mitteilung über meine bevorstehende Abreise gilt meiner Mutter.

Kurz vor acht klingelt das Telefon das zweitemal: Die Bestätigung von Florence Roch, daß ich die Reise nach Genf noch am gleichen Abend antreten müsse. Der Abschied von den Kindern vor dieser Reise ins Ungewisse: Das Versprechen, zurückzukommen, tönt mehr als Beruhigung meiner selbst. Die Worte fehlen, das auszudrücken, was eigentlich viel stärker ist: die Angst, sie ganz zurückzulassen, ihnen das schuldig zu bleiben, was ihnen von meinem Leben eigentlich noch zusteht, der drohende Verlust der Aussicht, das Leben auch weiter mit ihnen teilen zu können.

Auf dem Weg aus dem Haus nimmt Imma die von mir vorbereitete Mappe mit, die die Praxisunterlagen enthält. Im Zug nach Zürich werden wir sie durchschauen, damit Imma mit den andern Frauen in der Praxis die Arbeiten übernehmen kann, die ich zurücklasse. Es bleibt uns nur noch wenig Zeit, um uns zu verabschieden. Die Schicksalsschwere macht die Luft zur Gallerte. In meiner Erinnerung sind unsere Bewegungen in dem Zug, der durch die Zeiten braust, verlangsamt und unwirklich, wie im Zeitlupentempo. Imma möchte mich eigentlich bis Genf begleiten. Mir war aber schon lange klar, daß ich diesen Weg alleine gehen muß, und so kehrt sie von Zürich aus wieder nach Hause zurück.

Bis Bern höre ich Musik, lasse mich einlullen von den rauschenden Akkorden und den süßen Klängen der Barockkonzerte, die ich mir für die Reise ausgewählt hatte. Lange Zeit schaue ich nur ins Dunkel hinaus, folge mit dem Blick den silbernen Spuren der Regenbahnen auf den Fensterscheiben. Das Wetter ist stürmisch, Regenböen klatschen gegen die Fenster. Abstand gewinnen. In Bern muß ich umsteigen in den letzten Nachtzug nach Genf. Nur wenige Leute stehen verloren in der feuchten Nachtluft des grauen Bahnhofsgewölbes. In meinem Wagen sitze ich praktisch allein. Ich nehme meinen Füllfederhalter zur Hand. Das Briefpapier ist bedruckt mit gelben und braunen Herbstblättern, denen ich meine Worte anfüge, damit sie der Wind zurücktrage zu den Meinen. Unnennbare Erinnerungen an das gemeinsame Vergangene, unmögliche Versprechungen für eine Zukunft jenseits der eigenen Vorstellungsmöglichkeit. Die Idee, unendlich lange zu fahren, einfach weiterzufahren. In Genf den nächsten Anschlußzug nach Frankreich zu nehmen, mich abzusetzen, zu verschwinden, um niemandem mehr zur Last zu fallen. Oder mich dem zu entziehen, was mich mit unabwendbarem Sog auf den Tunneleingang im Genfer Universitätsspital zutreibt.

Ankunft im Genfer Bahnhof Cornavin, Endstation. Die uniformierten Wächter sind daran, die Tore zu schließen. Die Taxifahrer schlagen die Zeit tot zwischen zwei Fahrten, die sie von nirgendwo nach nirgendwo führt. Ich schaue mich um, ob doch noch ein bekanntes Gesicht auftaucht, bin wider Erwarten enttäuscht, weil Herr S., mit dem ich im Januar über seine Transplantation reden konnte, mir erzählt hatte, wie er von Dr. G. am Bahnhof abgeholt worden sei. Irgendwie bin ich aber auch froh darüber, so lange wie möglich mein eigener Herr zu sein, jeden Schritt noch selbst entscheiden und tun zu können. Die Fahrt neben dem wortkargen Taxifahrer durch die regennassen, leeren Straßen, vorbei an blinkenden Verkehrsampeln. Aus dem Radio eine eintönige Stimme, Nachrichten, die mich nichts angehen. Der Straßenkreisel vor dem Haupteingang des Spitals. Ich beobachte mich wie in einem Film, sehe mich auf den beleuchteten Eingang zugehen, vor mir in der großen Eingangshalle sitzen, wie hinter Schaufenstern, zwei Frauen und ein Mann im weißen Spitalhabit inmitten vieler leerer Sitzgruppen. Dazu das Geräusch der zuschlagenden Autotüre, das Aufheulen des Motors. Die Glastüren gleiten vor mir auseinander, und plötzlich paßt der Ton auch zu dem Bild der gestikulierenden Leute. Die Stimmung der vielen Nachtwachen und Nachtarbeiten überfällt mich, die ich in verschiedenen Spitälern und Kliniken als etwas Besonderes, fast Abenteuerliches erlebt hatte. Einer der beiden Nachtportiers ruft der Empfangsfrau. In kurzer Zeit holt sie meine Personalien auf den Bildschirm des Computers. Die Bestätigung, daß ich für das Spital existiere, ist beruhigend: «On vous attend.» – «Sie werden erwartet.»

Durch leere Gänge werde ich zu einem kleinen Umkleideraum in der Notfallstation geführt. Knappe, aber freundliche Anweisungen der Aufnahmeschwester. Bis sie wiederkommt, habe ich mich, mit dem hinten offenen Spitalhemd bekleidet, in das Bett gelegt. Mit routinierten Bewegungen erledigt sie die zur Patientenaufnahme nötigen Handreichungen. Zwischendurch wird vom Röntgen-Nachtdienst eine Thoraxaufnahme vorne und seitlich gemacht. Bereits mit einer Infusion versehen, werde ich von der Nachtschwester zum Telefonapparat der Station geführt, von dem aus ich Imma anrufen kann, um ihr mitzuteilen, daß ich im Spital angekommen bin. Ein Pfleger bringt mir Plastiksäcke, in denen ich meine Kleider und Schuhe verstauen kann, bezeichnet alles fein säuberlich mit Etiketten, hält auf einer vorgedruckten Liste meine mitgebrachten Habseligkeiten fest. Schwierigkeiten bereitet die Benennung meines Schreibcomputers, weil das meine eigenen Französischkenntnisse und jene meines spanischsprachigen Helfers übersteigt. Am Schluß läßt er mich unterschreiben. Meine letzte Unterschrift?

Dann bin ich wieder mir selbst überlassen, höre durch die halboffene Türe manchmal Schritte, Stimmen, die sich nähern oder entfernen. Warten im Niemandsland. Um sieben Uhr in der Frühe soll ich abgeholt werden. Ich nehme das Buch zur Hand, das mich seit der letzten Reise nach Genf begleitet: «Histoire du Juif errant» (Die Geschichte des ewigen Juden). Es tröstet mich irgendwie, mitten in dieser Geschichte des durch die Jahrhunderte wandernden Ahasver weiterzulesen, wie wenn mir das die Gewißheit geben könnte, daß ich auch nach der Operation mit dem Lesen weiterfahren werde. Ich muß dann doch eingedöst sein.

Dann geht alles ganz schnell. Ich kann gerade noch mein Buch in die Mappe verstauen, bevor ich von einem kräftigen, grauhaarigen Transporteur in meinem Bett aus der Untersuchungskammer hinausgerollt werde, durch einige Gänge zum Bettenlift. Vor dem Eingang zum Operationstrakt ein kurzes Warten, bis die Operationspfleger einen Operationstisch herangefahren haben, auf den ich umsteigen muß. Ich liege jetzt ganz flach, die Arme über der Brust gekreuzt, weil der Operationstisch keinen Platz läßt, um meine Arme neben den Körper zu legen. Im langen Korridor herrscht eine große Betriebsamkeit. Frauen und Männer in weißen und grünen Leinenkleidern, meist mit bereits aufgesetzten Haarhauben, oft mit lose um den Hals hängendem Mundschutz, hasten zwischen Rollwagen, auf denen andere Patienten transportiert werden. Ein Schwenk nach rechts, und ich werde wieder in eine kleine Kammer hineingeschoben, in der es neben den vielen Geräten und Rolltischen gerade noch Platz hat für den schweren Operationstisch, auf dem ich liege. Der Raum ist auf zwei Seiten bestückt mit Wandschränken und Büfetts, wie man sie in einer Küche antreffen kann, hier aber vollgestopft mit weißen und grünen Paketen, in denen sich sterilisierte Gerätschaften aller Art sowie Tücher jeder Größe und weitere Ausrüstungsgegenstände für die Anästhesie befinden.

Hier sehe ich das erste mir bekannte Gesicht, Dr. K., der mir im Januar erklärt hatte, was ich für die Narkose alles zu erwarten hätte. Seine Stimme beruhigt mich, gibt mir das Gefühl, am richtigen Ort zu sein. Er stellt mir seine Kollegin, Frau Dr. van G., vor. Er wird mit ihr zusammen die verschiedenen «Leitungen» anschließen und alle übrigen Vorbereitungen für die Narkose treffen. Er erinnert mich daran, daß allerdings noch keine absolute Gewißheit besteht, daß die Lebertransplantation auch wirklich durchgeführt werden kann. Wenn entgegen den jetzigen Erwartungen doch nicht alle noch in Abklärung befindlichen Parameter stimmen, könnte es passieren, daß ich auch ohne Operation wieder aus der Narkose erwache. Während er spricht, untersucht er meine Arme, prüft den Verlauf der Venen, den Puls, bemerkt, daß ich am Ringfinger der linken Hand noch meinen Ehering trage. Beim Abschied in Zürich hat Imma dazu noch gemeint, der Ring werde mich als ihr Talisman begleiten auf meiner Reise. Nun wird er mir abgenommen, mein Talisman, das letzte Ding, das ich noch mein eigen nennen konnte, nachdem ich Haus und Praxis in Kreuzlingen zurückgelassen habe und mein ins Spital mitgenommenes Gepäck von dem spanischen Spitalgehilfen beschlagnahmt worden ist zusammen mit meiner Brille, meiner Uhr, meinem Buch und dem letzten Paar Unterhosen, das ich bis zur Abfahrt aus dem Untersuchungszimmer getragen hatte. Der Ring, erklärt mir Dr. K. sanft, wäre eine zu große Gefahr für meinen Finger, der während der Operation so anschwellen könne, daß er durch die Kompression im höchsten Maße gefährdet wäre. Der Ring verschwindet in einem Umschlag, den er zu meinen andern Sachen bringen läßt.

Geburt // Übergang

Nun liege ich bloß und ledig aller Dinge, die ich in diesem Leben erworben habe, unter dem weißen Tuch, fröstelnd in dieser Welt, in die ich genauso bloß und nackt gekommen bin. Eingetroffen vor bald neunundvierzig Jahren ohne alle Komplikationen im Schlafzimmer meiner Eltern. Jetzt allerdings bin ich umgeben von einer hochkomplexen Maschinerie, die darauf ausgerichtet wird, mir das Leben in dieser Welt noch einmal zu erhalten. Irgend etwas in mir drin weiß entgegen allen Anzeichen der letzten Zeit, daß ich noch einmal aus diesem ganzen Dickicht von unüberwindlich scheinenden Schwierigkeiten herauskommen werde.

Ähnlich wie mich nach meiner Geburt wohl die Hebamme in weiche warme Tücher gehüllt hat, werde ich jetzt von Dr. K. mit einer luftdichten Hülle umgeben, in die durch ein Rohr warme Luft eingeblasen wird, um mich vor Unterkühlung zu bewahren. Der Beginn der Operation lasse noch auf sich warten, weil verschiedene Voruntersuchungen noch nicht beendet seien.

Es gibt keine Zeit mehr in diesem Zwischenraum zwischen einem noch-nicht-zu-Ende-gebrachten und einem noch-nicht-begonnenen Leben. Die Bewegungen, meine eigenen und jene rund um mich herum, sind auf ein Minimum reduziert. Ich bin in einen Kokon eingepackt, eingesponnen, aus dem es kein Entfliehen mehr gibt. Das Aufflackern einer Idee: Wenn ich jetzt sagen würde: «Nein. Laßt mich frei. Ich habe es nicht so gemeint. Ich bin doch nicht der Richtige. Ich möchte zurück zu meinem alten Leben. Ich werde schon irgendwie zurechtkommen.» Und dann der Blick auf die nächste Strecke meiner Reise. Wie weit wird sie mich in die Unterwelt führen? Werde ich an den Ufern des Charon ankommen?

Von der Tür her entsteht wieder Bewegung. Dr. van G. kommt mit der schwarzen Beatmungs-Maske, legt sie mir auf Mund und Nase, fordert mich auf, langsam und tief einzuatmen...

Genf, 14. Mai 1993

Lieber Hans-Ruedi

Es ist Freitag. Da ich nicht mit Dir reden kann, muß ich Dir schreiben. Am Dienstag bist Du weggefahren. Zuerst lief alles so ab, wie wir es schon dutzendmal im voraus miteinander ausgedacht hatten. Du bekommst das Telefon aus Genf. Noch ist unsicher, ob es klappt. Die Blutgruppe stimmt aber. Kurz vor acht noch ein Telefon; Du sollst bitte sofort kommen; falls mit der Leber alles in Ordnung ist, wird operiert. Ganz sicher ist es also immer noch nicht, was Madame Roch am Telefon aber auch sagt. Aufregung. Der nächste Zug fährt 20.25. Du hattest Deine Koffer schon vor langer Zeit gepackt, wie eine werdende Mutter vor der Entbindung. Jetzt muß noch dies und das hinein. Alle außer Miikka sind da. Abschied nehmen von Bastian und Elina: Das ist für alle fast zu schwer. Dann noch in die Praxis, rasch eine Menge Erklärungen, was ich wie machen soll, wenn Du im Spital bist. Ich versuche, mich zu konzentrieren. Ein Bündel Unterlagen schnell in eine Plastiktasche, die wollen wir noch durchgehen im Zug. Du erlaubst mir, mitzufahren bis Weinfelden, weiter nicht. Jussi zwinkert mir zu, er meint, daß ich Dich vielleicht doch weiter begleiten könne, bietet mir an, den Koffer zum Bahnhof zu tragen. Ich kaufe für mich ein Billett «Zürich retour», für Dich eines «Genf einfach». Inzwischen rufst Du aus der Telefonkabine Deine Mutter an. Bis Frauenfeld beschäftigen wir uns mit den Praxisunterlagen. Du gibst mir Anweisungen, was mit welchen Patienten wie weitergehen soll. Im nachhinein: wie lächerlich, in so einem Moment Patientenunterlagen durchzugehen! Wie wenn es jetzt wirklich so wichtig wäre, daß alles mit den Patienten läuft, damit ja keiner umsonst in die Sprechstunde kommt...

Am Bahnhof Zürich wird der Kloß im Hals immer größer, ich kann die Tränen nicht zurückhalten. Einige Türken stehen neben uns auf dem Bahnsteig, sie schauen diskret in eine andere Richtung. Ich sehe die Frage in Deinen Augen, Du sprichst sie aus: «Werden wir uns wiedersehen?» Wie könnte ich das überleben, wenn Du sterben müßtest? Ich habe Angst, daß Du den Zug verpassen könntest, jetzt, wo es so wahnsinnig wichtig ist, rechtzeitig zu kommen. Ich hetze Dich. Aber Du stehst einfach neben mir und sagst, der fährt ja erst in fünf Minuten ab. Du kommst nach einmal heraus aus dem Zug und drückst mich ganz fest, läßt mich Deine Lippen spüren, Deinen Geruch. Später im Zug hast Du uns allen einen Brief oder eine Karte geschrieben: an Elina, Bastian, Jussi, Miikka und mich. Wie Dein Brief mich am übernächsten Tag erreicht, weiß ich schon, daß etwas unglaublich Schreckliches passiert ist.

Dabei lief anfangs alles normal. Warten. Aufschrecken, wenn das Telefon schellt. Um vier Uhr in der Nacht rufst Du noch zu Hause an, sagst, daß Du um sieben Uhr drankämst, daß vermutlich mehrere Operationen statt-

finden, mehrere Organe vom gleichen Spender gebraucht werden, sagst auch, daß die Untersuchungen mit der Leber alle gut verlaufen seien. Am Mittwochmorgen halten wir in der Praxis die übliche Teamsitzung ab, denken alle fest an Dich. Nachmittags um zwei ein Telefonat aus Genf. Madame R. teilt mir mit freundlicher Stimme mit, daß die Leber in gutem Zustand sei und daß alles normal verlaufe. Ich bin fast euphorisch, spüre, wie die Spannung nachläßt. Es fühlt sich an, wie wenn enge Eisenringe um meinen Brustkorb zerspringen würden.

Wahrscheinlich verstehe ich Madame R. aber irgendwie falsch, denn ich meine, sie hätte mir gesagt, die Operation sei am Abend vielleicht schon vorbei, ich könne etwa um sechs Uhr anrufen. Gegen Abend rufe ich also im Spital an. «Vous ne parlez pas francais?» («Sie sprechen nicht Französisch?») Wir verstehen uns gar nicht. Bitte warten. Pausenmusik, sie sollte wohl beruhigend sein, Computermusik ohne eine eigentliche Melodie. In regelmäßigen Abständen sagt eine weibliche Stimme etwas auf französisch, immer das gleiche. Es heißt wohl etwa: «Wir bitten um Geduld, bleiben Sie bitte am Apparat.» Dann endlich eine lebendige Stimme, sie versteht aber kein Deutsch. Jussi kommt zu Hilfe. Irgendwann ist schließlich eine Frau am Apparat, die einige Worte Deutsch spricht; die Operation ist im Gang, wird noch bis morgen früh gehen, ich soll dann wieder anrufen! Ich bitte sie zu telefonieren, wenn sie etwas mehr weiß, auch während der Nacht, denn ich will wach bleiben. Ich lege mich nur kurz hin, wie ich meine. Aber eine durchwachte Nacht und der Arbeitstag haben mich mehr ermüdet, als ich dachte, und der Schlaf übermannt mich.

So kommt es dann, daß ich schlafe, als Dein Herz um drei Uhr stehenbleibt. Später mußte ich daran denken, wie ich auch damals schlief, als Du in Basel Blut erbrechen mußtest. Als ich am Donnerstagmorgen um sechs Uhr aufwachte und im Spital anrief, hieß es nur: «Die Operation ist vorbei und sein Zustand stabil.» Ich ahnte aber wohl etwas, denn mir wurde speiübel, und ich mußte immer wieder erbrechen.

Um neun Uhr kommt eine der Patientinnen, die ich von Dir übernommen hatte. Irgendwie habe ich es nicht fertiggebracht, ihre Stunde abzusagen. Die Stunde wird zur Qual. Um halb elf rufe ich wieder in Genf an. Wieder warten, warten, die scheußliche, künstliche, «beruhigende» Musik mit den esoterischen Harfenklängen. Die werde ich für immer hassen. Versuche, mit allen mir verfügbaren Sprachen, auch mit den jämmerlichen

Organ funktioniert nicht → "akzeptanzproblem?"

Bruchstücken Französisch, durchzukommen. Endlich eine Schwester, die in gebrochenem Deutsch sagt: «Es gab etwas Schwierigkeiten.»

Dr. M. kommt ans Telefon. Tatsächlich gibt es Schwierigkeiten: die neue Leber funktioniert nicht, «primary nonfunction». Soll sehr selten sein, das tröstet mich aber nicht, für mich gilt nur dieser Fall, alle anderen sollen zum Teufel. Bei nahezu sechzig Operationen habe er das erst zweimal erlebt. Dr. M. erzählt alles ganz offen: Die neue Leber war wirklich gut. Die Operation technisch gesehen einwandfrei. Ein makabrer Spruch kommt mir in den Sinn: «Operation gelungen, Patient tot.» Was denn schiefgegangen ist?

Aus irgendeinem Grund muß ich es ganz genau wissen, vielleicht, um Kontrolle über das Geschehene zu gewinnen. Er versucht erst auf deutsch zu erklären. Das geht nicht gut. So wechselt er ins Englische: Als etwa um drei Uhr früh die Venenklemmer nach der Operation geöffnet wurden und das Blut erst durch die Leber und dann durch das Herz floß, reagierte es mit Stillstand. Warum, weiß er nicht mit Sicherheit, hat nur Vermutungen. Er sagt etwas von einer Lösung, etwas von Kalium, ich verstehe nicht, um was es geht.

Herzmassage hat das Herz wieder zum Funktionieren gebracht. Wie konnte das passieren? Hast Du, haben wir nicht genug gearbeitet, damit Du die neue Leber akzeptieren kannst? Ist das Fremde für Deinen Körper, für Deine Seele wirklich unakzeptabel, so daß Dein Herz stehenblieb? Später erfahre ich, daß Dr. M. sich dabei das Handgelenk verstaucht hat.

Jetzt funktioniere die Leber nicht. Ich bekomme den Eindruck, daß er auch nicht weiß, wie es dazu kam.

Sie kann sich aber regenerieren, wir haben drei Tage Zeit. Wenn sie sich nicht erholt, muß man eine neue Leber finden. «Wir werden sie finden, auch wenn wir in Australien suchen müßten», sagt Dr. M. tröstend. Am Nachmittag wird entschieden, ob die Suche nach einer neuen Leber gestartet wird. Aber hältst Du noch einmal so eine Operation aus?

Wie gut, daß Jussi neben mir ist. Er drückt mich fest, wenn ich weine. Mir ist sehr schlecht. Ich entscheide mich, so schnell wie möglich zu Dir zu reisen, den Zug um 13.25 zu nehmen. Jussi unterstützt mich dabei, sagt, er käme schon zurecht mit den Kleinen und dem Haus. Monika kommt auch fragen, wie es Dir geht. Sie verspricht, mit Riittas Hilfe alle meine Klienten bis Dienstag abzumelden. Beide sagen, ich solle sofort zu Dir gehen und mir keine Gedanken um die Praxis machen.

Wie die Kleinen aus der Schule kommen, erzähle ich ihnen, daß die Operation vorbei ist, daß es Dir aber gar nicht gut geht. Sie sind beide ganz still und ernst. Ich hoffe, daß sie diese Botschaft verarbeiten können, sehe, wie schwer sie das trifft, finde aber trotzdem, daß sie das Recht haben, die Wahrheit zu erfahren. Ich denke, daß man Kinder prinzipiell nicht belügen darf und daß man sie in solchen Sachen auch gar nicht wirklich belügen kann. Ich werde sie von Genf aus anrufen, sobald ich mehr weiß. Elina kann für ein paar Tage zu Dimitrakoudis gehen, Bastian will zu Hause bleiben. Auch Elina kommt schon am Samstag nach Hause, wie ich später erfahre. Sie wollen in der Nähe des Telefons sein.

Jussi begleitet mich auch diesmal zum Bahnhof. Unterwegs muß ich daran denken, daß er es den Geschwistern beibringen muß, wenn Du die Folgen der Operation nicht überlebst. Er schämt sich nicht, daß ich mitten auf der Straße weine. Ich sage ihm, daß Du das so gewollt hast, daß Du das Risiko auf Dich genommen hast: lieber die gefährliche Operation als ein etwas sichereres, aber kurzes und kümmerliches Leben als Invalide. Uns beiden ist klar, daß auch wir diesen Entscheid getroffen hätten.

Am Morgen waren Deine Briefe an uns im Briefkasten, ich habe den meinen auf die Reise mitgenommen. Es ist ein merkwürdiger Brief: Ein Satz voll Hoffnung, es wird schon gutgehen. In dem nächsten nimmst Du Abschied von uns.

Die Reise ist unendlich lang, die fast fünf Stunden bis nach Genf dauern eine Ewigkeit.

Als ich im Taxi weine, fragt mich der Chauffeur auf französisch, was mit mir los sei. Mein Mann sei krank, stammele ich auch auf französisch. So ernst? fragt er. Zum Abschied wünscht der zuerst so mürrische Mann mir «du courage», Mut.

Das Hauptgebäude des «Hôpital Universitaire de Genève» ragt vor mir gewaltig gegen den Himmel empor, was für ein riesengroßes Haus! In meinen Augen wirkt es wie ein überdimensionierter Termitenbau, in dem nur die Termiten selbst, die emsig ein und aus eilen, die verborgene Ordnung der Gänge kennen. Wie soll ich Dich da nur finden?

Vom Portier bekomme ich freundlich, aber wortlos einen Zettel mit Zimmernummer und Abteilung in die Hand gedrückt, wie ein Kind. So fühle ich mich auch: wie ein verlorenes Kind. Doch dann mustert der Mann mich noch einmal und findet mich offensichtlich zu hilflos, um den Weg selbst zu finden. Er gibt mir ein Zeichen, ihm zu folgen, und schreitet fort *in ungeheurem Tempo, wie mir scheint. Rechts, geradeaus, Treppe hoch, links, geradeaus. Mir ist, wie wenn ich bleierne Schuhe an den Füßen hätte oder wie wenn die Luft sich zu einem dicken Brei verdichtet hätte, durch den ich mich vorwärtskämpfe. Genau das gleiche Gefühl wie in einem Alptraum. Jetzt, wo ich mich mitten in einem realen Alptraum befinde, erkenne ich, daß der Stoff der Alpträume aus dem wirklichen Leben stammt. Ich will möglichst schnell zu Dir, und gleichzeitig will ich es gar nicht. Wenn Du nicht mehr lebst? Auch habe ich schreckliche Angst, daß mein Begleiter, der weit vor mir läuft, hinter einer Ecke verschwinden könnte. Ich bin vollkommen orientierungslos und völlig überzeugt, daß ich alleingelassen weder den Weg zu Dir noch aus dem Gebäude hinaus finden würde.*

Dann steht da eine kleine Gruppe von Männern in weißen Kitteln. Ich erkenne Dr. M. und Dr. G. Der Portier ist schon verschwunden. Ich werde von Dr. M. sehr freundlich, aber ernsthaft angesprochen. Heißt es, daß Du noch lebst? Oder heißt es...?

Du lebst! Die Leberwerte haben sich etwas gebessert. Dr. M. sagt etwas von 40 % Chance. Warum gerade diese Zahl, das begreife ich nicht, es ist mir auch egal. Ich klammere mich an die Zahl. Die scheint mir plötzlich sehr hoffnungsvoll, 40 %, das ist doch wesentlich mehr als zum Beispiel 30 oder gar 20 %, da kann man sich ja freuen. Dr. G. ist vorsichtig, sagt nichts.

Jetzt darf ich endlich zu Dir in die Intensivstation. Aber so einfach ist es immer noch nicht. Mit dem Fahrstuhl fahren wir erst nach unten, da ist der Warteraum. Ganz nebenbei, denn meine Wahrnehmung ist begrenzt, erblicke ich eine kleine Gruppe von wartenden Leuten. Die dunklen, arabischen Gesichter mit tief besorgten Mienen prägen sich in mein Gedächtnis ein. «Vielleicht sind sie in der gleichen Situation wie ich» – der Gedanke schießt mir durch den Kopf, aber ich spüre kein Mitleid.

Der Rucksack muß in den Schrank, und ich soll eine weiße Schürze mit Bändern am Rücken anziehen. Nicht einmal das schaffe ich allein. Dr. M. oder sonst jemand hilft mir. Dann öffnet er die Türe zur Station. Etwa zwanzig Meter den Gang entlang, und wir stehen vor Deiner Türe. Kopfbedeckung – eine Plastikhaube mit Gummizug – über die Haare ziehen. Den Mundschutz anziehen. Auf dem rechten Fuß balancierend eine Plastikhaube über den linken Schuh ziehen. Türe öffnen und mit dem linken Fuß in das Zimmer eintreten. Auf dem linken Fuß stehend die

Plastikhaube über den rechten Schuh ziehen. Auf beiden Füßen im Zimmer stehen und die Türe schließen. Die Hände desinfizieren. Die weiße Schürze ausziehen und eine grüne, sterile anziehen. Auch diese wird mit Bändern am Rücken festgeknüpft.

Später, als ich Dich schon einige Male besucht habe, geht das alles wie am Schnürchen. Beim ersten Mal ist es eine Tortur. Spontan kommen mir ähnliche Situationen aus meinem Leben in den Sinn, mit dem damit verbundenen Gefühl von Verzweiflung. Zum Beispiel als ich schwanger und mit akutem Blasensteinanfall endlich im Spital ankam und als erstes die Personalien angeben mußte. Oder als der achtmonatige Jussi mit einer Magenentzündung auf der Intensivstation lag und ich ihn besuchte (es waren kurze Besuchszeiten damals!) und er mich durch das Glas sah und wie am Spieß schrie, aber fast schon ohne Stimme, so viel hatte er geschrien. Und wie ich mich dann noch umziehen und mir die Hände desinfizieren mußte, bevor ich zu ihm durfte.

Erst jetzt kann ich mich umsehen. Ich befinde mich in einer Art Vorzimmer, das weiter vorne durch Glastüren und -fenster in zwei separate Zimmer unterteilt ist. In dem Teil zur linken Seite liegen drei Patienten und in dem zur rechten zwei. Dort, neben dem Fenster, bist auch Du.

Auf die vielen Schläuche und Apparate bin ich vorbereitet, und obwohl es viel mehr sind, als ich erwarten konnte, erschrecken sie mich nicht. Dafür aber Dein Aussehen: Dein Gesicht ist aufgedunsen, die Haut teigig, die auf der Decke liegenden Hände unförmig angeschwollen. Du wirst beatmet und liegst da, völlig unbeweglich, tief, tief im Schlaf. Aber Du bist der Hans-Ruedi, unverkennbar.

Ich erinnere mich an den Tag vor vielen Jahren in Finnland, an dem ich aus der Schweiz angeflogen kam, um bei meinem sterbenden Vater im Krankenhaus einen letzten Besuch zu machen. Wie mein Bruder mich vor dem Zimmer warnte, ich solle nicht erschrecken, die Krankheit habe den Vater so verändert. Da war mein erster Gedanke: «Die haben sich geirrt, das ist ein Fremder.» Bis ich die markante Nase meines Vaters, den ausgeprägten Knochenbau seines Gesichtes wiedererkannte.

Dr. M. ist mitgekommen und muntert mich auf, mit Dir zu reden. Du seist nicht im Koma, meint er, sondern in einem ganz tiefen Schlaf, aus dem Du nicht erwachen kannst, solange Deine Leber nicht funktioniert und die Narkosemittel aus Deinem Blut nicht ausscheidet.

Allein mit Dir, unterdrücke ich meinen widersinnigen Impuls, Dich durch sanftes Rütteln zu «wecken», ich weiß ja, daß ich Dich nicht wecken kann, kein Mensch kann es. Dafür rede ich lange mit Dir. Wenn ich die Namen der Kinder nenne, habe ich den Eindruck einer minimalen Bewegung in Deinem Gesicht: Stirnrunzeln, und zweimal öffnen sich die Lider ein wenig, so daß ich sehe, daß das Weiße in Deinen Augen jetzt ganz gelb ist. Oder irre ich mich? Ich rede auf Dich ein: Immer wieder sage ich Dir, daß Du ein Geschenk bekommen hast und daß Du es entgegennehmen mußt. Daß es ein Geschenk des Lebens ist, etwas, das Du nicht verweigern darfst, ein Geschenk, das Du würdig empfangen sollst. Ich sage auch, daß Dein Überleben uns ganz wichtig ist, daß wir Dich brauchen. Und auch, daß ich Dich liebe. Ich bringe Dir ganz viel Kraft mit, sage ich, all die guten Gedanken Deiner Familie und Deiner Freunde. Es scheint mir so wichtig, Dich zu überzeugen, auch wenn Du, wie es mir scheint, in einer anderen Welt bist. Und wenn ich Deine Hand berühre, ist es mir, wie wenn die Kraft tatsächlich von mir zu Dir hinüberfließen würde.

Die Schwestern auf der Intensivstation sind so hilfsbereit, sie suchen Adressen von Hotels, erklären des langen und breiten, welche näher sind und welche weiter weg, welche mit dem Bus Nummer soundso zu erreichen sind, welche zu Fuß. Ich, nicht mehr aufnahmefähig, bedanke mich höflich und habe im nächsten Moment wieder alles vergessen. Ich gehe auf die Suche nach dem Weg aus dem Gebäudekomplex.

Draußen besinne ich mich, daß ich den ganzen Tag fast nichts gegessen habe, und sage zu mir, daß ich, wenn ich bei Kräften bleiben will, etwas zu mir nehmen muß. In einem kleinen Restaurant bestelle ich Spaghetti, kann aber nicht mehr als ein paar Bissen hinunterschlucken. Dort ist auch eine primitive Telefonkabine, in der ich zu Hause anrufe. Endlich ist das Warten auch für die Kinder vorbei, und ich kann sie wenigstens ein bißchen beruhigen.

Genf, 15. Mai 1993

Lieber Hans-Ruedi

Die große Erleichterung – sie funktioniert wirklich! Also, die neue Leber erholt sich weiter. Die wertvolle, wichtige, bräunlich-grüne Gallenflüssigkeit sickert durch einen Schlauch aus Deinem Bauch in eine Plastiktüte, ganz spärlich noch, aber immerhin.

[handwritten note: Vermummung ↔ keine Gefühlsregung wahrnehmbar]

Sechs Uhr morgens habe ich aus dem Hotelzimmer im Spital angerufen. Die tüchtige deutsche Schwester hatte am Vorabend zu mir gesagt, daß ich sehr wohl anrufen dürfe, wenn ich mir Gedanken mache. Da habe ich schon erfahren, daß es Dir besser geht, daß Du sogar eine Weile wach warst!

Später, als ich zu Dir kam, hast Du mich erkannt, alles verstanden, was ich Dir gesagt habe. Früh am Morgen wurdest Du noch künstlich beatmet und konntest natürlich nicht sprechen, nur etwas nicken. Ich habe Dir wieder gesagt, wie wichtig es sei, daß Du dieses Geschenk entgegennimmst.

Seit kurzem kannst Du ohne Beatmungsapparat atmen. Es scheint noch sehr mühsam zu sein. Ich war dabei, als der dicke Schlauch aus Deinen Atemwegen herausgezogen wurde.

Du hast auch die Frage von Dr. M. nach Deinem Aufenthaltsort richtig beantwortet: «In Genf im Spital.» Und dann hast Du ihm mit rauher Stimme zugeflüstert: «Sie haben es geschafft.» Und zu mir gewandt: «Ich kann es fast nicht glauben.» Du kannst kaum sprechen, jedes Wort scheint Dich anzustrengen. Jetzt gibt es nur noch Probleme mit den Nieren, aber das sei «normal», sagt Dr. M. Es gäbe keine großen Probleme mehr, nur einen Haufen kleine.

Ich habe viel Zeit, die Umgebung zu beobachten: Die Wände sind nicht weiß, sondern haben eine dezente lila Farbe. Lila soll Schmerzen lindern, erinnere ich mich irgendwo gelesen zu haben. Die sterilen Schürzen sind in einem sanften Grün, die Masken vor dem Mund weiß oder grau, die Hauben über den Haaren weiß. Hier sind alle außer den Patienten vermummt. Wie die muslimischen Frauen, man fühlt sich geschützt, meine Gefühlsregungen kann niemand wahrnehmen.

Ich muß hier an Urwald denken – es blubbert und rauscht dauernd, wie ein entfernter Wasserfall, die Maschinen seufzen und piepsen –, leise Vogelgeräusche und Affengeflüster. Es ist warm. Der tropische Eindruck wird noch durch die dunkelhäutige Schwester mit den schwingenden Hüften und dem gleitenden Gang betont.

Jetzt wird eine große Maschine auf Rädern in das Zimmer hineingerollt. Irgendeine Maschine, sieht aus wie ein Ultraschallgerät, gibt es das auch auf Rädern? Ich werde weggeschickt, hüte mich aber, aus dem sterilen Vorzimmer zu gehen, da ich dann erneut den Kittel, die Haube und die Plastikbeutel über den Schuhen auswechseln müßte. Womöglich käme es *jemandem in den Sinn, mich sogar ganz aus der Abteilung hinauszuweisen, und ich müßte den ganzen Weg wieder zurückfinden!*

Ich stehe also in einer Ecke und bemühe mich, mich unsichtbar und unhörbar zu machen. Das ist nicht einfach mit meinen 174 cm. Der junge Arzt an der Maschine schaut zu mir über seine Maske, mit fragenden Blicken. Ist er gegen oder für mich? Vor allem: Hat er Macht, mich zu verjagen?

Was ist eigentlich los? Geht es Dir vielleicht schlecht, und kann man es am Apparat ablesen? Die Angst steigt wieder auf, lähmt mich. Ich sitze in einer Ecke in dem «Büro», das mit Glasfenstern und -türen von den zwei eigentlichen Patientenzimmern getrennt ist. Von hier aus sehe ich nur Deine nackten Beine. Endlich rollt der junge Vielleicht-Arzt die Riesenmaschine aus dem Patientenzimmer. Er begrüßt mich, und ich frage ihn – aufs Geratewohl in englischer Sprache –, ob es Schwierigkeiten gab. Er antwortet in fließendem Englisch, ist sehr mitteilsam: Alles sei in bester Ordnung bei Dir, nur erzeuge der Apparat kein Bild, «und das ist dem verantwortlichen Arzt so wichtig, ohne Bild glaubt er mir nicht», sagt er besorgt. Jedenfalls habe ich keinen Grund, mir weiter Sorgen zu machen.

Du hast die Augen geschlossen, schlägst sie aber immer wieder auf. «Wie geht es dir? Hast du Schmerzen?» – «Keine Schmerzen, aber ich bin müde, müde.» Schlafen kannst Du aber auch nicht, immer ist etwas los, wird etwas an Dir oder an den Apparaturen und Schläuchen gemacht. Ich frage Dich, ob du möchtest, daß ich gehe. «Ja», sagst Du, und: «Komm morgen wieder.»

Von all dem hast Du später keine Ahnung mehr. Der Freitag nach der Operation ist aus Deinem Gedächtnis völlig ausradiert.

Rückblende: 15. Mai 1993, Spital Genf

Wenn ich die Augen schließe, verliere ich mich in einem unendlichen Raum, der mir keine Orientierungsmöglichkeiten bietet; keine Anhaltspunkte, die mir Auskunft geben könnten über Zeit und Ort, wo ich mich befinde. Die einzigen sichtbaren Spuren sind wie zufällig verstreute kleine Striche, die bei näherem Zusehen ein starres, unverrückbares Muster bilden, ein Muster, das sich wie eine Schale über dem leeren Raum in die Unendlichkeit wölbt. Die Schale wird durch ein unverändert gleichbleibendes fahlgelbes Licht von außen erhellt.

Verwischung der Grenze zwischen Innen und Außen

Die Striche gruppieren sich auf der Schale zu fixierten Bildern von schematischen Gesichtern, die ohne Begrenzung ineinander übergehen und dadurch in immerwiederkehrender Folge die starre Undurchdringlichkeit der Schale noch verstärken. Ich treibe ziellos und haltlos dieser Schale entlang. Es scheint keine Hoffnung auf Veränderung zu geben. Die einzige Möglichkeit, diesem Gefängnis zu entrinnen, besteht darin, daß ich mich zwinge, die Augen zu öffnen. Doch auch so kann ich mich nie ganz davon befreien. Überall sehe ich die Strichmuster, auch mit offenen Augen: auf den Wänden, in den Falten der Vorhänge, in den Kleidern des Pflegepersonals. <u>Alles, was ich sehe, ist dadurch irgendwie unwirklich, die Grenzen zwischen Außen und Innen sind wie verwischt.</u>

Meine starre innere Vorstellungswelt hatte offenbar in dieser ersten Zeit ein so großes Übergewicht, daß auch die Wahrnehmung meiner Außenwelt dadurch geprägt war. Das wurde sicher noch verstärkt durch die ungewohnte Umgebung der IPS: Alle Personen, die in mein Blickfeld kamen, trugen die gleiche grüne, blaue oder weiße Kleidung, hatten ihre untere Gesichtshälfte durch eine Maske verdeckt und bedeckten ihre Haare mit dem gleichen Kopfschutz. Die für mich wahrnehmbaren persönlichen Unterschiede waren anfänglich nur grob und rudimentär: Eine Krankenschwester war für mich groß, trug eine Brille, und ihre Haare schimmerten dunkel durch das dünne Geflecht ihres Kopfschutzes. Eine kleinere, rundliche Krankenpflegerin blickte mich mit dunklen Augen an, und unter ihrem Kopfschutz drängte eine schwarze Haarlocke heraus. Sogar meine Frau konnte ich erst richtig erkennen, wenn sie mir so nahe war, daß ich ihre Augen unterscheiden konnte.

Eindeutig erkennen kann ich von Anfang an Immas Stimme. Dies ist um so wichtiger, als sonst alles, was ich höre, in den ersten Tagen eher verwirrend und unklar ist. Es gibt eine solche Unzahl von Geräuschen, Signalen und Stimmen, die einander vielfach überlagern, teilweise übertönen, jedenfalls durcheinanderschwirren, daß es mir anfänglich ganz unmöglich ist, sinnvolle Zusammenhänge zu erkennen.

Die sicherste Orientierung erhalte ich in dieser ersten Zeit durch

Berührungen. Wohltuend und tröstend zugleich ist es, die Hand von Imma auf meiner Hand zu spüren. Wie vorsichtig sie mich berührt, wie wenn sie befürchten würde, mir Schmerzen oder Schaden zuzufügen.

Ich erinnere mich auch, wie Dr. M. und Prof. R. am Tag meines Aufwachens zur Visite kommen und beide, während sie mit mir sprechen, eine Hand leicht auf meine Schulter oder auf meinen Arm legen, fast zärtlich über meine Hand streichen. Besonders bleibt mir, wie Prof. R. mir mit seiner sonoren, beruhigenden Stimme sagt: «Es kommt alles gut» und mir dabei die Wange streichelt. Das rührt eine tief verborgene Sehnsucht an, von meinem Vater gehalten zu werden, seine Stimme zu hören, von ihm die Gewißheit zu bekommen: «Es wird alles gut werden.» Einen Moment lang wird Prof. R. zu meinem Vater – bei jenen seltenen Gelegenheiten, in denen er mir seinen Arm um die Schultern legte, ich seine große, kräftige Hand auf meiner Schulter spürte und wußte: «So wie du bist, bist du in Ordnung.»

Mir allein überlassen, erlebe ich mich noch über endlos scheinende Zeiten wie auf dem Wasser schwimmendes Treibholz, aufgeschwemmt, vollgesogen, plump und träge, ohne Richtung und ohne Ziel.

Auch in den seltenen Momenten, in denen es mitten in der Nacht ganz ruhig ist in der IPS, gibt es dieses sirrende Ticken oder tickende Sirren in der Luft, das von den vielen Schläuchen und Kabeln herstammt, die mich mit dem Computer verbinden. In einer mir nicht durchschaubaren Art wird das Geräusch manchmal lauter oder leiser, verändert seinen Rhythmus. Diese Veränderungen scheinen manchmal von mir auszugehen, in Zusammenhang zu stehen mit meinen Stimmungen, Empfindungen und Bewegungen. So spüre ich Teile des Bettes immer wärmer werden, wenn ich mich kalt fühle. Oder wenn ein Schmerz irgendwo sich zu einem Punkt steigert, an dem ich mich schließlich mit aller Kraft zu einem Versuch aufraffe, durch Verlagerung eines Körperteils eine Erleichterung zu erreichen, steigert sich das sirrende Ticken bis zum Auslösen eines lauten Summtons, der die Krankenschwester herbeiruft. Manchmal verändern sich diese «Leitgeräusche» vom Computer aus und erzeugen Empfindungen bei mir, die sich bis zur Unerträglichkeit steigern können.

Wenn ich den Kopf leicht nach rechts drehe, kann ich die übereinandergeschichteten Teile des Computers sehen mit den komplizierten Tastaturen, den eingeklemmten, mit Medikamentenlösungen gefüllten Spritzen, den vielen teils blinkenden, teils ruhenden Lichtern und den matt leuchtenden Bildschirmen.

Wieder atmen lernen: Nur beim Ruhigliegen brauche ich mich gar nicht speziell um meinen Atem zu kümmern, besonders weil mir mit einem Plastikschlauch noch zusätzlich Sauerstoff direkt zur Nase zugeführt wird. Aber jede Bewegung macht mir unmittelbar bewußt, wie knapp meine Atemreserve ist. Jeder Bedarf nach einem tieferen Atemzug läßt mich schmerzhaft spüren, wie stark meine Lungen gefesselt sind. Täglich zweimal besucht mich die Atemtherapeutin. Sie zeigt mir, daß es möglich ist, aktiv millimeterweise tiefer einzuatmen, etwas länger auszuatmen. Mit ihrer Hand auf meiner Brust verändert sie leicht den Druck, verstärkt ihn und schwächt ihn wieder ab, um meinen Atem zu unterstützen. Sie ermutigt mich, ruhig und konzentriert gegen die Schmerzen anzuatmen, gegen diese eisernen Ringe, die meine Brust einschnüren. Dabei halte ich mich an ihrem freundlichen Blick fest. Die Erinnerung an ihre blauen Augen bleibt wie ein Versprechen bei mir, daß es das freie Atmen unter blauem Himmel noch gibt, daß ich es mir zurückgewinnen kann durch die Übungen, auch wenn das jetzt unendlich weit weg scheint.

Wieder lernen, meine Glieder zu bewegen: Halb im Dämmerzustand vor mich hindösend, gibt es für mich gar keine Notwendigkeit, mich zu bewegen. Alles Notwendige wird für mich gemacht: Ich werde überwacht, umsorgt und gepflegt und bin so gedämpft, daß ich gar keine anderen Bedürfnisse spüre, als ungestört und ruhig daliegen zu können. Einzig der immer wieder trockene Mund läßt mich ab und zu die Schwester rufen mit der Bitte, mir etwas Wasser zu reichen, das ich mir in kleinen Portionen mit der 20-ml-Spritze zwischen die Lippen träufeln kann, einer Spritze, die ich mit der einen dick geschwollenen Pranke knapp zu umfassen vermag, während ich mit der andern auf den Kolben drücke, um das kostbare Naß zu gewinnen.

In fast gänzlicher Bewegungslosigkeit, eingepackt in meinem Bett, bin ich vergleichbar einer noch in ihrer Wabenzelle geschützten Puppe, umgeben von der unaufhörlichen emsigen Aktivität einer unüber-

Ärzte fürs "Zu Fuss"

sehbaren Zahl von Arbeitsbienen, die – dauernd im Kontakt und Austausch miteinander – zielstrebig ihren Aufgaben nachgehen. Die Bewegungen in der kleinen Welt der IPS laufen im Rhythmus des Tagesablaufs nach den Regeln einer unsichtbaren Regie ab, kommen manchmal näher an mich heran, erfassen mich, beziehen mich mit ein, sind manchmal nur durch Geräusche und Stimmen weit weg hörbar, schwellen manchmal zu einer unerhörten Dichte an und flauen, besonders in der Dämmerung der Nachtlichter, zu einem bedächtigeren Tempo ab. Durch einen besonders hohen Aktivitätspegel sind die Zeiten des Schichtwechsels gekennzeichnet. Anfänglich kann ich weder die einzelnen Stimmen unterscheiden noch den Inhalt der gemachten Mitteilungen verstehen.

Die Worte und Satzteile, deren Bedeutung ich dann erfassen kann, führen mich zur Vorstellung – mitbestimmt durch die Erfahrungen meiner eigenen Assistenzzeit in verschiedenen Kliniken –, daß der Nebenraum, aus dem ich die rapportierenden Pflegepersonen höre, einer Art Büro entspricht, in dem die mit schneller und konzentrierter Stimme vorgetragenen Informationen gleichzeitig mit Diktaphonen aufgenommen werden, und daß irgendwo in der mir nur nebelhaft bewußten Klinik die Aufnahmen laufend zu einem Tagesbericht zusammengestellt werden und von da aus den verantwortlichen Ärzten zur Verfügung stehen. Das große fachliche Interesse der Beteiligten, das ich daraus ableiten kann, löst in mir ein Gefühl tiefer Bewunderung für das Team aus. Meine Bewunderung ist verbunden mit der Sicherheit, bei diesem so außerordentlich kompetent und sorgfältig arbeitenden Team gut aufgehoben zu sein.

In meinem Kopf entstand in diesen ersten wachen Stunden und Tagen ein Idealbild von Spital, in dem höchste Kompetenz mit größter Sorgfalt und gegenseitigem Respekt zusammenspielten.

Prangins, 15. Mai 1993

Lieber Hans-Ruedi

Die letzte Nacht verbrachte ich bei der Schwägerin Elisabeth. Am Morgen hat sie im Spital angerufen. Sie seien «zufrieden» mit Dir – wie man bei einem Kind sagt, das sich gut verhalten oder das etwas Besonderes gelei-

stet hat. Welche Erleichterung! Ich rufe zu Hause an: Jussi will ganz genau wissen, wie es mit Dir steht. Dann telefoniere ich noch mit Deiner Mutter. Als Jussi sie nach der Operation angerufen und gesagt hat, daß «es jetzt vorbei sei», hat sie zuerst verstanden, daß es mit Dir vorbei sei. Jetzt kann auch sie aufatmen.

Ich treffe Dr. M. auf dem Korridor vor Deiner Türe. Auch er ist zufrieden! Die Leberwerte sind besser, die neue Leber produziert Galle. Nur die Nieren funktionieren nicht so gut wegen der giftigen Medikamente. Darum sind Deine Hände patschig und dick aufgequollen wie Hefeteig.

Ich muß lange warten, bis ich zu Dir kommen kann, denn Du wirst gerade gepflegt. – Es geht Dir eindeutig besser als gestern. Du freust Dich, daß ich da bin, begrüßt mich mit fast normaler Stimme, nicht so krächzend wie am Vortag.

Die Magensonde ist weg, Du darfst bereits ein wenig trinken, einen knappen halben Deziliter mit Hilfe einer großen Spritze. Kleine Schlucke, damit Du keine Bauchschmerzen bekommst. Zuerst muß ich Dir helfen, da Deine Würstchen von Fingern nicht mitmachen, aber sehr bald willst Du allein die Spritze an den Mund führen, beide Hände dabei benutzend. Du sagst immer wieder, daß Wasser seit langem nicht mehr so gut geschmeckt hat. Ich soll Dir die Hände befeuchten, die sind klebrig und wegen der Schwellung fast unbeweglich. Deine Beine und der Po werden wund.

Beim Abschied sage ich Dir, daß ich Dich leider nicht küssen darf, ich könnte Dich mit irgend etwas anstecken. Da sagst Du etwas sehr Schönes: «Du steckst mich mit Lebenslust an.»

Rückblende: 16. Mai 1993, Spital Genf

Die Dicke meiner Glieder, die Schwerfälligkeit meiner Bewegungen, der ganze Anachronismus meiner Existenz gerinnen in mir zur Vorstellung eines Dinosauriers, und ich werde nicht müde, den Krankenschwestern zu erklären, wie deplaziert ich eigentlich hier bin, wie unmöglich die ganze Situation ist, vergleichbar einem Dinosaurier, der seine gewaltige Masse nicht selbst zu tragen imstande ist, weil ihm das dazu notwendige Knochengerüst und die Muskeln fehlen und weil ihm einzig die «Maschinenkraft» eines menschlichen Herzens zur Verfügung steht. Also liegt er nur träge und bewegungslos da, abhängig von unzähligen Apparaturen und einer Unzahl um ihn herum kletternden und werkenden Spezialisten.

Schwarz glänzt das große Fenster zu meiner Rechten. Für die Nacht wurde die Beleuchtung soweit reduziert, daß die indirekte Deckenbeleuchtung die nötigste Orientierung garantiert. Die Herz-Monitoren verstärken die geisterhafte Atmosphäre noch durch ihr grünliches Flimmern. Mit leisem Schritt bewegt sich die Nachtschwester schattenhaft in dem kleinen Raum, hantiert hier mit einem Instrument, rückt dort irgendwelche Dinge zusammen, schreibt im Lichte einer kleinen Tischlampe in die Akten oder bespricht sich flüsternd mit der Schwester des Nachbarzimmers.

Ich treibe in der zeitlosen Schwere der Nacht dahin. Immer deutlicher nimmt in meiner Vorstellung der Dinosaurier Gestalt an, der am Boden liegend seine mächtigen Beine wie die Leiber von tausendjährigen gefällten Bäumen von sich streckt. Sein Körper scheint ihn mit seiner ganzen Schwerkraft am Erdzentrum festzuhalten. Der Gedanke nimmt immer mehr Form an: Und wenn ich jetzt einfach aufstehe, was werden die staunen. Ich, der mächtige Dinosaurier mit all seiner Kraft. Niemand wird wagen, sich mir in den Weg zu stellen. Sie werden alles liegen und stehen lassen. Ehrfürchtig werden sie die Augen aufreißen: Da steht er, da geht er, langsam und machtvoll. Es braucht nur meinen Willen, meinen vollen Entscheid. Jetzt...

«Madame!» habe ich gerufen, zuerst noch ohne richtig zu wissen, weshalb. Da war doch eben noch etwas mit dem Dinosaurier und mit Weggehen, und jetzt liege ich im Halbdunkel, weiß nicht richtig, wo ich bin und was mir passiert ist. Dann erst merke ich den Druck auf meiner Blase. «Madame!» rufe ich wieder. Vergeblich greife ich in dem Kästchen neben meinem Bett nach der Urinflasche. Welche Erleichterung, das freundliche Gesicht der Nachtschwester zu sehen, das Urinal benutzen zu können. Gleich danach werde ich mit Hilfe einer zweiten Frau behutsam auf die Seite gedreht, damit die Leintücher glattgestrichen werden können. Wohltuend ist die Erfrischung des Rückens, tröstlich die sanften Stimmen der beiden Frauen.

Die Striche, die ich bei geschlossenen Augen wahrnehme, haben sich zu einer Art Schildpattmuster verdichtet. In unendlicher Folge bilden sich aus dem Muster immer wieder neue Gesichter, mit strichförmig verengten Augen, strichförmig zusammengepreßten

Lippen, immer noch ohne deutliche Abgrenzung voneinander. Jedes Gesicht geht in die benachbarten Gesichter über, Gesichter von Greisen mit unendlich vielen Falten, hexenartige Gesichter, uralte Zwergengesichter, verbildete Gesichter von Idioten, teuflische Fratzen, fremdartige, furchterregende Gesichter, immer aber völlig unbeweglich, starr, unveränderlich, maskenhaft.

Ich habe den Eindruck, dieser Schildpattfläche entlanggetrieben zu werden, ohne Hoffnung, sie je durchbrechen zu können, wie gefangen in einer weltengroßen, leeren Eierschale.

Prangins, 16. Mai 1993

Lieber Hans-Ruedi

Beim Aufwachen in Elisabeths Gästezimmer werfe ich einen kurzen Blick auf die Uhr, Deine Uhr, die Du bei Deiner Abreise zu Hause zurückgelassen hast. Was, schon zehn! Schnell ins Bad, Zähne putzen, anziehen. Nochmals ein Blick auf die Uhr: erst sieben. Im Halbdunkel hatte ich mich in den Zeigern geirrt. Das ganze Haus schläft noch. Ich gehe für eine Stunde zurück ins Bett, bevor ich mich auf den Weg zu Dir aufmache.

Jetzt, wo ich weiß, daß es Dir besser geht, ist der Morgen von unsagbarer Schönheit. Die Farben strahlen, und die Vögel singen, wenn ich durch das kleine Wäldchen laufe. Es ist ein kleiner Fußpfad. Auf beiden Seiten des Weges blühen wilde Wiesenblumen: Kornblumen, Mohn, Margeriten, winzige Vergißmeinnicht. Obwohl die Sonne scheint, ist es noch frisch und angenehm kühl. Bei der Zugfahrt ins nahe Genf: die Sonnenstrahlen scheinen schräg durch das noch zartgrüne Laubwerk. Es gibt alle Schattierungen von Grün. Ganz anders war es bei der Zugreise von zu Hause nach Genf am Donnerstag. Die Sonne schien genauso hell, aber die Farben waren wie weggewischt. Ich habe sie zwar mit den Augen und mit dem Gehirn wahrgenommen, aber sie waren von meiner Gefühlswelt abgeschnitten.

Auf den dunkelbraunen Kunstledersesseln im Warteraum sitzen wieder diese östlich aussehenden Leute, mit sorgenvollen Mienen. Um wen haben sie wohl Angst? Um die Mutter, die Schwester, den Bruder?

Wieder die ganze komplizierte Prozedur mit der weißen und der grünen Schürze, den verschiedenen Schutzhüllen und dem andern Drum und

Vor OTX: Alles abgeben.

Dran. Ich sehe zuerst nur Dein leeres Bett, und der Schreck macht meine Knie ganz weich. Dann nehme ich wahr, daß Du hinter Deinem Bett in einem Lehnstuhl sitzt! Eine Schwester kommt ganz strahlend und zeigt auf Dich. Auch Du siehst strahlend und stolz aus. Bald kommen Dir aber die Tränen: «Ich kann es nicht glauben, daß ich so ein Glück habe», sagst Du.

Zu Mittag bekommst Du etwas Bouillon und Apfelmus. Du ißt fast alles auf. Wieder im Bett, erzählst Du, wie das war, als Du von Zürich aus die letzte Strecke allein gefahren bist. Ich versuche das jetzt so genau wie möglich niederzuschreiben: Du brauchtest das Alleinsein, sagst Du, auch den Abstand zu mir. Dann hast Du die Briefe schreiben müssen an mich, Bastian und Elina, an Jussi und Miikka je eine Karte. Erst als der Zug in Genf ankam, hast Du sie alle fertig gehabt. Du hast realisiert, daß es Abschiedsbriefe waren. Du weinst jetzt, die Tränen fließen nur so. Auch ich weine und denke, daß ich Dich nie so richtig habe weinen sehen.

Du erzählst weiter. In Genf standest Du ganz allein am Bahnhof. Im Spital angekommen, begabst Du Dich in die Maschinerie, ließest Dich treiben. «Alles mußte ich abgeben», sagst Du. Du mußtest Dich ausziehen, bis Du so nackt warst wie bei Deiner Geburt. Bis zur Seele mußtest Du Dich ausziehen, eine Sache nach der anderen abgeben, bis Du nichts mehr hattest.

Gegen die großen Apparaturen hast Du Dich Dein Leben lang gewehrt. Jedes Kind könne ohne Apparate geboren werden, Du habest kein Anrecht auf so viele. Ich sage, daß es auch Kinder gibt, die ohne die Maschinen ihre Geburt nicht überlebt hätten. Solche, die ohne die Apparate ihr Leben nicht mal anfangen könnten.

Du antwortest, daß es bei Dir noch nicht so weit sei, daß Du das akzeptieren könntest. Ich: Es ist ein Geschenk, daß Du eine neue Leber hast. So ein Geschenk MUSST Du annehmen!» – «So ist es», sagst Du. «Es braucht aber viel Zeit...»

Später kommt Dr. M. zu Dir. Er wechselt die Verbände. Die Wunde ist unglaublich groß. Du liegst auf der linken Seite, beklagst Dich nicht, läßt alles geschehen. Dr. M. fragt mich ein paar Mal, ob es mir wirklich nicht schlecht werde. Merkwürdig, mir macht es nichts aus, obwohl ich weiche Knie bekomme, wenn die Kinder sich weh tun und bluten. Dr. M. ist offensichtlich sehr glücklich, daß es Dir so gut geht. Ich möchte ihm meine Dankbarkeit zeigen, weiß aber nicht, wie.

Es wird viel auf französisch geredet, auch viel gelacht. Ich kann leider nicht gut mithalten, obwohl ich die Sprache schon ein wenig verstehe. Jetzt sitze ich in einem wunderbaren Strandcafé und schreibe.

Gestern hast DU Dir Sorgen gemacht wegen MIR. Ich hatte mich in den falschen Bus verirrt und kam deswegen später zu Dir, als Du erwartet hattest. Da hast Du Angst gehabt, daß mir in der großen Stadt etwas passiert sein könnte!

Prangins, 16. Mai 1993, abends

Lieber Hans-Ruedi

Als ich am späten Nachmittag ins Spital zurückkam, hattest Du keinen Blasenkatheter mehr. Wieder ein Schlauch weniger! Später bliebst Du über eine Stunde im Sessel. Der junge Mann neben Dir hat einen Fernseher erhalten, den er auf volle Lautstärke eingestellt hat, so laut, daß sogar meine Ohren weh taten. Er telefonierte nach Hause, sprach mit den Schwestern, verlangte dauernd nach etwas, jammerte – und die ganze Zeit lief der Fernseher! Du regtest Dich wahnsinnig auf – auch im gesunden Zustand kannst Du ja die Fernsehergeräusche kaum ertragen. Dein Herzschlag beschleunigte sich ungeheuer, und dazu kam, daß eine Elektrode an Deiner Brust sich löste und die Maschine anfing zu piepsen. Auch weitere Maschinen begannen damit, aber niemand kam. Du beschwertest Dich bei einer Schwester und bei Dr. M. Auch ich versuchte die Schwestern darauf aufmerksam zu machen, aber der Fernseher lief weiter! Endlich erhielt Dein Nachbar Kopfhörer. Die Stille war herrlich.

Du hast in Deiner Aufregung angefangen zu dozieren über Maschinen und Autos und Fernseher und die Sozialisation der Menschheit. Du bleibst sehr, sehr lange sitzen. Ein paar Mal fragt die nette Schwester mit den lustigen Augen Dich, ob Du müde bist, aber Du sagst immer nein. Wie wenn Du ganz besessen wärst, etwas beweisen müßtest. So geht es auch mit den Turn- und Atemübungen – Du verlangst von Dir Leistung, Leistung. Das gefällt mir gar nicht.

Etwas anderes hat mich heute nachmittag noch mehr beunruhigt. Du hast auf einmal auf Deine Beine gezeigt und gesagt: «Hast Du gesehen, was die Anästhesisten alles auf meine Haut geschrieben haben?» Auf dem linken Oberschenkel hast Du mit Goldstift geschriebene Schriftzüge gese-

hen. Du hast das als eine liebevolle Geste verstanden, eine Botschaft. Als ich beteuerte, daß es da gar keine Schrift gäbe, hast Du gemeint: «Dann sind es Botschaften aus dem Jenseits» und hast gelacht dazu. Na, Du hast ja die Brille noch nicht, und ohne sie kannst Du nicht so gut sehen, aber... Du hast dann gemeint, ich könne Dich ja auch nicht sehen ohne meine Lesebrille.

Was ist los mit Dir, sind das die Medikamente? Dr. M. ist nicht da, und die neue Schwester versteht kein Deutsch und kein Englisch, oder tut mindestens so. Übrigens wurde ich von ihr rauskommandiert, schon um zwanzig Uhr. Das war das erste Mal, daß eine der Schwestern, die sonst eine unglaubliche Geduld zu haben scheinen, mich verjagte. Ich wäre schon vorher gegangen, hatte aber das Bedürfnis, Dich zu beruhigen und Deine Verwirrung jemandem mitzuteilen, um womöglich etwas Schlimmeres zu verhindern.

Hier in Prangins beim Schreiben merke ich, wie alleine ich bin mit all dem. Ich fühle mich so wahnsinnig einsam. Das ist eine viel zu große Sache für mich. Aber Du lebst, und das ist das Wichtigste. Ich darf mich nicht gehenlassen. Wo kann ich in dieser fremden Gegend Unterstützung finden?

Rückblende: 17. Mai 1993, Spital Genf

«Geprügelt und geschunden», finde ich als Stichwort im Tagebuchtext, den ich in der IPS geschrieben habe. Es ist die Antwort, die ich an diesem Montag Imma und später auch Dr. M. gab, als sie mich fragten, wie ich mich fühle. Meine «Dickhäutigkeit» hatte sich über Nacht verändert: Ich begann mich wieder zu spüren. Und das war schmerzhaft. Ich hatte das Gefühl, keine Stelle an meinem Körper zu haben, die nicht weh tat. So mußte sich jemand fühlen, der am Vorabend in einen Hinterhalt geraten und von einer Räuberbande nicht nur ausgeraubt, sondern wegen seiner Versuche, sich zu wehren, auch verdroschen worden war. Jede kleinste Bewegung wurde meinem Bewußtsein sofort schmerzhaft gemeldet. Der linke Arm war schwarzblau verfärbt. In den rechten Arm führt eine ganze Anzahl Infusionsleitungen. Mein ganzer Bauch war in einen Verband eingepackt, aus dem ein Schlauch zu einem Plastiksack führte, in dem sich etwas hellgrüne Flüssigkeit angesammelt hatte. Dr. M. wies mit großer Befriedigung darauf und erklärte, daß aus der neuen Leber jetzt Galle abfließe. Zwei weitere Schläuche führten in einen Plastiksack, der sich innert weniger Stunden immer wieder mit einer purpurnen Flüssigkeit anfüllte. Eine weitere Leitung führte von meiner Harnröhre zu einer Plastiktüte. Die Beine schienen, soweit ich sie direkt zu sehen vermochte, unbeschädigt. Einzig die rechte Ferse begann sich schwarz zu verfärben, und eine Blase füllte sich immer mehr mit einer gelblichen Flüssigkeit. Jede Berührung dieser Blase löste während der nächsten Tage und Wochen einen brennenden Schmerz aus. Die aufmerksamen Schwestern betrachteten sie besorgt und nannten das «une flictaine» (Druckstelle). Davon entdeckten sie noch verschiedene kleinere auf meinem Rücken und eine größere, die ich in der Folge ebenfalls schmerzhaft bemerken sollte, über meinem Steißbein.

Bei der Morgentoilette wird mir am deutlichsten bewußt, daß praktisch jede meiner Bewegungen entweder durch das Pflegepersonal oder durch Hilfsmittel erfolgt: Um mich aufzusetzen, muß das Oberteil des Bettes hochgezoomt werden; um meine Füße zu waschen, muß die Schwester mein Bein hochheben; um meinen Rücken zu pflegen oder die Bettwäsche zu wechseln, muß eine zweite Pflegerin mich zur Seite drehen. So naheliegend der Vergleich meiner Situation mit der eines Neugeborenen scheint, das für sein Überleben von der allumfassenden Pflege ebenso abhängig ist, so groß ist der Unterschied, wenn man bedenkt, wie selbstverständlich schon von Anfang an ein die Umwelt aktiv erforschender Bewegungsdrang den Säugling antreibt. Für mich scheint es anfänglich kaum eine Notwendigkeit und nur wenig Anlaß zu geben, mich zu bewegen. Wie wenig ich durch die dick aufgeschwollenen Glieder und die fehlende Kraft dazu überhaupt fähig bin, merke ich erst durch die Bewegungstherapeutin, die mir jeden Morgen und Nachmittag mit ersten vorsichtigen Übungen wieder beibringt, daß ich meine Füße und Hände bewegen kann.

Meine Bewegungstherapeutin zählt sich wohl nicht zu denjenigen, die den Patienten unter allen Umständen helfen wollen. Es scheint mir, daß sie ihre Patienten als eine Art Geschäftspartner behandelt, denen sie ihre Produkte anbietet im Bewußtsein, daß diese für sich selbst sprechen. Deshalb machen Leute, die nicht aktiv die von ihr instruierten und angeleiteten Übungen mitmachen, sie ungeduldig und nervös.

Das Bild des Dinosauriers hat sich seit gestern weiterentwickelt. Heute biete ich allen, die es hören wollen, die von mir durchaus ernst gemeinte neueste Version feil: Auf der IPS findet eine Dinosaurierparty statt. Die geladenen Gäste werden verpäppelt mit allem erdenklichen Aufwand. Die Gastgeber und ein riesiger Stab Bediensteter schwirren umher, um es uns so bequem wie nur irgend möglich zu machen. Wir Dickhäuter sind aber so «neben der Zeit», ungelenk und unbeholfen, daß wir durch die kleinste Bewegung alles durcheinanderbringen. Schon das Heben eines Armes kann dazu führen, daß irgendwelche Leitungen durcheinandergebracht, ein Saugnapf von der Haut gelöst, ein Alarmsignal im Computer ausgelöst wird. Die Gastgeber wußten nicht, was sie sich da aufgeladen haben, stecken jetzt fest mit diesen Monstern in viel zu kleinen Zimmern, die angefüllt sind mit sensiblen und zerbrechlichen Kostbarkeiten. Sie zelebrieren uns Zaubermischungen, die mit komplizierten Tabellen berechnet wurden, Alchemie, die das Unverbindbare über die Abgründe der Zeiten verbinden soll.

In meinen inneren Bildern werden die bis dahin starren Gesichter nun beweglich. Sie ziehen sich zu leidvollen, runzligen Altweibermienen zusammen, zucken in schmerzverzerrte Visagen, verziehen sich zu höhnischem Grinsen, verkrampfen sich in ohnmächtiger Wut. Wie ein Netz überzieht das Muster dieser Gesichter alles, was ich mit offenen Augen auf der IPS wahrnehme. Von der Decke, den Wänden, aus den Falten der Vorhänge und der Bettdecke starren und stieren und grinsen diese Gesichter mir entgegen. Dazu kommen Schriftzüge, die ich auf meinem rechten Oberschenkel, auf meinem linken Fuß, auf dem Leintuch sehe und die ich mit immer wieder neuer Aufmerksamkeit zu entziffern suche. Ich halte sie für Signaturen der Anästhesisten, eine Art «Anerkennung» oder «Zeugnis» für die bestandene Operation. Ich kann den Text zwar nicht ganz genau lesen, aber ich stelle mir Sätze vor, wie «Dem neu Transplantierten zur Erinnerung» oder «Zur bestandenen Lebertransplantation am 13. Mai 1993» oder «Gratulation zur überstandenen Transplantation». Alle diese Zeilen sind mit verschnörkelter Schrift geschrieben, liebevoll in Goldfarbe gesetzt. Diese Aufmerksamkeit der Anästhesi-

Identität, "Ich"

sten rührt mich und gibt mir das Gefühl, eine besonders schwierige Prüfung mit Auszeichnung bestanden zu haben. Ich mache irgendwann eine Bemerkung zu Imma, wie schön ich das finde, daß die Personen, die in der Zeit meiner Bewußtlosigkeit mich umsorgt hatten, daran dachten, mir ein Zeichen zur Ermutigung für später zu setzen. Imma stellt zu meinem Erstaunen fest, daß sie gar nichts von diesen Schriftzügen sieht, und beim genaueren Betrachten erweist sich der «Schriftzug» als Zeichnung, entstanden durch die gekräuselten Haare auf meiner Haut beziehungsweise als zerknitterte Stelle im Leintuch. Das Gefühl, etwas Besonderes, ein Auserwählter zu sein, platzt wie eine große, vielfarbig schillernde Seifenblase.

Einatmen – Ausatmen – Einatmen – Ausatmen… Durch das Atmen gerate ich tiefer und tiefer in einen tranceförmigen Zustand. Mit jedem Atemzug schaffe ich es, ein Quentchen Leben herüberzuholen. Mit jedem Atemzug bewege ich einen kleinen Kolben, der ein kleines bißchen von mir selbst anzusaugen und meinem neuen Wesen einzuspritzen vermag. Ansaugen – Einspritzen – Ansaugen – Einspritzen. Ich muß meine ganze Kraft konzentrieren auf diese Arbeit an einer unsichtbaren Membran, durch die es Partikel um Partikel der mir eingepflanzten Leber herüberzupumpen gilt. Ansaugen – Durchstoßen – Ansaugen – Durchstoßen.

Wo bin ich überhaupt? Verloren in mir selbst, in meinem Organismus, der am Leben gehalten wird von einer riesigen Maschinerie, überwacht, kontrolliert von einem Computer, mir als Übergehirn übergestülpt, der jede Abweichung von der Norm registriert, in Kurven aufzeichnet, durch Warnzeichen, Blinklichter, Summtöne anzeigt, Korrekturen durch das Pflegepersonal auslöst. Mein Leben ist geregelt durch sein Diktat. Mein Körper liegt als Hülle meines Ichs, fast unbeweglich, aufgeschwollen durch die Wassermengen, die bis in die Fingerspitzen gepreßt wurden, sich in jede Körperhöhle ergossen haben. Wo gibt es mich da noch? Wohin rette ich mich vor dem Ertrinken? Wie ein Irrlicht treibe ich über den eigenen Wassern. Mein Ich gibt es nicht mehr. Oder noch nicht? Ich bin in eine unübersehbare Anzahl Bestandteile aufgelöst, nur noch zusammengehalten durch den Rhythmus der Apparate. Ist das die Vorstufe zum endgültigen Zerfall?

Tief in mir drin begraben das fremde Organ, die fremde Leber. Mit

107

ihr aber ist alles in mir fremd, ist nichts mehr so, wie es einmal war. Nur noch eine unbestimmte, nebelhafte Erinnerung besteht in mir, daß es mich einmal gab. Aber wie gab es mich? Und wie wird es mich geben? Wie soll es mir gelingen, mich durch diese Grenze zwischen Tod und Leben zu transportieren? Eine Grenze, die nur durchlässig ist für kleinste Teile. Die unendlich lange Fahrt durch die Blutbahnen und Lymphbahnen in die immer feineren Verzweigungen, gezwängt durch die Haarnadelgefäße bis hinaus in die Gewebe. Hinausgeschwemmt in die zurückgestauten Wasser zwischen den Geweben. Getrieben an die Membranen der Zellen, wo nur noch Partikel um Partikel Durchlaß findet, Pumpen unermüdlich tätig sind, angetrieben durch die Kraft des Atems. Wie schaffe ich es, diese Selbstauflösung zu überstehen? Was rettet mich von Atemzug zu Atemzug? Diese Arbeit des Atmens. Diese schweißtreibende Arbeit der kleinsten Bewegungen, der kleinsten Schritte, dieses zähe Stoßen und Ziehen, Pumpen und Saugen in der Tiefe des eigenen Seins, im Maschinenraum des eigenen Lebens. Ich selbst bin nur noch ein dröhnendes Hin und Her, Ein und Aus, mein Kopf ist angefüllt bis zum Äußersten mit diesem pulsierenden Dröhnen. Und irgendwo Wissen, die Sicherheit, nur so, Partikel um Partikel – die neue Leber gewinnen zu können, mich selbst retten zu können, vom Todesufer hinübersetzen zu können zum Ufer des Lebens. Die nächtliche Gewißheit, genährt durch die Stunden des Atmens, die blassen, sich endlos dehnenden Dämmerstunden einer unwirklichen Zeit zwischen der Welt eines nicht mehr vorhandenen Vorher und eines nicht erkennbaren Nachher: Nur so, Teilchen um Teilchen, Atemzug um Atemzug ist das Nachher zu gewinnen.

Wie finde ich mich da wieder? Wie setze ich mich wieder zusammen, jenseits der Schranke, diesseits des Lebens? Wie werde ich sein? Wie erkenne ich mich wieder? Wie Nebelschwaden ziehen die Fragen durch den Raum, lautlos dröhnend füllen sie meinen Kopf, mein ganzes Bewußtsein. Und niemand beantwortet die Frage: Wie nur kann ich es schaffen, mit meinem Atem meinen Kopf durch diese Abgrenzung zu pressen?

Erst Jahre später werde ich Worte dafür finden, welchen Prozeß ich in dieser Zeit durchzumachen hatte: den Neuaufbau eines

"Neuaufbau Körperselbst"
→ S. 110 *"Psychose"*

Körperselbst, einer Vorstellung von mir selbst aus Wahrnehmung der eigenen Ausdehnung, der Vorgänge im eigenen Körper drin, der eigenen Bewegungen, der räumlichen Beziehung zu anderen Dingen, der Beziehung auch zu anderen Personen – und zwar nicht mehr als derselbe wie vor der Operation, sondern mit einem großen fremden Organ, der Leber eines anderen im Leib und damit die Aufgabe, mich mit diesem anderen, Fremden zu befassen, es in mir zu beherbergen, es an mein Eigenes so anzuschließen, so zu integrieren, daß es Teil wurde von meinem eigenen Leben, meiner eigenen Existenz.

Erst Jahre danach wird mir deutlich werden, daß mein ganzes Selbst in diesen Tagen und Wochen nach der Transplantation unter Aufbietung aller Kräfte danach suchte, Formen, Bilder, Rituale zu finden, um in diesem Gegensatz zwischen Fremd und Eigen zu etwas Neuem, zu einer Koexistenz zu finden, die mir das Überleben sichern konnte. Und die Suche nach immer neuen Ritualen wird damit nicht abgeschlossen sein, sondern immer weitergehen, praktisch zu einer neuen Lebensaufgabe werden, weil das Fremde nie ganz zum Eigenen werden kann, das Eigene immer durch Medikamente besänftigt werden muß, damit es das Fremde nicht doch noch zerstört.

Das Aufwachen dann, das Auftauchen aus den Tiefen eines zeitlosen, nur noch durch den Atem beherrschten Daseins. Wie betäubt nehme ich die Umrisse des Zimmers, des Bettes, meiner selbst wahr, hin- und herschwankend zwischen dem Drang nach Klarheit, Übersicht und dem Sog in die Tiefe des Mich-gehen-Lassens. Schwankend auf den Wogen der Schmerzen, der drückenden, dumpfen, reißenden Empfindungen.

Tagelang versuchte ich immer wieder, mir die Muster visuell in Erinnerung zu rufen, die seit der Zeit in der IPS stark in meiner Vorstellung haften blieben. Obwohl ich eine dichte gefühlsmäßige Erinnerung daran bewahrte, wollte es mir lange Zeit nicht gelingen, diese Erinnerung in Worte zu fassen. Irgend etwas schien sich in mir dagegen zu stemmen, daß diese Bilder Form annahmen. War es die Angst davor, ich könnte mich in den

Mustern wieder verlieren? Der Unterschied zwischen inneren und äußeren Bildern ist mir ja schlagartig bewußt geworden, als Imma die «Schriftzeichen» entzaubert hatte. Das Wissen um den Unterschied zwischen innerer Vorstellung und äußerer Wahrnehmung hatte sich damit wieder gebildet. Dadurch aber bekamen die inneren Bilder eine noch bedrohlichere Note.

Prangins, 17. Mai 1993

Lieber Hans-Ruedi

Alles wieder gut, was für eine Erleichterung! Offenbar muß ich mich besser gefaßt machen auf den ständigen Wechsel zwischen irrsinniger Angst und unerhörter Erleichterung.

Du hast heute gesagt, daß Du «wahnsinnig viel erlebt hast». Und Du hast erzählt, daß Dr. M. sich Sorgen macht – weil es Dir so gut geht!

Ich erzählte Dr. M., daß Du Halluzinationen hattest. Du hast es ihm aber offenbar schon selber gesagt, daß Du durch eine Psychose gegangen bist in der Nacht. Du erzählst auch, daß Du nachts aufstehen wolltest, aber nicht konntest. Dr. M. nimmt das nicht so ernst, sagt Dir, daß Du einen langen Schlaf nach der Operation hattest und nicht genau sehen kannst, da Du Deine Brille nicht hast.

Am Nachmittag wandere ich bei strahlendem Wetter dem Ufer des Genfersees entlang durch einen wunderschönen Park mit riesigen uralten Bäumen. Im botanischen Garten, in den ich gelangt bin, gibt es Blumen in allen Farben – und diese Düfte! Stellenweise duftet es wie auf Kälö[16] nachts, wenn die kleinen Orchideen blühen. Ich glaube, ich brauche solche tiefen Naturerlebnisse, um die Angst auszuhalten. Die Füße tun mir weh, und ich bin todmüde, wie ich ins Spital zurückkomme, aber der Spaziergang hat gutgetan. Du bekommst endlich Deine Brille und Deinen CD-Player.

Über vier Stunden sitzt Du heute im Sessel. Der Bauch tut Dir weh, sagst Du, und jemand hilft Dir ins Bett. Dabei leert sich der Plastiksack voll blutiger Flüssigkeit. Gerade eben haben sie Dich sauber gemacht, weil Du ein «grand malheur» hattest – mit all den Medikamenten hast Du jetzt Durchfall.

Nun, liegend, mit der lang ersehnten Brille auf der Nase, wirkst Du traurig. Die verworrenen, komplizierten Gedanken kommen wieder. Du sagst mit großer Bestimmtheit, daß die Medikamente, die aus den Behältern durch die Schläuche in Deine Halsader kommen, gar nichts mit Deiner Blutbahn zu tun haben, daß das alles zu einem Kontrollsystem gehöre. Sie hätten Glasfasern in sich, und kombiniert mit der Flüssigkeit bildeten sie ein wunderbares Kontrollsystem. Alles sei miteinander verbunden, das ganze Spital. Ob ich auch höre, wie das rausche? Dein Bett werde auf diese Art erhitzt. «Oder ist es mein eigener Körper, der die Hitze entwickelt?» fragst Du dann. Du hast Dir in der Nacht vorgestellt, daß jede Einheit des Bettes geheizt und auch das kontrolliert werde. Ich sage, das sei ein ganz gewöhnliches, normales Spitalbett. Du wirst dann sehr traurig und sagst, daß Du mit mir allein sein und weinen möchtest.

Du erzählst von den «unlebendigen» Bildern, die Du in Deinen Augen hast. Ich tröste Dich, daß die Bilder schon wieder lebendiger werden. «Jetzt sind sie wie blöde Witzfiguren», sagst Du.

Du redest viel über Dinosaurier, wie Du wie ein Dinosaurier daliegst und die anderen Patienten auch. Die Schwestern können Dich nicht ganz verstehen. Du sagst auch, daß Du keine Schildkröte werden willst. Auch, daß Du von den Bildern etwas hinüberretten möchtest, aufschreiben möchtest später. Ich sage darauf, daß ich sie Dir aufschreiben könnte, aber Du meinst, daß es Dich jetzt zu sehr ermüden würde.

Ich bin froh, daß die lustige deutsche Schwester da ist, und erzähle ihr, daß Du halluzinierst. Sie stellt darauf den Kopfteil des Bettes etwas tiefer.

Rückblende: 18. Mai 1993, Spital Genf

Das Muster der sechseckigen, jetzt eindeutig voneinander abgegrenzten inneren Bilder erstreckt sich immer noch in einer durch keinen Spalt durchbrochenen, toten inneren Landschaft, die sich in die Unendlichkeit ausdehnt.[17] Die einzelnen sechseckigen Elemente sind wie dreidimensional geprägte Kunststoffschalen mit einem grauen samtähnlichen Grundbelag versehen. Diese Art Belag ist mir aus meiner Kindheit bekannt. Ich beobachtete als kleiner Junge meinen Vater, wie er in einer besonderen, mit rohen Betonwänden von einer Lagerhalle abgetrennten Werkstatt eine Vorrichtung installiert hatte, mit der er mittels eines elektromagnetischen Verfahrens tiefgezogene Kunststoffeinsätze mit Kunststoffasern beflockte, so daß sie für mich das Aussehen von kostbaren Gegenständen erhielten.

Nach der Leere der ersten Tage machen sich die inneren Bilder zunächst an alten Kindheitserinnerungen fest, die zuerst schematisch und starr erscheinen, dann immer bewegter und schließlich lebendig werden.

In meinen Bildern sind in wiederkehrender Folge mit kleinen Abweichungen oder mit unterschiedlichen Bildausschnitten immer wieder die gleichen Motive aneinandergereiht: Roulettespiele, das Innere eines feudalen Automobils, futuristische Architekturmodelle, leere Straßenschluchten, Hochhausfassaden. Die Optik und die Perspektive wechseln dauernd: Nahaufnahmen der Roulettkugel in einem Nummernfeld oder des metallisch leuchtenden vierarmigen Rädchens; der Gangknüppel eines Chevrolets zwischen den dezent graugetönten Polstersitzen; perfekte Kugelkörper in einer Umgebung von Kuben; glatte marmorierte Flächen mit scharfgeschnittenen Fensternischen. Die graue Grundfarbe wird manchmal überdeckt durch schwarz-weiße Muster, die sich je nach Perspektive aus Quadraten, Rhomben und ihren vielfältigen geometrischen und sphärischen Ableitungen bilden.

Neu ist der erst zaghaft keimende Wunsch, daß sich etwas bewegen möge, dann das immer stärker werdende Bedürfnis nach einem Lebenszeichen, zum Beispiel in der Art einer Pflanze, der es gelingen könnte, die tote Schale zu durchbrechen und wie das magere Blümchen in der Spalte einer unendlichen Betonlandschaft zur Hoffnungsträgerin eines Neuanfangs zu werden. Die langersehnte Veränderung wird bereits angedeutet und vorbereitet dadurch, daß die noch tote Landschaft stellenweise naß wird, manchmal sogar überflutet wie von einem Platzregen. Manche Bildelemente sind wie von einem Wasserfilm überzogen, bei anderen bleiben glänzende Wasserlachen in den Vertiefungen liegen. Zuerst ist das Wasser völlig durchsichtig oder schwarz im gedämpften Licht spiegelnd. Dann gibt es auch braune Pfützen, die wie ein Versprechen auf organisches Wachstum aus der Erinnerung auftauchen.

handwritten annotation: "Leitungen zur Informationsübermittlung" "tote innere Landschaft"

Der Durchbruch eines ersten Pflänzchens – es war ein efeuartiges, kleinblättriges, zähes Gewächs – erfolgte, nachdem mir Imma mit der Hilfe von Dr. M. nicht nur meine Brille, sondern auch einen Faltkarton mit den Fotos meiner Kinder aus meinem vor der Operation in den Eingeweiden des Spitals verschwundenen Gepäck besorgt hatte. Das Betrachten dieser Bilder, die ich an einem Februarsonntag zu Hause von den Meinen aufgenommen hatte, bereits in der Absicht, sie dann ins Spital mit mir zu nehmen, rührte mich zutiefst und setzte mich mit Macht der Sehnsucht nach direkter, körperlicher Gegenwart meiner Kinder aus, wie ich das bisher nicht gekannt hatte. Meine Tränen scheinen den Samen des ersten Pflänzchens zum Quellen und Keimen gebracht zu haben, dem es gelungen ist, die harte Oberfläche meiner toten inneren Landschaft zu sprengen.

Auch akustisch verdeutlicht mir ein Gespräch mit Imma den Unterschied zwischen Vorstellung und äußerer Wahrnehmung. Ich beschreibe ihr die summenden und sirrenden Geräusche mit der sich immer verändernden Lautstärke und dem sich verändernden Rhythmus und den Zusammenhang mit irgendeinem Effekt, wie dem Wärmerwerden des Bettes oder mit einem Signal für das Pflegepersonal. Dabei sprechen wir von den vielen Leitungen, Kabeln und Schläuchen, die mich mit dem Computer verbinden. Ich hole zu langen Erklärungen aus, daß es ein System von Leitungen zur Informationsübermittlung gebe, das völlig getrennt sei von den Infusionsschläuchen, mit denen die Medikamente in die Blutbahnen geleitet werden. Imma reagiert zuerst ganz ungläubig auf meine Ausführungen, wobei sie offenbar nicht ganz sicher ist, ob ich das alles auch so meine, wie ich es sage, oder ob ich sie einfach auf den Arm nehmen wolle. Meine mit absoluter Überzeugung vorgebrachten Argumente verunsichern sie vorübergehend doch etwas, aber schließlich findet sie zurück zu ihrer eigenen Beurteilung. Für mich bedeutet das erst den Anfang eines Zweifels an der Richtigkeit meiner Ansichten über die technischen Mittel, die auf der IPS zur Erhaltung meines Lebens eingesetzt werden. Es wird noch einige Tage brauchen, bis ich wieder mit genügender Sicherheit unterscheiden kann, was zu mir gehört und was zu meiner direkten und weiteren Umgebung, was meine eigenen Fantasien und Gedankenkonstrukte sind und was wirklich beobachtbare Realität.

Die Gewißheit, total überwacht zu werden, entsprach offensichtlich dem «Wissen» um die Fragilität und Unbeständigkeit meines aus der Operation geretteten Lebens in diesen ersten Tagen, was mir allerdings keineswegs bewußt war. Später, als ich immer längere Zeiten außerhalb des Bettes verbringen und von einem Lehnsessel aus den Raum und seine Einrichtung realitätsgerechter wahrnehmen konnte, sah ich auch, daß die Überwachung via Monitor beschränkt war auf das Herz, den Puls und die Sauerstoffsättigung, und daß die dünnen Plastikschläuche, die an meinem rechten Arm zur intravenösen Leitung zusammengefaßt wurden, von verschiedenen, durch den Computer gesteuerten Infusionen stammten.

Alles geht zu schnell. Die Erfahrungen dieses Tages sind so vielfältig, daß sie mich gegen Abend zu überwältigen drohen. Ich habe heute meine Brille erhalten, konnte wieder detailliert Einzelheiten betrachten, die völlig verlorengegangen waren. Mein Nachbar hat einen Fernseher erhalten, der nun während Stunden ohne Unterbrechung läuft. Die Töne, die Stimmen der Kommentatoren, die Musik, die Werbespots sind so penetrant, daß ich ihnen vollständig ausgeliefert bin. Ich habe bald das Gefühl, wie wenn meine Nerven mit feinen Seziermessern offengelegt worden und jetzt einem unaufhörlichen ätzenden Nieselregen ausgesetzt wären. Ich werde zunehmend mit einer unerträglichen Spannung aufgeladen, bis mein Kopf sich anfühlt wie eine Glühbirne kurz vor dem Zerspringen. Imma bemerkt meine Hochspannung und holt eine Krankenschwester zu Hilfe, die mit Besorgnis einen massiv erhöhten Blutdruck feststellt. Ein Medikament hilft, diese Krise zu bewältigen.

Rückblende: 19. Mai 1993, Spital Genf

Die neugewonnene Fähigkeit, lebendige innere Bilder wachzurufen, ermutigte mich am Abend, für die Nacht meine Gedanken auf die Suche nach Erinnerungen zu schicken, wie ich Entspannung finden und gleichzeitig genügend schnell wach werden könnte, falls es meine immer wieder drängend gefüllte Blase erforderte. Ich versuchte das Kunststück, Empfindungen von Wärme und Schwere gedanklich zu verbinden mit Erlebnissen von Entspannung und Geborgenheit, und gleichzeitig meine Aufmerksamkeit wachzuhalten, damit ich durch die volle Blase jederzeit aus der Entspannung geweckt werden könnte. Ich hatte das Gefühl, damit ein Sicherheitssystem einzurichten, auf das ich mich verlassen konnte. Die Enttäuschung beim Aufwachen war groß: Es war mir offensichtlich nicht gelungen, in das Warnsystem die Blasenkontrolle einzubeziehen.

Die Vorstellung begleitet mich während des ganzen Tages: Ich klettere auf dem Bergkamm rund um den riesigen Krater eines Vulkans auf der Suche nach einer Möglichkeit, den Bergabhang hinabsteigen zu können...

Wegen einer positiven Hämokultur muß heute eine neue intravenöse Leitung[18] gelegt werden. Die Assistenzärztin erklärt mir die ganze Prozedur, die ich von verschiedenen Gelegenheiten her kenne, bei denen ich selbst bei diesem Eingriff assistierte: Mein Bett ist in Kopftieflage, mein Hals wie zum Opferstich vorgereckt. Trotz größter Sorgfalt seitens der Assistentin, die richtige Einstichstelle zu finden, geht der erste Stich daneben, der zweite, der dritte. Ich versuche mit aller Kraft, zu einem guten Gelingen beizutragen, glaube sogar, mit dem Bild einer kleinen weißen Schlange, die sich dem sanften Stich der Nadel entgegenwölbt, meine eigene Vene gefügig machen zu können. Doch immer mehr schwindet die Hoffnung, daß das ganze Gequäle ein gutes Ende finden würde. Schließlich versuche ich die Ärztin davon zu überzeugen, daß es wohl ein leichtes sei, mit dem Stechen Glück zu haben, aber unendlich viel schwieriger, sich einzugestehen, wenn eine Situation die eigenen Möglichkeiten übersteigt. Die Erleichterung ist groß, als sie sich schließlich sagen kann, vielleicht handle es sich bei mir um eine «anatomische Normvariante der Subclavia». Der herbeigeholte Oberarzt erkundigt sich zwar in einer beruhigenden Art fachkundig nach dem Problem. Die Angst vor dem erneuten Einstich macht mich aber ganz steif. Die Tränen sind mir zuvorderst, als es endlich gelingt, die widerspenstige Vene in den Griff respektive an die Nadel zu bekommen.

Dr. K. kommt zu Besuch, um mir zu sagen, daß Dr. M. erkältet sei, deshalb nicht wage, bei mir Visite zu machen.

Seit der Operation besucht mich der Psychiater des Transplantations-Teams, Dr. G., alle paar Tage. Er bezeichnet seine Visiten als Angebot für ein «kollegiales Gespräch». Ich benutze die Gelegenheiten gerne, um mehr Ordnung in das Durcheinander meiner Gedankengänge zu bringen. Heute beschreibe ich ihm die Muster, deren Gefangener ich auch jetzt noch werde, wenn ich die Augen schließe, berichte ihm, daß es mir bis vor kurzem noch unmöglich war, lebende innere Bilder zu erzeugen, daß meine Wahrnehmung hoffnungslos zerstückelt war. Ich spreche über meine Vorstellung, mein Leben aus seinen kleinsten Teilchen rekonstruieren zu müssen.

Rückblende: 20. Mai 1993, Spital Genf

Der Brief von Inge trifft ein zum Frühstück. Sie steht unseren Kindern wie eine Großmutter nach Bedarf zur Verfügung: «Ich schaue morgens immer auf das Pültli (Pültchen) im Vorraum. Dort legt Basti abends den Tek (Schultornister) hin, und wenn der fort ist, weiß ich, der Besitzer ist auf dem Schulweg.»

Es ist, wie wenn ganz weit weg ein kleines Fenster aufgerissen worden wäre und ich einen Blick hineinwerfen kann in die geliebte kleine Welt zu Hause. Ich sehe das knallrot angestrichene Schülerpult beim Eingang, das uns als Ablage dient, darum herum die Wände voller Bücher, die Treppe mit dem dunklen Geländer, die im Bogen hinaufführt zur Wohnung. Der Schultornister von Bastian mit einer fellbezogenen Klappe und herabhängenden Riemen auf dem Pult liegend.

«Heute morgen war ich zum Glück ein wenig zu früh. Basti war beim Gehen, zog gerade die neuen Schuhe an, um sich zum Sporttag zu begeben. Da kam der erlösende Bericht – bei Basti natürlich nicht ungefragt, aber seinem Gesicht konnte man ansehen, wie erleichtert er war: Die Leber funktioniert, und der Vater kann schon wieder sprechen.»

Tief in mir drin löst sich eine warme Woge, die mich erfaßt wie Treibholz in der Morgenflut und meine Augen überschwemmt. Wie gut ist es, wieder dazusein.

Wie auf einem Sonnenstrahl werde ich weiter in den Morgen hineingetragen. Ich schaffe es das erstemal wieder – mit beträcht-

Innen & aussen (IPS)

lichem Aufwand –, mir selbst Wasser ins Glas zu gießen. Mit viel Umsicht muß ich mir das Glas bereitstellen, den Deckel von der Flasche schrauben, dann mit der einen Hand die Flasche umgreifen, mit der anderen sie festhalten, um sie ganz langsam über das Glas zu neigen. Mit Stolz genieße ich schluckweise das gewonnene Wasser. Der Erfolg trägt mich weiter mit Elan durch die Gymnastik- und Atemübungen. Ich fühle mich so weit gekräftigt, daß ich mich am Bettrand sitzend wasche. Dabei wird mir mitgeteilt, die Röntgen-Leute würden heute nicht mehr auf die IPS kommen, um eine Thoraxaufnahme zu machen. Ich könne im Laufe des Vormittags selber in die Röntgenabteilung gehen. In meinem Hochgefühl erzähle ich Imma am Telefon, daß ich in den Gängen spazierengehen werde zur Röntgenabteilung. Sie kann ein leises Erstaunen nicht verhehlen. Wie sehr ich mich damit überschätzt habe, beginnt sich abzuzeichnen, sobald ich für diesen «Spaziergang» vorbereitet werde: Ein Rollstuhl wird neben meinem Bett bereitgestellt, in den ich mit einigen komplizierten Manövern mit allen meinen Leitungen, Flüssigkeitsbeuteln und Infusionen plaziert werde. Rundherum werde ich sorgsam mit einem Morgenmantel eingepackt. Am Ausgang aus der IPS wird mir noch eine Atemschutzmaske umgebunden. Außerhalb der IPS ist es ja umgekehrt: Alle andern tragen ihr Gesicht frei, ungeschützt. Nur in der kleinen Welt, die mir bereits so gewohnt ist, hat sich alles auf meine Bedürfnisse eingestellt. Während ich frei atme, müssen dort alle andern ihre Haare und Gesichter bedecken, sterile Schürzen und Gummihandschuhe anziehen – zu meinem Schutz.

Im Rollstuhl werde ich durch die geschäftigen Korridore gefahren, direkt in eine Untersuchungskoje der Röntgenabteilung. Eine freundliche Assistentin fordert mich auf, mich zur Untersuchung aufrecht an das Aufnahmegerät hinzustellen. Mit sanftem Druck an den Schultern richtet sie mich so, daß die Aufnahme möglichst genau gemacht werden kann. Das Ganze dauert kaum eine Minute, aber ich werde fast ohnmächtig, halte mich eben noch mit äußerster Anstrengung aufrecht und bin so erschöpft, daß ich schwitzend um Atem ringe und denke, mein Ende sei gekommen. Auf meine Selbsttäuschung folgt der unausweichliche Sturz in die Realität.

Eine der größten Aufgaben, die es nach einer großen Operation zu bewältigen gilt, besteht offenbar darin, immer wieder den Ausgleich zu finden zwischen dem selbstverständlich gewordenen, erwachsenen Anspruch, für sich selbst sorgen zu können, und der Tatsache, anfänglich für jede auch kleinste Sache auf die Hilfe von anderen angewiesen, völlig ohnmächtig, ausgeliefert zu sein. Daher die extremen Schwankungen zwischen Selbstüberschätzung und völligem Zusammenbruch, wie ich sie eben beschrieben habe. Zu Hilfe kam mir dann die wieder neu geschenkte Erinnerung an Erlebnisse, in denen ich früher schon mit ausweglos scheinenden Situationen zu Rande gekommen war. So erinnerte ich mich an eine ausweglose Situation in den Bergen, in der nur das Zuwarten, und damit das genaue Hinschauen und das Prüfen der eigenen Möglichkeiten, irgendwann dazu führte, daß ein neuer Weg sichtbar wurde.

Am Nachmittag nehme ich mir Zeit, das erste Mal meinen CD-Spieler zu benutzen. Eine Krankenschwester hat ihn mir so eingerichtet, daß ich ihn vom Bett aus selbst bedienen kann. Ich lege das Requiem von Mozart ein. Die Idee hat in mir Gestalt angenommen, daß ich zu Ehren meines «unbekannten Wohltäters», der mir durch den Tod seine Leber geschenkt hat, diese feierliche Totenmesse hören will. «Requiem aeternam dona eis, Domine, et lux perpetua luceat eis.» Gib ihm die ewige Ruhe, Herr. Ihm, der wohl unerwartet und plötzlich aus dem Leben gehen mußte. «Kyrie eleison.» Erbarme Dich auch seiner Lieben, die der schreckliche Verlust tief zu Boden drückt. «Dies irae, dies illa...» An dem Tag werden wir alle vereinigt sein, versammelt vor der großen Ungewißheit.

Mitten in meiner ganz privaten Totenmesse, in der ich mich von den Klängen Mozarts ganz allein in die hohen Hallen einer mächtigen Kathedrale führen lassen konnte, werde ich von Hildegard, der Krankenschwester aus Hamburg, an der Schulter leicht geschüttelt: «Es ist Zeit für die Atemübungen. Genug gefaulenzt.» Ich versuche ihr zu erklären: Wohltäter, Geschenk, Totenmesse. Sehe auf ihrem Gesicht ärgerliches Unverständnis. «Was beschäftigen Sie sich da mit Toten. Sie müssen sich auf das Leben ausrichten», schimpft sie und setzt zu einer Erklärung an, wie wichtig es für meine Lungen ist, möglichst oft diese Übungen mit dem Überdruckgerät zu machen. Ich bettle um etwas mehr Zeit, um die Messe zu Ende hören zu können. Grollend gesteht sie mir das schließlich zu, kann sich aber nicht zurückhalten, mich noch einmal zu ermahnen, ich solle an mein eigenes Leben denken.

Der ganze Chor, unterstützt von der Macht der Streicher und der Bläser, stimmt das «Sanctus, Sanctus, Sanctus» an, den Dank für das geschenkte Leben.

Nachts: Ich habe versucht, mich schrittweise und so ruhig wie nur möglich einzustimmen, nur das Nötige zu tun, um der Verwirrung in der Nacht entgehen zu können. Das Sicherheitssystem von letzter Nacht entwickle ich zu einer Art Spielvariante. In der Nacht dünkt mich das ganze System genial ausgeklügelt, noch brillanter als das gestrige. In der Morgendämmerung zerbröselt dann das sorgsam errichtete System, und es ist mir nicht mehr klar, wozu das Ganze gut sein sollte.

21. Mai 1993, Spital Genf

Die Zeichen deuten auf eine optimale Weiterentwicklung: Ich kann die Finger beider Hände wieder ganz zur Faust schließen, Hautfalten und Handlinien sind wieder deutlich sichtbar. Das wunde Gesäß wird langsam besser. Ich kann die Arme und Beine so bewegen, daß sie nicht mehr schmerzen. Ich kann mir selbst schon besser Gesicht, Arme und Intimbereich waschen – wenn auch mit großem Zeitaufwand.

In der Cholangiographie werden Bilder meines offenbar vollständig funktionierenden Gallengangsystems dargestellt und aufgenommen.

Das Essen ist mühevolle Arbeit. Für fünf Kartoffelstücke am Mittag brauche ich eine unendlich lange Zeit. Dabei kommt mir der Brief von Claudia, meiner Nichte, zu Hilfe, der mir mit dem Essen gereicht wird. Claudia schreibt: «Hans, gibt nicht auf. Denk dran, daß alle Gnome, Trolle und Feen aus den schwedischen, den finnischen Wäldern und selbst aus dem Glamwäldchen an Dich denken, jede Nacht für Dich wachen mit leuchtenden Augen...» Die Tränen kullern mir nur so über die Wangen. Neuer Mut regt sich, wie ein kleines Pflänzchen, das lange auf frisches Wasser gewartet hat. Der Brief bringt es zustande, mir mit Bildern aus meiner zweiten – finnischen – Heimat die dringend benötigte Stärke zu vermitteln.

Viele andere günstige Zeichen sind mir heute vergönnt: Die wunden Herpesstellen an den Lippen und im Mund scheinen zurückzugehen; auf die Toilette muß ich erst am Nachmittag, es gibt keinen Durchfall; beim Abendessen versuche ich mir zu den Spaghetti bolognese ein schönes kleines Bistro vorzustellen mit einem genießerischen dickbäuchigen Spaghettiesser als Gegenüber. Das hilft soweit, daß ich den Teller zu leeren vermag, besonders weil ich mir gleichzeitig erlaube, das Gemüse stehenzulassen. Und um die anstrengenden Atemübungen durchzustehen, gelingt es mir heute auch, die innere Vorstellung zu entwickeln von einer Bergwanderung, die zwar eine enorme Anstrengung erfordert, aber mich auch mit lebendigen Eindrücken der weiten Bergwelt beschenkt.

Und doch: Ich fühle mich so schwach, daß ich mich auf jede Bewegung zuerst innerlich einstellen muß, mein Atem schnell mühsam wird und oberflächlich, der Versuch, die Atmung zu vertiefen und zu verlangsamen, mir Schmerzen bereitet. Meine Stimmung ist gedrückt, ich schleppe mich dahin. Das Fenster zum Nachbarraum läßt den Durchblick frei. Mir gegenüber liegt ein jüngerer Mann in seinem Bett, offenbar schwer atmend, mit blauviolettem Gesicht. Eine Schwester bemüht sich um ihn. Ich kann den Anblick nicht ertragen. Eine neue Erfahrung: zu merken, daß ich selbst verantwortlich bin für meinen Schutz und für meine eigenen Bedürfnisse, indem ich zum Beispiel darum bitte, den Vorhang zum Nachbarraum zu ziehen, wenn ich zu sehr durch den Anblick von Leidensgenossen beunruhigt werde, oder daß ich nach Ohrenpfropfen fragen muß, wenn mir die Ereignisse rund um meinen Bettnachbarn zuviel werden.

Am späten Abend erst kommt Dr. M. Da merke ich, wie wichtig mir dieser Mensch geworden ist, wie sehr ich auf ihn angewiesen bin, wie ich mir bereits Sorgen gemacht hatte, es könnte ihm etwas zugestoßen sein. Seine Philosophie ist ebenso eindeutig wie hilfreich: «Sie sind nicht mehr krank. Sie sind rekonvaleszent. Es geht nicht mehr um die Behandlung einer Krankheit, denn die Leber ist voll funktionstüchtig. Es geht jetzt um die richtigen Maßnahmen, um einer Erkrankung vorzubeugen. Dabei gibt es eine ganze Reihe kleinerer

"Schutzmedikamente"

Probleme, die wir vorübergehend in Kauf nehmen müssen als Folge des großen Eingriffs und als Nebenwirkungen der anfänglich hohen Dosen an Schutzmedikamenten. Da haben wir die Kenntnisse, um richtig reagieren zu können. Alles andere wird sich einspielen. Das wichtigste ist jetzt, daß Sie sich bewegen, essen, Ihr Leben leben.»

22. Mai 1993, Spital Genf

Traum vom 21./22. Mai 1993
Irgendwo in den Bergen stehe ich mit Imma an einem Weg. Es gibt da auch andere Leute. Wir stehen alle an einer Mauer, über die wir hinunterblicken auf steil abfallendes Gelände, das wie eine Art Schutzverbauung aussieht, damit das Gelände nicht ins Rutschen kommt. Es geht in die Tiefe, und es gibt felsige Erhebungen, aber beides ist eher zu erahnen, weil nur spärliches Licht vorhanden ist. Irgend etwas stimmt nicht zwischen Imma und mir, wobei ich eigentlich weiß und ihr auch zu sagen versuche, daß alles in Ordnung sei. Sie sieht das aber anders, verliert plötzlich die Geduld, rennt durch eine Maueröffnung in das abfallende Gelände hinunter und verschwindet in der Dunkelheit. Ich rufe ihr nach, sie solle doch zurückkommen, ich meine es wirklich ernst. Dann denke ich: Ihr könnt mir doch alle..., jedenfalls ist mir jetzt alles egal, ihr werdet dann schon noch zur Einsicht kommen, wenn ich abgestürzt bin, renne Imma nach, höre die andern ausrufen: «Er kennt doch den Weg gar nicht.» Ich stürme weiter in die Dunkelheit mit der Vorstellung, bald zwischen den Felsen abzustürzen, und komme an einen Ort, der mir bekannt ist, wo ich weiß, daß ich auf dem richtigen Weg bin. Ich treffe da zwar Imma noch nicht an, aber ich kenne den weiteren Weg.

Es ist der erste Traum nach der Operation, Träume bedienen sich immer einer Sprache, die auch dem Bewußtsein nicht direkt zugängliche Anteile mit einbezieht. Während Jahren hatte ich alles Wissen um meine Krankheit fast gänzlich verdrängt, nahm auch die Warnungen und Bitten meiner Frau kaum wahr, daß ich mich untersuchen, behandeln lassen müsse. Auch im Traum ist es meine Frau, die auf die Störung hinweist, die Störung als so stark empfindet, daß sie auf dem gefährlichen Weg voraneilt. Es bleibt mir nichts anderes übrig, als ihr zu folgen. Es scheint, daß ich den gefährlichsten Teil des Wegs – die Operation und die Annahme des eingepflanzten Organs – bereits hinter mir habe, mich wieder an einem «bekannten» Ort befinde. Aufgrund meiner bisherigen Lebenserfahrung kann ich wohl auch den weiteren Weg, den der Rekonvaleszenz, als bekannt voraussetzen.

Am Abend noch habe ich mich das erstemal wieder mit einem inneren Bild auf meine eigenen Kräfte einzustellen vermocht. Ich versuche damit, der Angst vor der plötzlichen Erschöpfung, vor dem plötzlichen Zusammenbruch, dem In-den-Strudel-Geraten von Atemnot, Schmerz, Gespanntheit, Hochdruck, Herzjagen, zu begegnen. In meiner Vorstellung begebe ich mich auf eine Bergwanderung, auf steilen Wegen bis zur obersten Station, wo es zu übernachten gilt, um dann am Morgen den Sonnenaufgang genießen zu können. Ich rufe mir Stolleneingänge in den Bergen in Erinnerung, in deren Schutz ich saß. Ich stelle mir vor, wie ich auf hartem Grund übernachte. Aus dem Stollen und aus den Lüftungsschächten dringen viele Geräusche, die hier oben, weit über der Hektik des Alltags, besonders störend sind. Aber in diesem Stolleneingang weiß ich mich geschützt vor Wetter und Steinschlag. Die Geräusche der IPS, das schummrige, manchmal plötzlich aufflackernde Licht, das Schmerzen der wunden Körperstellen, die Verkrampfungen fügen sich nahtlos in das Bild ein.

23. Mai 1993, Spital Genf

Der Morgen beginnt nach einer Nacht, in der ich soviel Schlaf – mit Unterbrechungen – sammeln konnte wie bisher noch nicht. Trotzdem fühle ich mich nicht ausgeruht. Im Gegenteil: Ich bin in einem eigentlichen Loch. Ich fühle mich überall wund, weiß mir nicht zu helfen, kein Versuch zur Entlastung will gelingen. Ich habe die Übersicht völlig verloren. Am liebsten würde ich mich weiter in mich hinein verkriechen, in der Hoffnung, irgend etwas werde dann schon passieren und jemand werde mich pflegen, mich über die nächste Runde bringen.

Während ich so daliege, ein Häuflein Elend, beginne ich irgendwann meine Zehen zu bewegen, verstärke das Beugen und Strecken der Zehen unwillkürlich zu einer gezielten Aktivität und bleibe dann wieder eine Zeitlang bewegungslos liegen. Ich wiederhole das Spiel mit den Zehen noch einmal, und nach einer weiteren Pause beuge und strecke ich den einen Fuß, dann den anderen. Zuerst fast unmerklich, dann immer deutlicher spüre ich: Ich bin wieder auf dem Weg. Ich mache weiter mit gezielten Übungen der Beine, dann der Arme. Ich entdecke, wie ich bei angewinkelten Knien und gleichzeitigem Stoßen mit den Füßen und den Händen gegen das flachgestellte Bett das wunde Gesäß zu befreien und mit den Händen das Bettlaken flachzustreichen vermag. So schaffe ich es wirklich, aus dem Loch herauszukommen. Dann das Frühstück: Zuerst mit viel Zeit und gemächlichen Schlucken eine Tasse heißen Tee genießen. Die zweite Tasse Tee einschenken. Öffnen des Butterdöschens und der Konfitüre ...

Schritt für Schritt, immer wieder mit einer genügenden Verschnaufpause. Dann die Morgenwäsche, soweit ich sie selbst zu erledigen vermochte, allein. Das Wechseln der Verbände. Heute kann der Sack für den Gallensaft, auf den es immer besonders achtzugeben galt, weggenommen werden.

Mindestens ebensowichtig wie die technischen Wunderwerke, die zu meiner Überwachung und Behandlung eingesetzt wurden, war die Pflege und Behandlung durch das Team der IPS, die mir rund um die Uhr in einer Art und Weise zuteil wurde, die für mein Überleben offensichtlich entscheidende Bedeutung hatte. Wie lebensnotwendig nicht nur die fachliche Kompetenz und der sorgfältige Umgang, sondern die persönliche Zuwendung und menschliche Aufmerksamkeit für mich war, erfuhr ich eindrücklich, als es mein Zustand bereits erlaubte, die lückenlose Betreuung aufzulockern, und ich deshalb nicht mehr damit rechnen konnte, daß jederzeit sofort jemand zu meiner Verfügung stand.

24. Mai 1993, Spital Genf

Heute nacht erlebe ich eindrücklich meine Abhängigkeit von anderen: Ich wache frühmorgens auf, weil ich Wasser lassen muß. Es gibt keine Urinflasche in der Nähe. Ich rufe nach der Schwester, einmal, zweimal, dreimal, noch einmal, realisiere, daß die Tür geschlossen ist. Das beunruhigt mich zwar, doch kann ich damit umgehen. Ich stelle mich aufs Warten ein, konzentriere mich auf die Blasenkontrolle. Plötzlich gibt es bei meinem Bettnachbarn einen lauten Knall, wie wenn etwas Schweres hart gefallen ist. Der Nachbar schreit aus allen Kräften: «Zu Hilfe, zu Hilfe», mehrmals, ganz verzweifelt. Ich rufe ihm zu, die Schwester werde sicher bald kommen. Er scheint mich gar nicht zu hören. Es dauert einige Minuten – endlose Minuten des Schreckens –, bis sie da ist, feststellt, daß der Nachbar eine Wasserflasche umgestoßen hat, dabei aber kein großer Schaden entstanden ist. Sie bringt mir die Urinflasche, geht zum Nachbarn zurück, um dort aufzuräumen.

Ich merke, wie ich völlig verkrampft bin, keinen Tropfen herauslassen kann. Mein Herzschlag rast, wie ich es noch nie erlebt habe, ich kann fast nicht mehr atmen, bin in einem Strudel drin, der mich zu verschlingen droht. Verzweifelt suche ich nach einem Halt. Vielleicht kann ich Fuß fassen, wenn ich – was sich erst gestern als sehr hilfreich erwiesen hatte – mit Bewegungen der Zehen anfange? Das kostet mich nur noch mehr Anstrengung, verstärkt noch den alles verschlingenden Schwindel, in dem ich herumgeschleudert werde.

Irgendwann merke ich einen ganz leichten Unterschied zwischen Einatmen und Ausatmen: Mein Ausatmen ist ganz wenig länger. Nun versuche ich, mich darauf zu konzentrieren, in einer unendlich scheinenden Zeit den Unterschied zu vergrößern. Die Schwester kommt wieder, um die Flasche zu holen. Sie stellt auf dem Monitor meine Tachykardie (Herzrasen) fest, fragt, was mit mir sei, ob ich Angst habe. Damit trifft sie es genau. Wir sprechen darüber, daß ich mit meiner Angst gerade noch zurechtkam, als ich feststellte, daß die Türe geschlossen war. Aber der Knall und der Aufschrei des Nachbarn lösten in mir eine Angst aus, die mich völlig überflutete. Das Gespräch mit der Schwester gibt mir zusätzlichen Halt, so daß ich darangehen kann, mit der Atemübung weiter Terrain zu gewinnen.

Heute hat mir das Frühstück richtig gemundet. Mit Lust verzehrte ich die beiden Brötchen und trank meinen Tee. Die Hochstimmung rührte natürlich auch daher, daß ich wußte: Heute kann ich einen großen Schritt in die Welt machen. Der Wechsel in ein Zimmer auf der normalen Abteilung stand bevor.

Um elf Uhr werde ich von einer großgewachsenen Stationsschwester mit blondem, hochgestecktem Haar und lustigen Augen abgeholt, um auf die Station gebracht zu werden. Diesmal braucht es bereits weniger Zeit, um mich im Rollstuhl zu installieren, weil ich außer der Infusionsleitung alles, was mir sonst noch angehängt worden war, zurücklassen kann. Nach dem Gallensack konnten auch der Beutel für die Wundflüssigkeit und die Wund-Drains entfernt werden; ich werde der Leitungen für die Herztöne und die Herzstromkurve ledig, und das Kabel zur Messung der Sauerstoffsättigung im Blut bleibt auch zurück. Die «Brille», ein durchsichtiges Schläuchlein, das wie ein Brillengestell über die Ohren gehängt wird, um, auf die Nase aufgesetzt, direkt Sauerstoff zuzuführen, wird mir zur Sicherheit noch mitgegeben. Auf die Knie kommen meine Patientenunterlagen, und los geht's...

Nach der langen Zeit in der kleinen Kabine der Intensivstation scheint mir mein Zimmer riesig. Mitten darin throne ich auf meinem Bett. Rechts öffnet sich eine breite Fensterfront, und über einen bepflanzten Dachgarten hinweg blicke ich auf den nächsten vielstöckigen Flügel der Universitätsklinik. Über den Dächern der Stadthäuser zeigt sich ein Stück Himmel. Nur am frühen Vormittag verirrt sich ein schräger Sonnenstrahl durch mein Fenster und zeichnet einen schmalen Lichtstreifen auf den beim Fenster stehenden Tisch.

Die Schwester macht die nötigen Installationen und Kontrollen. Das Mittagessen verläuft noch recht langsam und anstrengend, aber ich genieße die Ruhe im Zimmer, das Alleinseinkönnen. Dazu weiter die Gewißheit, daß bei all den kleinen ersten Bedürfnissen in Kürze jemand kommt, kompetent weiterhilft: wenn das Infusiometer piepst, ich die Bett-Bedienung nicht finden kann, auf die Toilette gehen muß. Anderseits die Erfahrung auch hier, alle Zeit zugestanden zu bekommen, die ich brauche, um etwas zu tun, sei es zu essen, Zähne zu putzen, mich zu waschen, und daß ich auch dabei unterstützt werde, soviel selbst zu tun, wie mir nur möglich ist.

Alles wird zu einer neuen, erweiternden Erfahrung. Ich kann ein paar Schritte gehen, ich lerne, mit der richtigen Einstellung des Bettes, mich selbst an den Rand zu setzen, ich kann auf einem richtigen Toilettenstuhl sitzen – welch eine Erleichterung. Es sind immer noch Teilschritte, die mich schnell in Atemnot bringen, aber sie fügen sich mit Verschnaufpausen bereits zu ganzen Handlungen zusammen: zum Beispiel Mundpflege in einem Stuhl am Waschbecken sitzend; abends der selbständige Gang auf die Toilette neben meinem Zimmer.

Dr. G., der Psychiater, kommt gegen Ende des Nachmittags zu Besuch. Ich erzähle ihm meine Schreck-Geschichte der letzten Nacht auf der IPS, die mir noch recht eigentlich in den Knochen sitzt.

Gleich danach rollt die große Abteilungsvisite ins Zimmer: der leitende Arzt, einige Assistenzärzte und -ärztinnen, einige Schwestern, alles fremde Gesichter. Der leitende Arzt erkundigt sich nach meinem Befinden. Ich sage, offenbar nicht sehr überzeugend: «Recht gut.» Er bemerkt etwas enttäuscht, er habe eigentlich mehr erwartet. Ich erkläre ihm, eine halbe Stunde früher hätte ich ihm wohl zur Antwort gegeben: «Ich habe einen Schritt in mein neues Leben gemacht, und es ist wunderbar.» Dr. G. ergänzt: «Der Herr Kollege hat mir eben ein Erlebnis erzählt, das sehr beeindruckend ist.» Der leitende Arzt möchte gern mehr wissen darüber, und so wiederhole ich kurz die Geschichte meines nächtlichen Schreckens. Zwei Assistenzärztinnen hören mit staunenden Augen zu. Der Oberarzt drückt mit seinem Zeigefinger, während ich rede, auf verschiedene Stellen an meinen Schienbeinen und hinter meinen Knöcheln, um festzustellen, ob meine Beine noch geschwollen sind, und sucht dann in den Unterlagen nach irgendwelchen Angaben.

Ohne Zweifel bin ich ein Mensch, der sich stark darum bemüht, ein guter Patient zu sein. In Situationen, in denen man als Patient ausgeliefert ist, geht es aber wohl vielen ähnlich. Ich erinnere mich gut, daß ich mich vor der «Öffentlichkeit» der Visite mit den vielen unbekannten Leuten, von denen ich nicht einmal alle sehen konnte, weil rund um mein Bett nicht alle Platz hatten, gehemmt fühlte. Es tat mir leid, daß ich dem leitenden Arzt zuwenig Begeisterung über den Erfolg der Chirurgie vermittelte. Doch zeigte er echtes Interesse für mich und mein Erlebnis, so daß ich über meinen nächtlichen Schrecken und meine Angst berichtete. Während die Mehrzahl der Anwesenden mit Sympathie zuhörten, beschäftigte sich der Oberarzt mit mir wie mit einem anatomisch-pathologischen Präparat. Er entsprach damit vollständig meinem Vorurteil gegenüber Chirurgen im allgemeinen, dem Bild eines reinen «Humantechnikers», den nur die Krankheit, das Operationsfeld interessiert, der den Menschen nicht wahrzunehmen scheint. Glücklicherweise begegnete ich während meines Spitalaufenthaltes nur wenigen, die diesem Vorurteil entsprachen. Jedesmal wünschte ich mir, ich hätte darauf reagieren können. Aber die Macht der Arzt-Patienten-Situation war stärker; ich schwieg und ließ es geschehen.

Am Abend erinnere ich mich an die Bemerkung der Schwester, es sei gut, wenn ich mich möglichst auf die Seite lege, wegen meines wunden Gesäßes. Ich kann es mir zuerst gar nicht vorstellen, probiere es dann aus. Mühsam, unsicher, immer mit der Angst vor unerwarteten Schmerzen, vor auftretender Atemnot, dem wilden Schlagen des Herzens.

Dann die Nacht mit der Suche nach immer neuen Positionen, in denen ich schlafen könnte; zuerst versuche ich es ohne Beruhigungsmittel. Um Mitternacht nehme ich es dann doch. Der Schlaf bleibt weiterhin sehr fraktioniert. Aber die Gewißheit ist da: es geht vorwärts. Ich bin auf gutem Weg.

25. Mai 1993, Spital Genf

Die Nachtschwester hat sich verabschiedet. Neue Gesichter tauchen auf. Die ersten morgendlichen Handlungen der Spitalroutine sind schon absolviert: Das Fieberthermometer hat unter der Achsel gepiepst, die Schwester hat den Blutdruck gemessen, eine Hilfspflegerin hat Wasserflasche und Teekanne weggeräumt und die Getränkebestellung für den Tag entgegengenommen.

Die Gewißheit, im eigenen Zimmer zu sein, erfüllt mich immer noch mit dem Hochgefühl des Lange-Ersehnten und Neu-Erreichten. Schon seit dem frühen Morgen habe ich mich auf den Zeitpunkt gefreut, an dem ich selbständig zu Hause anrufen kann. Mit besonderem Bedacht wähle ich die altbekannte Telefonnummer, stelle mir vor, wie Bastian und Elina beim Frühstück sitzen, das Telefon klingelt, eines der beiden Kinder in die Stube geht, den Hörer abhebt. «Bastian Müller.» – «Hallo Bastian.» Ein Gefühlsschwall überschlägt mich fast, schwemmt mich fast in diesen Hörer hinein, an dem ich mich festhalte, wie ein Ertrinkender. «Hallo, Pappi», tönt es mit nüchterner Stimme zurück. Ich richte mich auf an dieser Stimme, schaffe es, mich nach Bastians Plänen für heute zu erkundigen. Dann Elina, scheu, vorsichtig, wie aus dem Bewußtsein, mit etwas Zerbrechlichem umzugehen oder mit etwas, das bei der leisesten Steigerung der Stimme wieder verschwinden könnte.

Das Frühstück, serviert an einem richtigen Tisch, schmeckt mir, wie nach einer langen Wüstenreise. Für die Morgenwäsche kann ich mich jetzt ans Waschbecken setzen. Nur für das Abreiben des Rückens benötige ich noch die Hilfe der Pflegerin.

Dr. M. kommt schon am späten Vormittag zur Visite. Er konstatiert, daß das Bilirubin zu sinken beginnt, deshalb ist keine Leberpunktion nötig. Ich frage ihn wegen der Atemnot, der Zeichen eines überlasteten Herzens (laut spürbarer, beschleunigter Herzschlag, Brustschmerzen), die in mir die Angst aufkommen ließen, mein Herz könnte durch die Operation Schaden genommen haben. Dr. M. erklärt mir, es gebe noch Zeichen von kleinen Atelektasen im Lungenbild, Wasser im Pleuraraum, aber alles normalisiere sich von selbst bei guter Bewegung. Das sei das Wichtigste: bewegen, essen, alles andere komme von selbst.

Ich blieb mit dem Gefühl zurück, nicht richtig ernst genommen zu werden, konnte es mir aber nicht ganz eingestehen. Später zeigte es sich, daß mein Gefühl richtig gewesen war: Wegen des Herzstillstandes während der Operation mußte ich durch Herzmassage wiederbelebt werden. Dabei war der Brustkorb über meinem Herzen gequetscht worden, was die lange nachher noch andauernden Schmerzen bei der Atmung erklärte. Dr. M. zog es vor, mir diese Auskunft noch vorzuenthalten, wohl weil er befürchtete, mich damit nur zusätzlich zu beunruhigen. Das widersprach allerdings seinem Grundsatz, mit den Patienten im Guten und im Bösen mit völlig offenen Karten zu spielen, um die notwendige Vertrauensgrundlage durchgehend aufrechtzuerhalten. Ich bin sicher, daß das offene Gespräch über das tatsächliche Geschehen meine Ängste hätte beruhigen können. Es scheint, daß zwischen Arzt und Patient die gleiche Regel gilt, wie immer, wenn ein großes Machtgefälle eine Beziehung bestimmt. Auch bei Kindern können wir uns ja darauf verlassen, daß klare Antworten auf jene Fragen, die sie zu stellen imstande sind, sich als richtig und notwendig erweisen.

Die Atemtherapeutin, die mich in meinem neuen Zimmer besucht, paßt mir den Cipape sorgfältig an, so daß mich die Gummiriemen an keiner Stelle klemmen. Ich erzähle ihr von der Quälerei auf der IPS und frage sie, ob das Personal dort vielleicht einen Auffrischungskurs zur Handhabung des Cipape benötigen würde. Sie meint lachend, da sei ich einer rechten Tortur entronnen, und es sei nötig, mich jetzt ganz auf das neue Leben einzustellen.

Heute habe ich mir vorgenommen, die Geschichte von meinem Bettnachbarn auf der IPS, Herrn K., dem Psychiater zu erzählen. Am liebsten würde ich sie vergessen. Ich hatte gehofft, daß ich sie einfach abstreifen könnte durch den Wechsel auf die Abteilung. Aber die Gedanken an Herrn K. drehen weiter in meinem Kopf, so daß ich wohl nicht darum herum komme, mich noch einmal gezielt damit zu beschäftigen. Wie ich darauf zu sprechen komme, meint Dr. G. zuerst, es sei offenbar so, daß ich als Arzt nicht einmal in meiner jetzigen Patientensituation meinen Beruf verleugnen könne. Ich will aber nichts anderes, als ihm die Sache quasi übergeben, mich davon befreien.

Der Vergleich zwischen meiner Situation und der meines Bettnachbarn drängte sich mir geradezu auf. Wie privilegiert bin ich doch, daß ich mich einer Familie zugehörig fühlen kann, in der mir meine Frau ebenso wie meine Kinder deutlich zu verstehen geben, daß ich wichtig für sie bin. Daß ich ihre Sorge und Unterstützung immer wieder erfahren darf. Daß ich viele echte Zeichen der Zuneigung aus meinem Freundeskreis erhalte. Daß ich von Tag zu Tag mit meinen eigenen Sinnen einen sich immer mehr erweiternden Anteil meiner Umwelt wahrnehmen, erfassen, genießen kann. Und da erlebe ich täglich, wie mein Bettnachbar keinerlei Lebenssinn erkennen kann, wie er – offenbar knapp zwischen Hell und Dunkel unterscheidend – keine Hoffnung hat, je wieder wirklich sehen zu können. Wie er sich bar jeder Bedeutung für irgendwelche Menschen erlebt. Wie er viele telefonische Kontakte sucht mit Familienangehörigen, auch entfernteren Verwandten, vielen Bekannten, denen er in unterschiedlichster Art über seine Situation, seine Leiden klagt in einer schnellen und oberflächlichen Weise.

Diese Situation ohne Sinn und Perspektive für das eigene, durch die Transplantation geschenkte Leben wird für Herrn K. zum Ausgangspunkt für einen Kampf mit dem medizinischen System auf Leben und Tod in immer riskanteren Teufelskreisen. Die Botschaft, die von all seinen Verhaltensweisen ausgeht, scheint mir immer die gleiche zu sein: «Das Leben hat ja doch keinen Sinn. Es lohnt sich gar nicht.»

Die Geschichten von Herrn K., die ich während der langen Tage und Nächte auf der IPS ungewollt miterlebt habe, drängen sich mir immer wieder auf. Zu oft konnte ich mich dem krisenhaften Sog nicht entziehen und fühlte mich dann selbst mut- und kraftlos. Ich mußte einen Weg finden, um mich davon zu befreien. Ich war deshalb auch dankbar dafür, meinem psychiatrischen Kollegen das Ganze erzählen zu können, auch meinen Eindruck, wie sehr ich Herrn K. in einem tödlichen Teufelskreis erlebe, in dem jede neue medizinische Lösung nur zum nächsten, jeweils noch riskanteren und letztlich schädlicheren Problem zu führen droht, wenn es nicht gelingt, mit ihm zusammen die Frage nach seinem Lebenssinn ernsthaft zu prüfen.

Erst im eigenen Zimmer gelingt es mir, mich von meinem «Leidens-Zwilling» – meinem Schatten-Bruder – loszustrampeln. Ich war ganz besessen von diesem Zwang, am Leben eines mir völlig fremden Menschen auf die intimste Art teilnehmen zu müssen, in seinen Verhaltensweisen meine eigenen verhaßten und verwünschten Seiten Tag und Nacht, ohne Unterbruch widergespiegelt zu bekommen. Im inneren Zwiegespräch schwankte ich zwischen Überheblichkeit diesem jammernden Elendshaufen gegenüber und Mitleid, zwischen Selbstlob und Anteilnahme aus dem Erleben derselben Qualen und Nöte. Durch diese Situation wurde meine Neigung, ein guter Patient zu sein, oft so verstärkt, daß ich mich besonders zusammenriß, etwas selbständig zu machen versuchte, auch wenn ich dafür eigentlich noch nicht bereit war. Das Alleinsein machte es möglich, aber auch nötig, mich wieder an den eigenen Maßstäben zu messen.

Der erste Tag auf der Abteilung wird zu einem Tag der Entdeckungen. Während das Essen bisher immer noch Arbeit bedeutete, Anstrengung, Kampf, und nur das Frühstücksbrötchen auch einen guten Geschmack verhieß, duftet nun auch das Mittagsmenü appetitlich, sieht auch entsprechend aus und läßt mich wieder Lust auf Essen verspüren: ein schön präsentierter Teller mit zwei Scheiben Kalbfleischbraten, begleitet von wellenförmig gelegtem Kartoffelstock und farblich ergänzt mit einer kleinen Tomate. Gabel um Gabel schmeckt gut. Dabei hilft mir die Gewißheit, daß mich niemand drängt, daß niemand mir vorschreibt, wieviel ich essen muß, daß ich mich dispensieren kann von den alten Vorstellungen, den Teller leer essen zu müssen. Überhaupt ist es für mich in meinem jetzigen «Stadium» eine Erleichterung, alleine essen zu können, mich mit niemandem und nichts anderem gleichzeitig noch beschäftigen zu müssen, nur auf das eigene Tempo achten zu können.

Nach dem Mittagessen die nächste Entdeckung: Ich kann wieder Musik hören. Die bisherigen Versuche, abgesehen vom Requiem, mußte ich immer nach kurzer Zeit abbrechen, weil die Musik mir wie stählerne Instrumente ins Gehirn zu fahren drohte. Der Tagesablauf der IPS beanspruchte offensichtlich meine Sinne schon bis zum Äußersten, erschöpfte meine Aufnahmekapazitäten bereits so sehr, daß an Erlebnisse und Eindrücke nach eigener Wahl, sei es in Form von Musik, Büchern oder andern Medien, nicht zu denken war.

Jetzt ist es soweit, daß ich mich wieder den Klängen der Instrumente und der Stimmen überlassen kann. Händels «Messias» wird für mich zu einem überwältigenden Erlebnis. Die Wellen der Klänge erfassen mich und tragen mich in eine Weite, in der ich Teil eines großen Dankgebets werde.

Am Nachmittag befragt mich die Diätassistentin über meine Eßgewohnheiten, Vorlieben und Abneigungen, um Menüs zusammenzustellen, die mir bekömmlich sind und Leitlinien werden können für mein zukünftiges Eßverhalten. Sie erklärt mir, wie wichtig es sein wird, daß ich mich an salzarme Kost gewöhne und auch die Kalorien einteile.[19] Bereits auf der IPS hatte man sich eingehend danach erkundigt, was ich gerne esse, mit dem Ziel, meinen Appetit anzuregen. Erst jetzt wird mir bewußt, daß ich damals offenbar völlig unfähig war, genaue Auskunft zu geben, weil ich mich schlicht nicht mehr erinnern konnte. Damals war mein Widerwille gegen das Essen so stark, daß ich gar keinen Zugang mehr hatte zur Vorstellung, was ich gerne mochte. Diese Unfähigkeit, mich auszudrücken, bescherte mir dann nicht nur üppige Portionen, die mich völlig überforderten. Die Speisen waren auch so stark gesalzen, daß ich meist schon mit den ersten Bissen in einen entmutigenden Kampf geriet. Jetzt entdecke ich Erinnerungen an gut schmeckende Gerichte, die mir richtig Vorfreude machen auf die nächsten Mahlzeiten.

Der Wechsel von der IPS auf die Abteilung hat mich auch befreit von allen Leitungen, die mich mit dem Computer verbanden. Die Infusion in meine Halsvene bleibt weiterhin nötig, kann aber so an einen fahrbaren Ständer gehängt werden, daß ich nicht mehr auf die Hilfe des Pflegepersonals angewiesen bin, um aufzustehen und mich zu bewegen. Die Vorbereitungen für einen ersten Spaziergang sind noch sehr aufwendig. Aber dann ist es soweit, daß ich die Zimmertüre selbst öffne und die ersten Gehversuche auf den Korridor hinaus mache, den Infusionsständer als rollenden Stock benützend. Eine ganze Welt tut sich da auf mit einem Kommen und Gehen von Volk wie auf einer belebten Einkaufsstraße. Ich bleibe bei einem Blumenständer stehen, beschnuppere die Rosen. Nur wenige Schritte von meinem Zimmer entfernt zweigt ein von der Abendsonne durchfluteter Durchgang vom Hauptkorridor ab, wenig Leute benützen ihn, und es ist da ganz ruhig. Welche Wohltat, mir von den Sonnenstrahlen den Rücken wärmen zu lassen.

26. Mai 1993, Spital Genf

Bei der Morgenvisite von Dr. M. setzen sich die guten Nachrichten fort. Sein Entscheid, daß auch die letzte Infusion gezogen werden kann, ist ein weiterer großer Schritt. Er wiederholt seine Botschaft, daß ich nicht mehr krank, sondern rekonvaleszent sei. Deshalb könne ich selbst auch am besten merken, was ich zu machen imstande sei, könne auch Besuche außerhalb des Spitals machen, meinen Bewegungsraum in dem Maße erweitern, in dem ich mich sicher fühle. Es liege an mir, die Ziele festzulegen.

Am späteren Abend mache ich meinen bisher längsten Spaziergang durch die Spitalkorridore. Ich schiebe einen Fuß vor den andern, gerate zunehmend unter Druck. Die Wundschmerzen legen sich wie eine harte Platte über den ganzen Bauch. Nach zehn Minuten komme ich völlig erschöpft und schwitzend wieder in meinem Zimmer an, wie nach einer langen, aufwendigen Arbeit. Ich steige ins Bett, konzentriere mich auf die Atmung, um den schnell paukenden Puls zu beruhigen. Jetzt höre ich die Botschaft von Dr. M. mit einer ganz neuen Betonung: «So reiß dich zusammen, Mann! Es hängt jetzt von dir ab, was du mit deinem neuen Leben machst. Wir haben dir die Möglichkeiten wieder eröffnet. Setze sie jetzt auch ein!»

Wie groß der vom Behandlungsteam geleistete Einsatz war, wird mir auch bewußt bei der Visite der Abteilungsärzte. Dr. H. fragt mich, der wievielte Tag nach der Operation heute gezählt werde. Er erinnert sich dann, daß die Operation ungefähr um zwei Uhr in der Frühe beendet war. Da erst realisiere ich, daß er bei der Operation mitgearbeitet hatte, sage ihm: «Da haben Sie eine enorme Arbeit geleistet.» Er meint dazu, gegen Ende der Operation scheine sich die Zeit schon sehr zu dehnen. «Mais je suis ravi de voir le bon résultat.» (Aber ich bin erfreut, das gute Resultat zu sehen.) Die ganze Arbeit erfolge im Team, könne auch nur im großen Team geleistet werden. Mir dämmert: Es wurde von so vielen Menschen so viel in mich investiert, daß jetzt auch mein Anteil eingefordert wird.

Um diesen eigenen Anteil wirklich erbringen zu können, sich aber nicht in eine Überforderung zu versteigen, muß man sich der Schuldfrage stellen, durch das Akzeptieren eines geschenkten Organs entsteht eine Schuld, deren Ausmaß kaum abschätzbar ist. Irgendwann muß die Einsicht reifen, daß es nie möglich sein wird, diese Schuld abzutragen. Es gibt ebensowenig eine Möglichkeit, für sein Leben zu bezahlen, wie es die Möglichkeit gibt, für das wiedergeschenkte Leben ein Entgelt zu leisten.

Wer bestimmt den Wert des eigenen Lebens? Wem gebe ich das Recht dazu, mir mein Lebensziel zu diktieren? Ich entdecke, wie ich noch immer in einem inneren Zwiegespräch mit meinen Eltern verhaftet bin, mich noch nicht (richtig) befreit habe von alten Erwartungen, alten Aufgaben, die in meiner Kindheit und Jugend bedeutsam waren. Ich merke, daß die Eltern das nicht mehr leisten wollen und können. Deshalb wird mein Zwiegespräch zu einem Zwiegespräch mit Phantomen, die ich mit meinen eigenen Phantasmen bekleide.

Traum vom 25./26. Mai 1993

Ich befinde mich auf der Reise nach Hause. Im gleichen Abteil sitzt noch ein Mann, der sich mir mit seiner Gesprächigkeit richtig aufdrängt. Ich ärgere mich sehr über diese Ruhestörung und darüber, daß meine Einsilbigkeit von dem andern nicht wahrgenommen wird. Ich raffe mich schließlich dazu auf, in ein anderes Abteil zu wechseln. Ich befinde mich da in einer Art Flugmaschine, merke, daß der andere mir gefolgt ist, sich jetzt hinter mir befindet. Ich rufe ihm zu, er solle mich in Ruhe lassen, solle weggehen. Die Flugmaschine ist vorne geöffnet. Wenn ich weiter vorrücke, um mich vor ihm zu retten, gerate ich ins Freie, bin voll dem Fahrtwind ausgesetzt und muß mich an den Verstrebungen festhalten. Die drohende Gefahr, weggerissen zu werden, versetzt mich in große Angst.

Ich erwache in diesem Angstgefühl, das sich wie ein eiserner Ring um meine Brust gelegt hat. Ich versuche mit meinem Atem dagegen anzukommen. Vergeblich. Schließlich entscheide ich mich, den Traum aufzuschreiben, was mir eine gewisse Erleichterung verschafft.

Der Traum illustriert die Forderung von Dr. M. – zumindest hatte ich sie so verstanden –, schneller vorwärts zu machen. Dr. M. übergab mir in seiner direkten Art die Verantwortung für den Entscheid, welcher Bewegungsfreiraum mir bekömmlich war. Ich verstand das als Aufforderung, möglichst schnell, sofort, dieses Ziel zu erreichen. Sein Vorschlag, seine Erlaubnis, bereits das kommende Wochenende – Pfingsten – für Besuche außerhalb des Spitals zu nutzen, wurde für mich zu einer Verpflichtung, die mich unter größten Druck brachte. Der Fahrgast, der mich durch seine Aufdringlichkeit immer weiter, bis in die Gefahrenzone, drängte, wurde zum Bild für diese Forderung an mich selbst. Damit gab der Traum mir die Botschaft: Es gilt, das Maß einer vernünftigen Forderung an mich selbst zu finden, um kontinuierlich weiterzukommen, und gleichzeitig gilt es, der Gefahr selbstdestruktiver Überforderung zu entgehen.

27. Mai 1993, Spital Genf

Die Nachtstunden hatten sich wieder endlos in ihrer schwarzen Schwere vor mir aufgetürmt.

Die Morgenstunden: Langes Warten zwischen Nichtmehr und Nochnicht. Das Stück Nachthimmel in der Fensterecke wechselt fast unmerklich zu helleren Grautönen.

In einem Winkel meiner Gedanken regt sich eine Idee von Bewegung, bleibt aber noch lange in der Schwebe. Der Schritt von der Idee zur Bewegung braucht viel Zeit. Jede kleine Bewegung baut auf der vorhergehenden auf und hilft mir, wieder ich selbst zu werden.

Nach Frühstück, Morgentoilette und Verbandwechsel kommt der Physiotherapeut wieder, der schon vor drei Tagen mein Bedürfnis nach einem Fahrrad abgeklärt hatte. Seither wartete ich auf die Gelegenheit, ihm zu erklären, daß ich ganz andere Anliegen habe: Ich will lernen, mich freier zu bewegen. Er geht dann auch sofort darauf ein, erklärt mir als erstes, wie ich mich im Bett aufsetzen und aus dem Bett steigen kann, ohne die Operationsnarbe quer über meinem Bauch zu belasten. Imma wird mir später sagen, das habe sie nach einer Entbindung jeweils genauso machen müssen: zuerst die Kopfstütze nach oben stellen, sich auf die linke Seite, zum Bettrand hin drehen, die Beine über den Bettrand hängen lassen, den Oberkörper mit Hilfe der Arme hochstemmen, über den Bettrand auf die Füße rutschen, aufstehen. Und in der umgekehrten Reihenfolge geht es zurück ins Bett: auf den Bettrand sitzen, den Oberkörper nach links auf das etwas hochgestellte Bettoberteil lehnen, Beine auf das Bett hochnehmen, den Körper gegen die Mitte des Bettes drehen. Nach einigem Üben geht das schon ganz flüssig.

Zum Schutze der Operationsnarbe war der Handgriff vom Bettgalgen entfernt worden. Wie ein auf den Rücken gedrehter Käfer versuchte ich auf alle möglichen Arten, mich im Bett und aus dem Bett zu bewegen. Eine frühzeitige Instruktion hätte mir sicher viele mühsame Versuche erspart. In der Idee, der Aufbau der Muskulatur sei das vordringliche Problem, hatte der Physiotherapeut tagelang versucht, ein Übungsfahrrad für mein Zimmer zu organisieren. Dabei war er völlig an meinen aktuellen Bedürfnissen vorbeigegangen.

Als nächstes benötige ich Ratschläge für die Fortbewegung. Der Physiotherapeut begleitet mich auf meinem Spaziergang im Korridor und teilt mir zuerst seine Beobachtungen mit: meine Körperhaltung sei ganz steif. Wie ich auf seine Anweisung hin die Arme beim Gehen mitbewege, fühle ich mich wie ein Hampelmann mit hölzernen Gliedern. Er erklärt mir: Die Lockerung des Körpers, das Mitschwingen der Arme ist nötig, damit das Zwerchfell sich frei entfalten kann, keine Kräfte durch Verkrampfung verschlissen werden. Meine ganze Konzentration soll ich darauf ausrichten zu spüren, wo bei Atem und Herzschlag meine Limiten sind.

Wir nehmen den gleichen Weg, auf dem ich gestern abend schon nach kurzer Zeit völlig außer Atem geraten war. Nach der Hälfte des Wegs läßt er mich anhalten, zählt meinen Puls, 120, fragt, wie ich das empfinde, läßt mich auf den Atem achten, sitzen, ausruhen, das Ausatmen betonen, die Atmung vertiefen. Dann läßt er mich entscheiden: weitergehen oder zurück zu meinem Zimmer? Wir kehren zurück. Er erklärt mir: Der Aufbau erfolgt nicht stetig. Der Erwartungsdruck wird zu groß, wenn vorausgesetzt wird, daß die Leistung des Vortages überboten werden müsse. Die Möglichkeiten des heutigen Tages können sich nur richtig entfalten, wenn wir zuerst darauf achten, was jetzt ist.

Der Physiotherapeut läßt einen dankbaren und zufriedenen Schüler zurück. Als guter Pädagoge hat er mir eigene Handlungsmöglichkeiten aufgezeigt, die mir neue Hoffnung geben.

Nach dem Mittagessen lege ich mich zur Siesta ins Bett, döse ein. Beim Aufwachen kribbelt mein ganzer Körper, ich bin wie in einer metallischen Haut eingeschweißt. Die Angst sitzt in jeder Pore. Nur langsam löst sich das Gefühl in einem fieberhaften Zittern auf. Ich denke, daß darin vielleicht der Grund dafür zu suchen ist, warum ich nachts so schwer den Schlaf finde: weil ich mich vor diesem Aufwachen so sehr fürchte.

Ich lege eine CD mit Mozartsonaten ein und lasse mich von der Musik einlullen. Das Aufwachen wieder mit dem gleichen metallischen Gefühl, aber die tröstenden Klänge von Mozarts Musik mildern die Angst.

Ich entscheide mich, spazierenzugehen. Das Aufsetzen an den Rand des Bettes gelingt schon ganz gut. Wie ich dann aber aufstehen will, fährt ein krampfartiger Schmerz in meine Füße, die gleichzeitig wie von tausend Ameisen gezwickt werden. Da ich Wadenkrämpfe beim Aufwachen schon seit einigen Jahren kenne und dadurch zu lösen gelernt habe, daß ich schnell aus dem Bett springe und fest auf die Beine trete, versuche ich jetzt, mit den Füßen gegen den Boden zu treten, was aber die Schmerzen nur verschlimmert. Als nächstes versuche ich, auf dem Bettrand sitzend, die Füße zu lockern, aber auch das hilft nichts. Es gibt nichts anderes, als ins Bett zurückzuliegen, weiter vorne zu beginnen: liegend im Bett kleine Lockerungsübungen mit den Zehen, dann mit den Füßen. Dabei fällt mein Blick auf die Zeichnung, die mir Elina geschickt hat. Ich sage zur kleinen Ente im Bild: «Siehst du, der große Storch steht noch recht wacklig auf den Beinen. Er braucht noch viel Zeit, bis er wieder mehr Kraft bekommt, um richtige Schritte zu machen.»

Meine Frau hatte mir die Zeichnung von Elina bereits auf die IPS mitgebracht. In meinem Zimmer konnte ich sie so an die Wand hängen, daß sie von meinem Bett aus gut zu sehen war. Mit ganz feinen Strichen hatte Elina einen Teich unter einem Baum mit hängenden Zweigen gezeichnet, in dem ein Storch auf seinen zwei dünnen Beinen steht. Ihm gegenüber reckt die kleine Ente den Schnabel dem Storch entgegen, als wollte sie ihm Mut zusprechen.

Ich bin gerade daran, mit den Beinbewegungen zu beginnen, als der Physiotherapeut für die Nachmittagsübungen eintrifft. Ich möchte wissen, wie ich mich im Bett bewegen kann, ohne die Bauchmuskeln

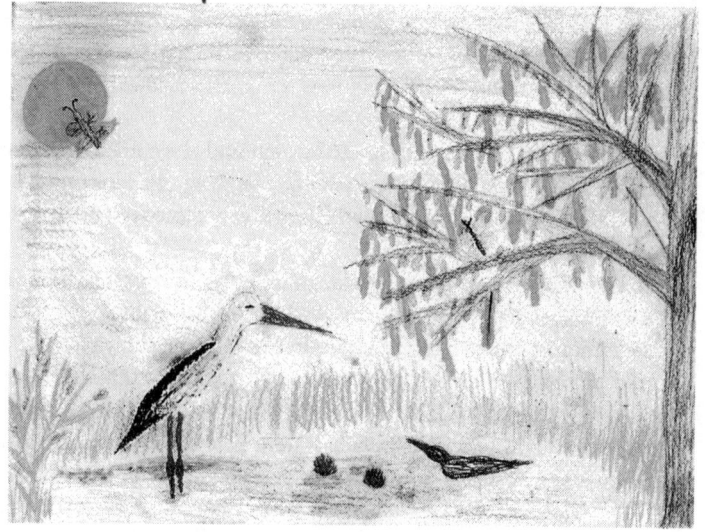

Innere Bilderwelt kehrt nur stückweise zurück

zu belasten. Zum einen ist die Narbe ja noch so frisch, daß jedes Anspannen der Bauchdecke schmerzt. Dann möchte ich auch der Gefahr eines Narbenbruchs entgehen. Der Physiotherapeut gibt mir einige wichtige Hinweise, danach wandern wir wieder hinaus auf den Korridor. Den weiteren Bemerkungen des Physiotherapeuten während des Gehens kann ich kaum folgen. Um selbst etwas sagen zu können, fehlt mir vollends der Atem. Bereits nach der halben Strecke von heute morgen zählt er an meinem Handgelenk einen Puls von 120. Ich lehne mich zur Erholung an die Wand und versuche den Atem zu vertiefen. Nach zwei, drei Minuten zählt er immer noch den gleichen Puls. Offensichtlich strengt mich bereits das Stehen so an, daß ich an meine Grenze komme. Wir gehen also noch eine kurze Strecke weiter, bis wir eine Sitzgruppe erreichen.

Ich bitte ihn, schweigend zu warten, damit ich mich voll auf meinen Atem konzentrieren kann. Er fragt mich schließlich, wie ich das Atemholen visualisiere. Ich merke, wie schwierig das ist, ein Bild dafür zu finden, erzähle ihm, daß ich erst daran bin, stückweise meine innere Bilderwelt wieder zurückzugewinnen.

Durch die Operation gewann ich die Möglichkeit, gesund weiterzuleben, aber zunächst hatte ich außer dem nackten Überleben alles verloren. Bewegungslos, praktisch ohne Erinnerungen, ohne Vorstellungskraft lag ich im Bett der IPS, vollständig auf die Hilfe, Behandlung und Betreuung des Pflegepersonals angewiesen. Allmählich erwarb ich vieles in kleineren und größeren Schritten wieder und erkannte oft erst im nachhinein, daß mir das seit der Operation nicht mehr zur Verfügung gestanden hatte.

Ein hilfreiches Bild zur Vertiefung meines Atems gibt mir etwas später der Atemtherapeut: «Verlängern Sie das Ausatmen von oben nach unten. Entleeren Sie die Lungen zuerst im Brustraum, dann durch Einziehen des Bauches. Stellen Sie sich ein Gefäß vor, das vom Hals her bis zum Grund ausgeleert wird und vom Boden her sich wieder auffüllen läßt bis hinauf zum Hals.» Nun sehe ich beim Üben das freundliche runde Bubengesicht des Atemtherapeuten vor mir, der mit einer bauchigen grünen Flasche demonstriert, wie einfach das Atmen ist.

Mit Dr. G. gibt es heute nur ein kurzes Gespräch. Mme R. kommt dazu, und die beiden benutzen die Gelegenheit, um einige Informationen über Patienten auszutauschen. Ich sitze daneben und fühle mich außerstande, einfach abzuschalten, so zu tun, als ob ich nichts hören würde, weil mich das alles ja gar nichts angeht. Ich unterbreche die beiden schließlich und bitte sie, ihre Besprechung doch außerhalb meines Zimmers abzuhalten, weil es mir nicht möglich sei, nichts zu hören. Ich erkläre ihnen, daß ich gerade durch meine Krankheit und Operation lernen mußte, mitzuteilen, wenn mir etwas zuviel wird, und daß Gespräche über andere Leute mich deutlich überfordern. Es kostet mich große Überwindung, das alles auszusprechen, spüre ich doch die Angst, den beiden zu nahe zu treten, sie zu beleidigen, während ich auf ihre Sympathie und Hilfe weiterhin angewiesen bin.

Heute kommt Mutter in Begleitung meiner Schwester Elisabeth zu Besuch. Ich habe vorher meine Übungen und meinen Spaziergang absolviert, um für den Besuch im Bett liegen zu können. Mutter ist wirklich alt geworden. Sie wirkt irgendwie verloren mit den grauen, in ihren typischen Wirbeln und Wellen etwas wirr das Gesicht bekränzenden Haaren, wie sie so dasteht nach der Begrüßung, in ihrem offenen hellbeigen Regenmantel, der großen Tasche schief in der Hand, wie sie dahin und dorthin einen Schritt macht, nicht weiß, wo sie sich setzen soll, wie sie so dahinredet von den Schwierigkeiten Elisabeths, einen Parkplatz zu finden, dem langen Weg, den sie hierher fahren mußten. Elisabeth, wie immer die souveräne große Schwester, plaziert zuerst die aus ihrem Garten mitgebrachten Rosen und Margeriten im Waschbecken, zeigt dann Mutter einen Stuhl zum Sitzen, nimmt sich selbst einen und erklärt, warum sie sich verspätet haben.

«Wir bleiben nicht lange», meint Mutter. «Du mußt uns sagen, wieviel du ertragen kannst.» Ich erkläre ihr, daß ich mich gut eingerichtet habe in meinem Bett, bequem liege und mich richtig auf den Besuch freue. Jetzt will Mutter wissen, wie es mir geht, wie alles ist. Ich werde aber von ihr, bevor ich noch richtig antworten kann, durch immer neue Fragen unterbrochen, bis ich ihr in einem Bild meine Schwierigkeit erkläre: «Für mich ist es, wie wenn du am Stricken einer komplizierten Strickarbeit wärst. Du gibst mir immer neue Fäden zu halten, die ich dir im richtigen Moment wieder zurückgeben sollte. Aber ich verliere die Übersicht, kann nicht gleichzeitig deinem Muster folgen und meinen eigenen Faden behalten. Ich merke, daß ich zur Zeit nicht fähig bin, mehr als einen oder zwei Fäden aufs Mal zu verfolgen.» Es braucht einige Zeit, bis das bei Mutter ankommt, doch dann kann sie endlich richtig zuhören, wie ich über meine Erlebnisse während der bedrohlichen ersten Zeit auf der IPS berichte, über den weiten Weg der letzten Tage und die noch andauernden Risiken und Gefahren. Mir wird bewußt, wie sehr sie sich offenbar um mich ängstigte und wie wenig sie diese Angst ausdrücken kann.

Erst beim Abschied habe ich das Gefühl, daß sich ihre Unsicherheit auflöst. Wir sind beide gerührt beim Abschiedskuß. Es tut gut, das Gesicht der Mutter fest mit meinen Händen fassen zu können, in diese von unzähligen feinen Falten umrahmten, vertrauten Augen zu blicken.

28. Mai 1993, Spital Genf

Der Physiotherapeut bezeichnet mich als einen «patient exceptionnel» (einen besonderen Patienten). Er erzählt mir von dem Buch *L'amour, la médecine et les miracles* von Bernie Siegel[20]. Darin werden drei verschiedene Kategorien von Patienten beschrieben: die schwierigen, die gewöhnlichen und die besonderen. Natürlich schmeichelt mir seine Einschätzung. Dabei ist mir bewußt, daß ich durch meine medizinische Ausbildung, meine ärztliche Tätigkeit im Spitalbetrieb privilegiert bin: Ich kenne die Abläufe besser, ich habe Einsicht in das medizinische Vorgehen und die medizinischen Denkweisen, ich bin fähig, Unklares schneller zu orten. Darüber hinaus versuche ich als Patient genauso wie in meinen sonst üblichen Rollen mein Bestes, um möglichst tüchtig, und ohne mich allzusehr auf andere abzustützen, den Alltag zu bewältigen. Und dennoch sträube ich mich gegen das Eingeordnetwerden. Am liebsten würde ich mich selbst den Schwierigen zurechnen, hätte ich doch gern den Mut, unberechenbar zu sein, mich zu geben, wie mir gerade ist, das Schwierige, Unduldsame, Mühsame, Schwermütige, Gehässige dann herauszulassen, wenn ich es bei mir spüre.

Zu Hause habe ich mir das Büchlein angeschafft und festgestellt, daß Siegel die Patienten geradezu dazu auffordert, unbequem zu sein, auf sich selbst zu hören, sich nicht einfach dem medizinischen Betrieb unterzuordnen, weil er als verantwortlicher Chirurg einer großen Klinik gemerkt hat, daß jene Krebskranken die größten Überlebens- oder sogar Heilungschancen haben, die sich nicht einfach den Autoritäten unterziehen, sondern ihren eigenen Weg gehen und sich selbstverantwortlich auch immer mit den Angeboten und Verordnungen der medizinischen Institutionen auseinandersetzen.

Dr. G. macht die Visite heute in Stellvertretung von Dr. M., der zu einer Konferenz verreist ist. Ich teile ihm meinen Entschluß mit, nicht nach Prangins zu meinen Verwandten zu fahren, weil ich mich dazu noch nicht imstande fühle. Seit mir Dr. M. gesagt hat, von ihm aus könne ich außerhalb des Spitals zu Besuch gehen, ringe ich in einer inneren Auseinandersetzung mit ihm um diese unerwartete Freiheit. Welche Verlockung, an Pfingsten nicht unter Neonlicht auf glänzend polierten Linoleumböden zu wandern, sondern in der blühenden Natur über frischem Gras lustwandeln zu können. Um so grausamer ist die Erkenntnis bei jedem Gang durch die Korridore, wie schnell meine Kräfte schon auf gerader Strecke erschöpft sind. Das Versprechen der großen Freiheit wird zum Leistungsanspruch, zum Zwangsgedanken. Da ist die Einschätzung von Dr. G., ich würde schon noch zwei Monate benötigen, bis ich wieder einigermaßen zu Kräften komme, eine große Erleichterung. Trotzdem führe ich aber das innere Gespräch mit Dr. M. weiter, in dem es darum geht, ob ich das neugewonnene Leben überhaupt richtig nutze und wirklich das Meinige zur Genesung beitrage.

Um dem metallischen Gefühl beim Aufwachen entgegenzuwirken, versuche ich in Selbsthypnose Gedankengänge einzuüben, die mir beim Aufwachen helfen könnten, aus der Verkrampfung herauszufinden: Auf dem Rücken liegend strecke ich die Arme hoch und halte die Handflächen einander zugewandt. Ich konzentriere mich auf meine Hände, indem ich mir sage: «Die Hände werden sich aufeinander zubewegen, und dabei wird die gute Kraft in mir sich immer mehr in den Händen sammeln. Je mehr die gute Kraft in die Hände strömt, um so eher werden sich die Hände aufeinander zubewegen. Immer mehr wird die gute Kraft spürbar in meinen Händen. Immer mehr, ganz von sich alleine, werden die Hände sich aufeinander zubewegen.» Ein wohliges Gefühl durchströmt mich, wie die Hände sich immer leichter anfühlen und wie ich spüre, daß sie in einem unendlich leichten, freien Raum einander entgegenschweben. Der Sog wird dabei immer stärker, wie wenn ein Magnetfeld sich zwischen meinen Händen immer mehr verdichten würde. Meine Hände sind schließlich ganz aufeinandergepreßt und halten die Kraft fest, die sich zwischen ihnen gebildet hat. Als nächste Suggestion sage ich mir: «Jede meiner Hände übernimmt einen Teil der gesammelten Kraft. Damit werden die Hände schwerer und schwerer und sinken nach unten. Die Kraft strömt durch die Arme, über die Schultern in meinen ganzen Körper. Und die Hände werden schwerer und schwerer...» Dabei schlafe ich ein. Das Aufwachen ist dann wirklich freier, fast ohne das Gefühl, in der metallischen Hülle gefangen zu sein. Ich kann dadurch auch ohne Mühe übergehen auf die Grundübungen zuerst mit den Füßen, dann mit den Beinen, den Armen, dem Rücken.

Selbsthilfemöglichkeiten wie die Tiefenentspannung, autogenes Training, Meditation und ähnliche Methoden sind wichtige Voraussetzungen, um mit den schwerwiegenden Belastungen nach einer Operation besser zu Rande zu kommen und um die Lebenskräfte zu stärken. Gerade bei einem großen chirurgischen Eingriff, sei es wegen der Anforderungen an den ganzen Organismus durch die Operation selbst oder durch die Länge der Narkose, muß aber offenbar damit gerechnet werden, daß während einer möglicherweise großen Zeitdauer diese Selbsthilfemöglichkeiten massiv beeinträchtigt oder sogar verloren sind.

Traum vom 28./29. Mai 1993

An einer Straßenecke irgendwo in einer Stadt treffe ich auf Franz, meinen Freund aus der Kollegiumszeit. Wir gehen einige Schritte zusammen. Werner, unser Klassenkollege, kommt auch dazu. Er trifft eine Abmachung mit Franz. Einen Moment lang zögere ich, dann sage ich zu Franz: «Komm, ich möchte mit dir zusammen gehen.» Wir legen uns gegenseitig den Arm um die Schultern und ziehen los auf einen weiten Platz hinaus, auf den verschiedene Straßen münden. Wir sind jung, wir mögen einander, wir fühlen uns glücklich. Es tut so wohl, einen guten Freund zu haben.

Der Traum ist ein Beispiel für viele andere, wie das Zurückkehren der Lebenskräfte sich durch Bilder aus der Kindheit und Jugendzeit ankündigte, wobei oft alte Wünsche oder lange vergessene Erlebnisse wieder auftauchten und wie Wegweiser in noch zuwenig entwickelte oder erforschte Bereiche des Selbst wirkten.

Es ist verrückt, wie man immer wieder dem gleichen Fehlschluß erliegt: man habe etwas endgültig erreicht, wenn man es einmal getan hat oder wenn man an einem bestimmten Ort einmal angelangt ist. Gestern war mein Gewicht 74 kg, heute 74,2 kg (beim ersten Wägen drei Tage nach der Operation brachte ich noch 83 kg auf die Waage). Meine freudige Schlußfolgerung heute morgen: Jetzt ist alles überflüssige Wasser ausgeschwemmt, jetzt habe ich jenes Gewicht erreicht, das sozusagen meine Substanz anzeigt. Nach dem Mittagessen lege ich mich für die Siesta ins Bett, höre Musik, nicke dabei ein. Nach dem Aufwachen beabsichtige ich, aufzustehen und spazierenzugehen. Ich wache wieder mit einem metallischen Körpergefühl auf. Also spanne ich einige Male die Arm- und die Beinmuskeln zwei Sekunden lang möglichst stark an, mit einer Pause von jeweils zehn Sekunden dazwischen, um dadurch die tiefen Venen auszupressen, so wie der Physiotherapeut mich gelehrt hat. Dadurch komme ich in die Routine meiner Grundübungen. Daraus wird ein Ablauf, den ich «Mich-aus-dem-Bett-Arbeiten» nennen kann. Nun passiert etwas ganz Erstaunliches: In der Zeit der Übungen – innerhalb von vielleicht dreißig bis fünfundvierzig Minuten – schwemme ich mehr als einen halben Liter aus. Es ist, wie wenn durch die Muskelbewegungen überflüssiges Wasser aus meinen Gliedern mobilisiert würde.

29. Mai 1993, Spital Genf

Besuch von Imma, Bastian und Elina.

Schon während der ganzen Nacht, bei jedem Aufwachen, waren meine Gedanken ungeduldig auf die ersten Anzeichen der Morgendämmerung ausgerichtet, während des ganzen Morgens zitterte jede Faser in mir dem Besuch meiner Lieben entgegen. Scheu stehen sie dann im Türrahmen, Bastian und Elina, in mein Zimmer hineingeschoben von Imma. Ich kann es gar nicht erwarten, sie zu umarmen. Während sie nach den Vorschriften der Klinik unter der Aufsicht von Imma ihre Hände waschen und desinfizieren, verfolge ich jede ihrer Bewegungen angstvoll, durch einen Tränenschleier, als könnte sich ihr Bild plötzlich wieder in nichts auflösen. Ganz trocken die Begrüßung von Bastian, zurückhaltend von Elina: «Hoi Pappi.» Sie lassen sich anfassen, küssen, sind wirklich da. Sie wollen wissen, wie es mir geht, was ich mache. Bastian erkundigt sich schon bald nach den verschiedenen Schaltern und Kabeln, Elina prüft die Aussicht aus dem Fenster in den Hinterhof. Wir bilden miteinander ein kleines Universum voll pulsierenden Lebens, ich habe den Anschluß wieder dazu.

Nachdem sie am Abend gegangen sind, lege ich mich ins Bett, schlafe ein. Wie ich aufwache, ist wieder dieses unangenehme gefürchtete Körpergefühl da, das mich irgendwie lähmt, jede Bewegung verhindert, dieses metallisch kalte Ziehen in den Muskeln und in den Gliedern. Irgendwann beginne ich trotzdem mit dem Anspannen der Arm-, dann der Beinmuskeln und finde mich mit der Zeit unversehens in der von den Physiotherapeutinnen und Atemtherapeuten gelernten Routine. Wieder erlebe ich dieses erstaunliche Ausschwemmen von Wasser. Wie ich gerade am Aufstehen bin, kommt die Nachtschwester. Es ist schon elf Uhr vorbei, Zeit für die Medikamente.

Ich mache mich auf den Weg durch die Korridore bis zu einem Sitzplatz, der für mich eine Gehstrecke markiert, die ich eben noch schaffe. Nach dem Absitzen merke ich, daß die obere Leistungsgrenze mit dem hohen Puls wahrscheinlich erreicht ist, und richte mich darauf ein, mich mit Hilfe tiefer Bauchatmung zu erholen. Mir wird bewußt: Ich habe meinen Körper in einer Art lieb, daß ich jede der gelungenen, wieder frei erlebbaren Bewegungen genießen kann und deshalb auch die Kraft finde, um die Übungen bis an die Schmerz-/Leistungsgrenze und manchmal ein wenig darüber hinaus immer wieder erneut zu wagen.

Das läßt mich nachdenken über den Dialog zwischen Ahasver, dem ewigen Juden, und dem heiligen Franziskus bei d'Ormesson.[21] Ahasver stellt fest: «Du liebst alle Kreaturen, aber eine malträtierst du, nämlich deinen Körper.» Franz von Assisi antwortet: «Daß mein Bruder Körper mir verzeihe.»

Das scheint mir völlig im Gegensatz zu stehen zu dem Lobgesang von Franziskus, der eine solche Freude am Leben ausdrückt, wie ich sie jetzt wohl wie noch nie in meinem Leben zu empfinden vermeine. Erst der Gedanke an den heutigen Besuch gibt mir eine mögliche Erklärung: Die Wahl meines Lebenssinns ist meine eigene und ist verbunden mit der Liebe zu Imma und zu den Kindern. Auf eine solche bedeutsame Beziehung scheint sich Franz aus seiner Geschichte heraus nicht eingelassen zu haben, er entschied sich damit für einen Lebenssinn, der auf «Höheres» ausgerichtet war. Damit verlor aber der eigene Körper seine Bedeutung.

30. Mai 1993, Spital Genf

Heute morgen bei den Übungen der Gedanke, das Gebet: «Gelobt seist du, mein Herr, für meinen Bruder Leib, der mir so weh tut, der mir solche Schmerzen und Ängste und Sorgen bereitet, der mir so viel Befriedigung, Freuden und Möglichkeiten gibt.»[22]

Am Abend setze ich mich hin, um Briefe zu schreiben. Es sind alles Briefe an Frauen, die mir in dieser besonderen Zeit Zeichen der Anteilnahme und Unterstützung geschickt hatten. Auch aus meiner eigenen Familie sind es die Frauen: Mutter, Schwestern und Schwägerinnen, die sich erkundigten, von sich aus nachfragten. Die Frage taucht auf, wo denn die Männer, wo meine Brüder geblieben sind. Doch, es gibt sie auch, die Männer, die mir ihre freundschaftliche Sorge mitteilen und ihren Beistand anbieten. Lasse ich sie mir vielleicht weniger nahe kommen?

Bastian hatte sich gestern gewundert, ob denn im Spital niemand Unterhosen trage? Zuerst war es mir gleichgültig, es war sogar unumgänglich, nur das Spitalhemd zu tragen und dadurch natürlich den üblichen Regeln der Scham völlig zuwiderzuhandeln. Mit seiner Frage stieß mich Bastian darauf, daß diese Notwendigkeit eigentlich nicht mehr besteht. Wie Dr. M. dann am frühen Nachmittag zur Visite kommt, bin ich noch so froh, wenigstens meine Unterhosen zu tragen und damit meinen Fortschritt zu signalisieren, wundert er sich doch sehr, daß ich nicht zu meiner Familie nach Prangins gefahren bin. Er fragt mich, ob ich nicht vielleicht ein bißchen faul sei, was mich sehr irritiert. Ich erwidere, daß ich mich nicht als «faul» bezeichnen würde, eher als etwas langsam, und wage dann auch die Bemerkung, daß «faul» ein etwas starker Ausdruck sei. Wir kommen auf den Unterschied zwischen den beiden Begriffen «commode» und «paresseux» zu sprechen, und es stellt sich heraus, daß er mich als etwas «bequem» bezeichnen wollte. Ich rechtfertige mich, daß ich etwas kleinere Schritte nehme und größere Pausen benötige, als er sich das von mir wünschen würde. Er nimmt das wohl auf, aber der Stachel sitzt.

Nachdem er weggegangen ist, lehne ich mich im Bett zurück, setze den Kopfhörer wieder auf und versuche mich im Trost der Musik Beethovens wegtragen zu lassen. Dabei muß ich kurz eingenickt sein.

Beim Aufwachen weiß ich: «Jetzt mußt du dich anziehen.» Und wirklich: In meinem eigenen Trainer fühle ich mich entschieden kompakter, ein bedeutendes Stück mehr mich selbst.

Das Spiel mit den Worten «faul», «bequem» und «langsam» zeigt sehr schön, wie schnell und direkt die Patientensituation in längst vergangene Kindheitsmuster und Kindheitskonflikte führen kann. Meine älteste Schwester schrieb als Primarschülerin in einem Aufsatz: «Der Hans ist halt ein Langsamer. Auf den muß man immer warten.» Geduld war nicht meiner Mutter Stärke, und mit meiner Langsamkeit stellte ich für sie offensichtlich eine große Herausforderung dar, besonders weil ich als Mittlerer von sieben Kindern wohl den Alltagsfluß oft empfindlich gestört haben muß. In der Folge hatte ich mich dieser Ungeduld so stark angepaßt, daß ich nur noch tief in meinem Inneren eine Art phlegmatisches Selbstbild bewahrt habe, für den «Alltagsgebrauch» aber eher zu einem Beispiel von Hyperaktivität und Extraversion wurde. Eigentlich entspricht es mir aber immer noch sehr viel besser, mich mit Neuem lange zu befassen, bevor ich es richtig erwerben und integrieren kann. Das war auch nicht anders mit der neuen Leber und dem Wiedergewinnen meiner Gesundheit. Meine Langsamkeit stellte sich den Erwartungen von Dr. M. quer: Er hatte unter größtem persönlichem Einsatz und unter Aufwendung aller seiner Kräfte meinen Neuanfang ermöglicht. Sein Interesse war natürlich sehr groß, daß ich dieses wertvolle Ding, das er mir eingepflanzt hatte, auch optimal nutzte. Mein langsames Tempo mag für ihn manchmal wie fehlende Motivation, mangelnder Eifer, Faulheit ausgesehen haben. Aber ich brauchte einfach mehr Zeit, als es seinen Standarderfahrungen entsprach. Ich geriet da in einen inneren Konflikt, weil das genau jene Stelle traf, wo ich offenbar schon als Bub meiner Familie nie genügen konnte.

31. Mai 1993, Spital Genf

Ich habe wieder einmal einen gesunden Fußtritt bekommen, der mich entscheidend weitergebracht hat. Die Nachtschwester brachte mir gestern abend die Medikamente und sagte auf meine Bitte, mir ein Urinal zu bringen: «Es ist besser, wenn Sie sich bewegen und selbst zur Toilette gehen.» Sie sagt das in aller Freundlichkeit, aber ich fühle mich ertappt, der Bequemlichkeit überführt. Aber die Vorstellung, mehrmals in der Nacht die beschwerliche und schmerzhafte Expedition aus dem Bett auf die Toilette machen zu müssen, ist ganz unmöglich. Die Schwester läßt sich dann doch überreden, mir wenigstens zur Sicherheit ein Urinal in den Nachttisch zu stellen, nachdem ich sie vergewissert habe, daß ich es nur im Notfall benützen würde. Anfänglich muß ich alle dreißig bis fünfundvierzig Minuten für den Gang zur Toilette mühsam aufstehen, fluche jedesmal innerlich auf die Schwester und frage mich sogar, ob Dr. M. wohl die Order gegeben habe, so meiner Bequemlichkeit zu begegnen. Nach dem dritten oder vierten Gang zum WC merke ich, wie wohltuend es ist, mich wieder ins Bett zu legen, daß ich immer besser eine Lage finden kann, in der es mir bequem ist. Die Schlafzeit verlängert sich zunehmend. Schließlich muß ich mir eingestehen: Diesen Anstoß habe ich gebraucht. Ich hätte das nicht von alleine so gemacht. Damit hat sich auch der Groll in mir drin aufgelöst, und die Nachtschwester sagt lachend bei der Blutentnahme in der Frühe: «Vous savez, quelquefois il faut pousser les gens un peu.» (Wissen Sie, manchmal muß man die Leute etwas antreiben.)

Schon vor einigen Tagen wollte mir Schwager Oskar Zeitungen mitbringen mit der Absicht, mir wieder Zugang zum Geschehen in der Welt draußen zu verschaffen. Ich wehrte ab, bekam es richtig mit der Angst zu tun, daß der Informationsstrom mich hinaustreiben könnte ins offene Meer der Nachrichtenflut, in der ich dann ungeschützt herumgetrieben würde. Ich wußte, zuerst mußte ich die Kraft erwerben, um mir selbständig am Kiosk eine Zeitung zu besorgen.

Heute war es soweit. Nach dem Mittagessen rüstete ich mich wie für eine Reise. Ich schlüpfte in die Sandalen, zog den Morgenmantel an, steckte Geld in die Tasche, warf einen prüfenden Blick in den Spiegel und machte mich auf den Weg. Der lange Gang auf meinem Stockwerk war noch altbekanntes Gebiet. Auch die Treppe hatte ich bereits mehrfach begangen, um durch die Übung mehr Sicherheit in meine steifen Glieder und schnell schlotternden Gelenke zu bringen.

Ich steuerte wie ein überladener Lastkahn durch die immer dichter und geschäftiger dahintreibende Menge von Besuchern, Patienten und Personal. Nie war mir so bewußt gewesen, wie sehr ich darauf vertrauen mußte, daß alle Entgegenkommenden mir rechtzeitig auswichen. Oft schienen Kollisionen unvermeidlich, und doch steuerte ich wie durch ein Wunder unbehelligt auf den Kiosk zu. Ich hatte mir noch keine Gedanken darüber gemacht, welche Zeitung ich kaufen wollte, spürte aber instinktiv das Bedürfnis, in der mich umgebenden französischen Alltagssprache zu bleiben. Unwillkürlich fühlte ich mich angezogen durch den altbekannten Schriftzug von *Le Monde*, die ich während der Parisaufenthalte in meiner Jugendzeit mit weltmännischen Allüren gelesen hatte – als ob ich dadurch den Anschluß suchte an die selbstverständliche Kraft meiner Jugend. Nach dem Bezahlen wurde ich immer mutiger, faßte als nächstes die Kaffeebar ins Auge, besorgte mir einen Kaffee, wagte mich Schritt für Schritt in die Halle hinaus, wo ich mich aufatmend an einen kleinen runden Tisch niederließ.

Erst jetzt konnte ich meine Augen auf Einzelheiten in meiner Umgebung richten: den sportlichen Blondschopf mit seinem komplizierten Gestell, der seine beiden Arme in Gipsschienen hielt, umgeben von einem ganzen Hof junger, laut schwatzender und lachender Leute; das grauhaarige dürre Männchen, das sich an seinem fahrbaren Infusionsständer festhielt wie ein Versinkender; die beiden prallen Frauen, die sich über den Rollstuhl einer unbeteiligt in die Ferne starrenden Patientin hinweg mit erhitzten Gesichtern ihre Leidensgeschichte erzählten.

In der Stille meines Zimmers breite ich die Zeitung aus, lese die Schlagzeilen: «Pologne, élections anticipées» – «L'Italie après l'attentat de Florence» – «Clôture des élections au Cambodge» – «La Chine en proie au développement sauvage». Zuerst habe ich das Gefühl, wieder ein Stück Verbindung zum Leben, zur Welt, in der ich lebe, gewonnen zu haben. Schon bald stelle ich aber fest: Die Welt hat sich zwar weitergedreht und scheint doch stehengeblieben zu sein: dieselben Konflikte, Kriege und Kämpfe, die gleichen politischen Spiele, Intrigen, Katastrophen, Terrormeldungen. Die täglichen Mühen und Nöte der vielen auf dieser Welt haben sich nicht verändert. Wenn auch für mich – und gleichzeitig sicher für unzählige einzelne

– alles wie neu und unwahrscheinlich lebendig erscheint, aufs Ganze bezogen sind so kleine Zeiträume nicht einmal wahrnehmbar.

1. Juni 1993, Spital Genf

Obwohl eigentlich alles gut geht, fühle ich mich heute abend irgendwie lustlos und depressiv, suche nach den kleinen Dingen, die nicht als weitere Fortschritte zur Genesung gedeutet werden können: Blutwerte, die stagnieren oder eine Tendenz zur Verschlechterung anzeigen könnten; während des Tages eine Zeitlang so dünner Stuhl, daß ich in die Hosen machte; das mühselige Gehen in den Korridoren im immer gleichen schleppenden Gang, der nicht leichter werden will; die von Wasser geschwollenen Beine am Abend. Und trotzdem hat es heute doch viel Bewegung gegeben, die ich als Terraingewinn sehen könnte. Für das Mittagessen holte mich Franco, ein Studienfreund, ab, und wir gingen in ein sympathisches, ruhiges Lokal in der Nähe, wo ich mit recht gutem Appetit speiste und vor allem wieder einmal beim Essen ein Gegenüber hatte, mit dem ich ein gutes Gespräch pflegen konnte über Themen, die mich im Augenblick sehr beschäftigten.

Wir kamen auf die Unterschiede zwischen medizinischem und therapeutischem Handeln zu sprechen: Der chirurgische Eingriff kann immer nur einen Teil der Behandlung, der Heilung leisten, die notwendige Ergänzung dazu bildet die Integrationsarbeit, die dem Patienten selbst abgefordert wird. Bei mir geschah dies erstmals in jenen Nächten, in denen ich Atemzug um Atemzug meine neue Leber über die Schranke zwischen Tod und Leben zu transportieren hatte. Mehr noch aber in den darauffolgenden Wochen und Monaten, in denen es galt, mein neues Leben – das Leben mit der fremden, aber bereits eigenen Leber – mit dem Leben vorher zu verknüpfen. Sicher kamen mir dabei alle jene Erfahrungen zu Hilfe, die bis dahin als Auseinandersetzungen mit Fremdem mein Leben bereichert hatten. Dazu gehören Erinnerungen aus meiner Kindheit ebenso wie die Begegnungen mit Fremden und Fremdem im Erwachsenenleben.

Fremdes löst immer gleichzeitig Faszination und Angst aus,

Anziehung und Abstoßung. Wie zentral diese menschliche Erfahrung ist, zeigt sich bei der sogenannten Achtmonatsangst des kleinen Kindes, das sich Fremden gegenüber plötzlich scheu und ängstlich verhält, während es sich bis dahin Unbekannten gegenüber unbefangen zeigte. In seiner neuen Erkenntnis des Unterschiedes zwischen «Fremd» und «Vertraut» wurzelt die Neugier, die aber erkauft werden muß mit Angst. Die Neugier ist der Antrieb zum Erwerb von Neuem, die Angst treibt das Kind zurück in die Arme der Mutter. Jede Begegnung mit Neuem, Unbekanntem baut auf diesem Grundmuster auf: Kindergarten, Schuleintritt, fremde Welten. Um die Früchte der Neugier ernten zu können, muß immer Angst bezwungen werden. Die Transplantation ist eine Verbindung von Fremd und Eigen, es geht um Integration oder Abstoßung. Das, was in meinem Bauch passiert, kann nicht losgelöst geschehen von den Vorstellungen, die sich in meinem Kopf festgesetzt haben. Gleichzeitig verhelfen mir meine Bilder von Fremd und Eigen dazu, mich mit dem riesigen neuen Organ in meinem Bauch zu befreunden, auch wenn ich weiß, daß es nie mein eigenes sein wird.[23]

2. Juni 1993, Spital Genf

Diese Nacht wieder Schlaf in vielen kleinen Portionen. Jedesmal wenn ich aufstehen muß, um aufs WC zu gehen, überfällt mich der Kopfschmerz, der sich am späten Abend eingenistet hat. Nach der Morgendämmerung zeigt sich das Stück Himmel, das ich von meinem Bett aus sehe, grau und trostlos. Heute morgen ist das Kopfweh fast weg, die depressive Stimmung lastet weniger schwer.

Im Laufe des Morgens hellt sich meine Stimmung weiter auf. Das Gewicht ist noch einmal um mehr als ein Kilo gesunken. Ich habe guten Appetit beim Frühstück. Die Morgenwäsche und die Körperpflege gelingen mir immer besser, sind weniger beschwerlich. Zum erstenmal ist heute keine Blutentnahme vorgesehen. Beim Verbandwechsel zeigt sich, daß alle Wunden sehr schön am Heilen sind.

Jetzt ist es Zeit, radfahren zu gehen. Ich treffe Mme R. auf dem Weg in den Übungsraum. Sie erkundigt sich, wie es mir geht und wann ich voraussichtlich das Spital verlassen werde. Ich erwäge zunächst den

Donnerstag der nächsten Woche, frage mich dann, ob es nicht schon am Montag möglich wäre.

Nach der Siesta habe ich so richtig Zeit, meine Aufbauübungen zu machen. Das gibt mir neue Gewißheit, daß ich auf meine bedächtige Art, sozusagen im Berglerschritt, am sichersten vorankomme.

Mit Dr. M. habe ich heute ein ausführliches Gespräch über bevorstehende und bestandene Gefahren:

— Wie kann eine Abstoßungsreaktion frühzeitig erfaßt werden? Die Blutkontrollen müssen in den ersten zwei Monaten nach Spitalaustritt mindestens alle zwei Wochen gemacht werden.
— Eine Infektion muß sofort behandelt werden. Am zweiten Tag erhöhter Temperatur muß an Cytomegalie gedacht werden, die häufigste Infektion nach Lebertransplantation.
— Bei Kopfschmerzen muß ich sofort an erhöhten Blutdruck denken, als Nebeneffekt der Cyclosporin-Behandlung. Allenfalls wird es nötig sein, ihn medikamentös zu senken.
— Die Nierenfunktion scheint immer noch etwas beeinträchtigt, was sich in einem erhöhten Kreatininwert niederschlägt. Wichtig ist, immer genügend zu trinken, damit die Gefahr einer Hyperkaliämie gebannt werden kann. Das heißt auch, Bananen und Orangen, die recht viel Kalium enthalten, vorläufig eher zu meiden.

Auf meine Frage erzählt mir Dr. M., daß er während der Operation zusätzlich drei bis vier Stunden aufwenden mußte, um meine Leberarterie zu ersetzen, deren Intima offenbar geschädigt war. Gleichzeitig mußte er eine Verbindung konstruieren zu den drei Leberarterien der Spenderleber. (Das macht jetzt auch eine Arteriografie nötig, um sicher zu sein, daß alle Arterien durchgängig sind, keine Verengung durch die Narben entstanden ist und kein Verschluß eines Astes durch ein Koagulum stattgefunden hat, was eine Weiterführung der Antikoagulation für drei Monate nach sich ziehen würde.) Als er die arterielle Gefäßrekonstruktion beendet und auch alle anderen Gefäßanschlüsse des Portalvenensystems vollendet hatte, wurde die neu angeschlossene Spenderleber durch Aufhebung des Kollateralkreislaufs durchblutet. In diesem Moment stand mein Herz still.

Dr. M. führte sofort eine Herzmassage mit dem Handballen seiner linken Hand durch, so stark, daß er riskieren mußte, mir dabei Rippen zu brechen. Dazu kamen sofort Elektroschocks von seiten der Anästhesie. So wurde erreicht, daß der Blutdruck nie unter 70 mm Hg sank, das heißt die Gehirndurchblutung gewährleistet blieb. Das war ein Moment großer Belastung und Anspannung für alle Beteiligten. Dr. M. verstauchte sich dabei das linke Handgelenk.

Mein Abendspaziergang führt mich wieder in den kleinen Park ganz in der Nähe. Doch es ist heute zu kalt, um mich mit der Zeitung auf der Bank niederzulassen. Ich schaue zum Spital hoch und kann das Fenster meines Zimmers lokalisieren – es ist ein seltsames Gefühl, meine Kabine, meine kleine Welt, von außen zu betrachten.

3. Juni 1993, Spital Genf

Es ist verrückt, wie fragil die Sicherheit noch ist. Zwar ist der Terraingewinn auch nachts eindeutig: Ich mußte jetzt nur noch vier- bis fünfmal aufstehen; die Schlafzeiten dehnten sich dadurch bis zu eineinhalb Stunden aus. Das Aufstehen fiel mir entsprechend leichter. Und doch finde ich mich beim Aufwachen heute morgen mit dem Gefühl des Käfers wieder, der starr, hilflos und ohnmächtig, wie betäubt, auf dem Rücken daliegt.

Wie hilfreich ist doch die Routine, um aus einer solchen Lage herauszukommen! Heute morgen begann ich damit, mich dem Atmen zuzuwenden, bis ich fast unwillkürlich in einer konzentrierten Atemübung engagiert war, die sich dann wie von selbst in andern Körperübungen fortsetzte.

4. Juni 1993, Spital Genf

Es ist schwierig zu beten: «Gelobt seist du, Gott, für meinen Bruder Leib»,
wenn um vier Uhr morgens, auf dem WC sitzend, der Bauchschmerz mich fast überwältigt,
die Gedärme auslaufen,
meine Glieder sich anfühlen wie nach einer großen Schlägerei.

Und doch ist es dieser Satz, der sich in meinem Gehirn festgesetzt hat,
seit ich aufgewacht bin
mit dem Schmerz
und dem Drang im Gedärm.
Sind es diese Worte, an denen ich mich festhalte wohl in der Gewißheit,
daß ich da durch muß
daß die Worte, das Gebet,
auch einen Weg weisen
zur Zeit danach.
Und wenn es nur schon das gute Gefühl ist, mich wieder zwischen den kühlen Leinen ausstrecken zu können,
erleichtert.

Für den Abend holt mich Elisabeth nach Prangins[24]. Was für eine Freude: wieder in einem Garten herumzustreifen, zwischen den Beeten, Büschen und Bäumen. Meine noch vorsichtig gesetzten Schritte auf dem weichen Rasen zu spüren, eine kleine Böschung hinunterzuschreiten und an der hintersten Gartenecke wieder langsam, langsam hinauf. Ein leichter Wind streichelt meine Wange. Die Abendsonne wärmt mich.

Stehenbleiben bei einer Rose, die in voller Pracht erblüht ist, und ihren süßen Duft einatmen; verweilen bei einem Jasminbusch, dessen erste, blendendweiße Blüten sich geöffnet haben; sitzen inmitten des Kräuter- und Gemüsegartens, eingehüllt vom Duft des Thymians; das Zwitschern und Singen der Vögel hören, die Stimmen meiner Schwester und ihrer Kinder; den Himmel über mir sehen.

Wie ist das Leben schön.

5. Juni 1993, Spital Genf

Die Blutwerte verbessern sich weiter. Ich fühle mich kräftiger nach den ersten Morgenstunden mit all den kleinen Schritten, die auf das In-den-Tag-Treten einstimmen.

Dr. M. betont immer wieder seine Botschaft: «Sie sind gesund. Die Medikamente und Kontrollen sind nur dazu da, Erkrankung zu verhüten beziehungsweise frühzeitig zu erkennen. Dabei gilt es, aufmerksam zu sein, aber nicht ängstlich.»

Die Arteriografie ist für Dienstag vorgesehen, so daß ich voraussichtlich am Donnerstag nach Hause gehen kann. Natürlich muß ich das alles Imma mitteilen. Das erste Telefon, bei dem sie den Schlußpunkt setzt: «Auf dem Herd beginnt etwas anzubrennen.» – Auch zu Hause ist der Alltag wieder wichtig.

Den Abend habe ich bei meinem Studienfreund Franco und seiner Familie verbracht.

Schön, einfach dabeisein zu können, einbezogen zu sein in die kleine Familie meines alten Freundes. Es tut gut, respektiert zu sein im Bedürfnis, mich zwischendurch zurückzuziehen, Ruhe zu finden, mich zu erholen.

Schön, wie bald ein Kontakt entsteht mit der kleinen, zweijährigen Laura-Lou. Wie sie mir ihr Bauernhofpuzzle zeigt, die Tiere benennt. Wie sie zwischen ihrer Puppe unter dem Tisch, der Mama in der Küche und mir herumtrippelt, plappernd, fragend, lachend. Wie sie irgendwann später sich nahe zu mir setzt, um sich das Rotkäppchen vorlesen zu lassen, wie sie mich mit geschlossenen Augen dösen läßt, wie sie den Eltern in der Küche mit leiser Stimme erzählen geht, daß ich noch schlafe.

Schön ist das Gespräch am sorgfältig und geschmackvoll gedeckten Tisch, gut tut es, die vertraute Atmosphäre, das Spiel der Freundschaft wieder erleben zu können: einander ernsthaft zuhören und dann auch lachen, schmunzeln, einander herausfordern in unterschiedlichen Ansichten.

6. Juni 1993, Spital Genf

Die Nacht war wieder lange und anstrengend, der Einstieg in den Morgen mühsam, mit Kopfschmerzen, die mich lähmen. Ich scheue vor jeder Bewegung zurück, zögere das Aufstehen hinaus. Wie ich dann nicht mehr anders kann, als mich aus dem Bett zu hieven, merke ich, daß der Schmerz im Kopf nicht, wie befürchtet, stärker wird, sondern eher nachläßt. Ein langsamer Aufbau dann in den Vormittag hinein mit Hilfe der Routine, zuerst mit Pausen, in denen ich immer wieder wegdöse.

Imma hat noch einmal den langen Weg nach Genf gemacht, um das Wochenende mit mir zu verbringen. Urs und Katharina sind extra hergereist, um Bastian und Elina nicht sich selbst zu überlassen. Imma erzählt mir, daß die beiden deshalb eine Italienreise abgesagt haben. Unsere Familiensituation hatte Katharina an ihre eigene Kindheit erinnert. Als Zwölfjährige erlebte sie, wie ihr Vater nach einem Herzinfarkt notfallmäßig nachts von zu Hause mit der Ambulanz abgeholt wurde. Ihre Mutter begleitete ihn ins Spital, blieb bei ihm in seiner Agonie. Katharina blieb alleine zurück, war während drei Tagen praktisch sich selbst überlassen in dem leeren Haus. Ihre Mutter kehrte dann ohne den Vater nach Hause zurück. Katharina konnte ihn nur noch an seinem Grab besuchen. Deshalb war es ihr so wichtig, uns mit unseren Kindern behilflich zu sein.

Den ganzen Tag kann ich mit Imma verbringen, mit ihr ausgehen in die Stadt, durch den Rosengarten wandern, den See entlang.

Wieder mit dir zusammensein,
dich spüren, dich berühren,
dich riechen,
deine Stimme hören,
in deine Augen schauen.
Mit dir die Welt außerhalb zurückgewinnen.
Merken, wie sehr ich noch auf dich angewiesen bin.
Wenn ein großer, breiter Kerl mit Tätowierungen auf seinen muskulösen Armen direkt auf uns lossteuert und die Angst vor einem Zusammenstoß mich erfaßt.
Oder wenn wir an einem jungen Mann vorbeigehen, der sich neben seinem City-Bike im Deckel der Fahrradklingel sein Kokain erhitzt und uns zuruft: «Ich bin gleich wieder unterwegs, es ist nicht gut, lange am gleichen Ort zu bleiben. Bald habe ich euch wieder eingeholt», und ich ihn zuerst so (miß?)verstehe, daß er mich bedrohe.
Mit dir die Eindrücke wieder teilen zu können.
Sei es das stille Einverständnis der überwältigenden Pracht der uralten Bäume im Park,
sei es der Hinweis auf eine besonders schöne Blüte,
sei es die gemeinsame Beobachtung der unwahrscheinlichen Vielfalt der Menschen in dieser internationalen Stadt.

Oder der kleine Hund, dem es mit seinem überbordenden Spieltrieb gelingt, eine ältere Dame eine ganze Zeit lang dazu zu verführen, ihm einen Tannenzapfen wieder und wieder zuzuwerfen, obwohl sie das speicheltriefende Ding mit immer spitzeren Fingern anfaßt.
Mich neben dich ins Gras hinzulegen, meinen Kopf in deinem Schoß bergen zu können.
Dein Gesicht über mir, in deinen Augen das blasse Blau des weit über uns gewölbten Himmels.

7. Juni 1993, Spital Genf

Imma ist noch hiergeblieben, um mit mir zusammen vor dem Austritt Dr. M. zu sprechen. Wir brauchen diese Zeit der Fragen und der Antworten, damit wir auch den nächsten Schritt, außerhalb des Spitals, wagen können.

Die Kontrolluntersuchungen sollen in der ersten Zeit dicht, dann in immer größeren Abständen erfolgen. Die Resultate der vom Hausarzt durchgeführten Blutproben kann ich jeweils telefonisch mit jemandem vom Transplantationszentrum in Genf besprechen. Kontrollen in Genf sind grundsätzlich drei, sechs, zwölf Monate nach der Operation und dann jährlich vorgesehen. Erst anläßlich der Sechs-Monate-Kontrolle wird der Kerr-Drain[25] entfernt werden. Bei all diesen Kontrollen gilt es, den Risiken möglichst frühzeitig auf die Spur zu kommen:

1. Infektionen. Vor allem das Cytomegalie-Virus ist zu fürchten.
2. Abstoßungsreaktion.
3. Nebenwirkungen der Medikamente, vor allem Blutdruckerhöhung und Gewichtszunahme. Die Nebenwirkungen können zum einen in Grenzen gehalten werden durch die Kombinationsbehandlung mit drei Medikamenten, weil so die Einzeldosen niedriger gehalten werden können, und zum anderen durch das «Monitoring», das heißt die stufenweise Reduktion der Medikamente bei günstigem Verlauf. Gleichzeitig liegt es auch in meiner Möglichkeit, durch reduzierte Salzeinnahme und kontrolliertes Essen diesen Nebenwirkungen zu begegnen.
4. Reinfektion (erneute Infektion) durch das Virus der C-Hepatitis:

Die bisher bekannten Fälle zeigen nur eine geringfügige Leberzellschädigung.

5. Während die Leberarterie sich üblicherweise nicht verzweigt, traf Dr. M. bei der Transplantation auf eine Dreiteilung der Spenderarterie. Daher mußte er nebst der Leberarterie auch die Magen- und die Milzarterie zu Hilfe nehmen, um den Anschluß der Spenderleber an meinen Arterien-Kreislauf zu konstruieren. Durch eine Arteriografie sollte deshalb nachgeprüft werden, ob sich ein genügender Kollateralkreislauf für die Versorgung von Magen und Milz ausgebildet hat. Dr. M. stellt klar, daß die Arteriografie uns vermehrte Sicherheit geben kann, daß sie aber nicht unbedingt erforderlich ist und ich diese Untersuchung auch ablehnen kann.

6. Wegen der Dreiteilung der Leberarterie des gespendeten Organs stellt sich bei mir noch eine spezielle Frage. Besonders beachtet werden muß die Durchblutung der Leber, weil durch die Dreiteilung die Gefahr einer Gefäßverengung größer ist. Falls sich Hinweise auf eine derartige Verengung finden würden, müßte eine Gefäßerweiterung mittels Katheter versucht werden und/oder ich müßte zur Blutverdünnung eine Zeitlang ein Blutverdünnungsmittel einnehmen.

7. Eine weitere außergewöhnliche Frage stellt sich bei mir wegen des Herzstillstands während der Operation. Dr. M. versichert uns, daß mein Herz gesund sei. Der Stillstand sei als Nebenwirkung bei der Neudurchblutung der transplantierten Leber zu erklären, möglicherweise als Reaktion auf Reste der Konservierungslösung, die einen verhältnismäßig hohen Kaliumgehalt aufweisen mußte.

Zur Weitergabe an den Hausarzt bringt mir Dr. M. das heute gemachte Thorax-Röntgenbild. Er ist sehr zufrieden damit, alles zeigt sich wieder ohne Auffälligkeiten. Es finden sich keine Zeichen mehr für Flüssigkeit im Pleuraraum, und auch die Atelektasen haben sich aufgelöst. «Vous avez bien travaillé» (Sie haben gut gearbeitet), sagt er zu mir mit einem Lächeln und einer anerkennenden Geste.

Wenn ich es nicht schon x-fach erlebt hätte in den verschiedensten Situationen mit Patienten seit meiner Studienzeit, dann wüßte ich es jetzt aus der eigenen Erfahrung als Patient: Der gute Arzt ist notwendigerweise auch ein guter Lehrer. Das gleiche gilt wohl für alle Berufsleute, die mit Menschen zu tun haben, die in irgendeiner

Art und Weise – und sei es auch nur vorübergehend – abhängig von ihnen sind.

Negativbeispiele gibt es immer genügend. Während des vierwöchigen Spitalaufenthaltes in Genf hatte ich allerdings sehr viel Glück. Es sind mir nur wenige Leute in Erinnerung, die durch ihre Arbeit, beziehungsweise ihr Verhalten, wirklich «daneben» waren. So der Pfleger auf der IPS, der mich im Vollbewußtsein seiner eigenen Kraft völlig überrumpelte, indem er mich ohne vorherige Absprache einfach aus dem Bett wuchtete. So die eine Schwester, die alles mit lustloser Routine tat, sich so schnell ihrer Aufgaben entledigte, daß keine Gelegenheit entstand, Fragen zu stellen, und die jeden schüchternen Hinweis auf irgendein dringendes Bedürfnis auch gleich wieder vergaß. (Vielleicht hatte sie aber auch einfach einen schlechten Tag?) So der Arzt, der während seiner Visite nur an Teilen von mir interessiert war, wie zum Beispiel den Beinödemen, dem Gewicht, den Leberwerten auf den Tabellen.

Es gab auch Begebenheiten, die unangenehm waren oder bei denen eine fachgerechtere Handhabung vieles hätte leichter machen können. So die Atemübungen mit dem Cipape auf der IPS, wo das Pflegepersonal offensichtlich nicht instruiert war, wie die Beatmungsmaske richtig angelegt wird, damit sie nicht schmerzt. So der anfangs fehlende Hinweis, wie ich als Bauchoperierter eine richtige Technik entwickeln kann, um aus dem Bett aufzustehen und mich ins Bett zu legen, ohne die Bauchmuskeln zu belasten.

8. Juni 1993, Spital Genf

Die Nacht schleppt sich dahin, mühselig und endlos, obwohl ich mit zufriedener Müdigkeit zu Bett gehen konnte. In immer engeren Kreisen kriecht die Zeit um mich herum, wie ein finsteres Reptil, das mit immer drückenderen Bindungen mich einschließt und zu erdrücken droht. Mein Körper wird mir immer mehr zum Gefängnis.

Und dann die Mutlosigkeit beim anbrechenden Tag, die unüberwindbare Schwere der schmerzenden Glieder, die schiere Unmöglichkeit, mich zu bewegen, das dumpfe Gefühl der Hoffnungslosigkeit. Und dann trotz allem der Beginn einer Bewegung, die sich zögernd wiederholt, das Reifen des Entschlusses, den Atem zu vertiefen. Dann aufzusitzen gegen den Widerstand jeder Faser meines Körpers und meiner Sinne.

Irgendwann das Bewußtsein, daß die Brust freier wird, daß ich die Luft wieder voll und – ich wage es mir noch kaum einzugestehen – mit Genuß einatmen kann.

Es ist unglaublich: Regelmäßig mache ich die Erfahrung, daß ich mich nach den Atem- und Bewegungsübungen deutlich besser fühle, viele schmerzhafte Verkrampfungen und Einschränkungen sich aufgelöst haben, die Stimmung sich hebt. Aber ebenso regelmäßig ist das Wissen um diese Erfahrung verschwunden, wenn ich «im Loch» bin. Wenn es gilt, etwas zu tun, um aus «dem Loch» herauszukommen. Die Übungen erscheinen mir dann als eine übergroße Aufgabe. Ich kann mir nicht vorstellen, genügend Kraft zu mobilisieren, um überhaupt anzufangen. Nur die kleinen Schritte retten mich dann, der Versuch, etwas kleines Erstes zu tun und dann weiterzuschauen, darauf aufzubauen.

Die Arteriografie ist vorüber. Die Angst vor dem Einstich der Nadel in die rechte Lende hielt sich in Grenzen. Das Resultat der Untersuchung belohnt mich für die durchgestandene Mühe: Alles ist o. k. Vier Stunden lang muß ich jetzt auf dem Rücken liegen, ohne das rechte Bein zu bewegen.

Die Erkenntnis ist zum Allgemeingut geworden: Das Neugeborene ist nicht nur angewiesen auf gute Nahrung und Pflege. Es benötigt für sein Überleben auch der Summe all dessen, was wir unter einer guten Mutter verstehen. Meine sehr persönliche Erkenntnis ist: Die Operation ist meine zweite Geburt, das Spitalteam meine gute Mutter. Immer wieder muß ich daran denken, daß ich nicht nur durch den außerordentlichen technischen Standard der Einrichtungen, die Fertigkeiten und Fähigkeiten des ganzen Personals, die hohe Sachkunde, den intensiven Einsatz aller verfügbaren materiellen und personellen Ressourcen überleben konnte. Entscheidend war es für mich auch zu spüren, mit wieviel Interesse, Aufmerksamkeit und Respekt die Arbeit verbunden war, die mir zugute kam.

Selbständigkeit und Selbstverantwortung konnte ich nur deshalb neu entdecken, weil mir das Team die nötige Zeit einräumte, mir aber auch die Hilfe anbot, wo ich sie benötigte. Wie beim Aufwachsen des kleinen Kindes gab es dann eine Zeit, in der es wichtig wurde, daß mir die Hilfen nicht mehr so selbstverständlich zur Verfügung standen, sondern auch wieder Forderungen nach vermehrter Selbständigkeit gestellt wurden.

Vergleichbar mit der Aufgabe der Loslösung in der Eltern-Kind-Beziehung wird es dann wichtig, die Übergabe der vollen Verantwortung auch entsprechend vorzubereiten und schließlich den Schritt zu wagen, den Patienten loszulassen mit dem Risiko, daß er seine Möglichkeiten der Nutzung nicht oder ungenügend ausschöpft. Vielleicht können Schuldzuweisungen oder Schuldgefühle (bei Pflegepersonen und Patienten) als Ausdruck der nicht gelungenen Übergabe/Übernahme verstanden werden.

Unumgänglich ist es, die Angehörigen in diese Überlegungen miteinzubeziehen. Gerade in den ersten Tagen auf der IPS kann es überlebensnotwendig sein, eine nahestehende Person zur Verfügung zu haben. Warum nicht den Patienten in der Vorbereitungszeit fragen, welche Person ihm als Besucher in diesen ersten Tagen am wichtigsten ist, und die Person dann auch bevorzugt zulassen? Wie kann diese Person am besten in die ganze Arbeit einbezogen werden, wie kann sie unterstützt werden? Wie kann sie mithelfen, jene Personen im Beziehungsnetz des Patienten zu erkennen, die besondere Hilfe benötigen? Wie schnell können Probleme, wie sie als Folgen meiner Krankheit und Operation bei meiner Familie auftraten, zu einer völligen Überforderung führen und sich in einer gravierenden Art fixieren.

Am Ende meines vierwöchigen Spitalaufenthaltes war ich wieder so weit, daß ich das Erfahrene auch kritisch würdigen konnte: Gerade jene Helferinnen und Helfer tragen entscheidend zur Heilung bei, die einerseits bereit sind, die Bedürfnisse des Patienten nach Pflege und Aufgehobensein ernst zu nehmen, anderseits aber den Patienten in seiner Selbständigkeit zu fördern wissen. Später wurde ich in dieser Meinung bestärkt durch das schon erwähnte Büchlein von Bernie Siegel *L'Amour, la médecine et les miracles*[26], das mir der Physiotherapeut empfohlen hatte. Siegel praktiziert als Chirurg in New Haven und lehrt an der Yale Universität. Aus einer zunehmenden Unzufriedenheit mit seinem Beruf interessierte er sich für die Kräfte, die wirksam waren bei sogenannten Spontan- oder Wunderheilungen von – aufgrund medizinisch dokumentierter Diagnosen – unheilbar Kranken mit aussichtsloser Prognose, die sich erholten und wieder ein befriedigendes Leben führten. Er stellte fest, daß es diesen Leuten offenbar gelang, innere Kräfte zu mobilisieren, die sie erfolgreich für die Bekämpfung der eigenen Krankheit einzusetzen wußten. Oft gerieten sie dadurch aber in Konflikt mit verschiedenen Vertretern des Medizinalsystems. Aufzuzeigen, wie solche Konflikte kreativ genutzt werden können, ist ein wichtiges Anliegen des Buches von Siegel.

10. Juni 1993, Kreuzlingen

Mit den gewohnten langsamen und vorsichtigen Schritten schreite ich in den Tag der Heimkehr hinein. Was haben die Meinen alles durchgemacht in dieser Zeit! Imma hat mir schon vieles erzählt von den schlimmen Stunden und Tagen während und nach der Operation:

Von Jussi, der während all dieser Wochen nicht Klavier spielte und 6 kg Gewicht verlor. Von Elina und deren tagelangem Bauchweh. Von ihrem Nachtwandeln, ihrem extrem werdenden motorischen Tic mit der auffallenden Kieferspannung und dem heftigen Blinzeln. Von Bastians fehlendem Appetit, seinen Bauchkrämpfen und seinem Durchfall.

Aber auch, wie jedes der Kinder seine Kräfte mobilisierte, um sich wieder aufzufangen.

Heimreise mit Imma. Gespräch über die Abreise von zu Hause. Warum es mir so wichtig war, allein zu reisen nach Genf. Wie Imma mich schließlich bis Zürich begleitete. Wie ich bis Bern Musik hörte, Abstand gewann. Das Muß des Briefeschreibens, zuerst an Imma, dann an jedes einzelne der Kinder. Die Erkenntnis im nachhinein, daß es Abschiedsbriefe waren. Erzählung dann, wie ich die Reise zu Ende brachte bis zum Beginn der Anästhesie.

Da sitzt einer im letzten Zug von Zürich nach Genf. Das Wetter ist stürmisch, Regenböen klatschen gegen die Fenster. Lange Zeit schaut er nur ins Dunkel hinaus, folgt mit dem Blick den

silbernen Spuren der Regenbahnen auf den Fensterscheiben. Dann nimmt er Briefpapier und Federhalter. «Liebste: Vielleicht ist das meine letzte Reise. Vielleicht kehre ich nicht mehr nach Hause zurück ...»
Das könnte der Anfang einer Geschichte sein. Oder das Ende.

Für mich begann so die Reise ins Unbekannte, Ungewisse. Eine Reise, die mir über weite Strecken erst sehr viel später erzählt werden mußte, weil ich sie selbst nicht bewußt erleben konnte. Eine Reise, die mich in ein neues Leben führte, das wieder einmündet in viele alte Bahnen.

Teil 2

Leben mit dem geliehenen Organ

«Dem Höhepunkt des Lebens war ich nahe,
da mich ein dunkler Wald umfing und ich,
verirrt, den rechten Weg nicht wieder fand.
Wie war der Wald so dicht und dornig,
o weh, daß ich es nicht erzählen mag,
und die Erinnerung daran mich schreckt.
Viel bitterer kann selbst der Tod nicht sein.
Doch um das Gute, wie es dort mir wurde,
zu zeigen, kommt das andre auch zum Wort. –
Ich weiß nicht recht, wie ich hinein geriet,
war nach und nach so schläferig geworden,
bis daß ich abkam weit vom rechten Weg.
Als ich dann aber vor dem Hügel stand,
allwo die Schlucht im Wald sich endlich auftat,
die mir das angstbeklommne Herz bedrängte,
blickt ich empor und sah die Kurven schon
des Bergs umhüllt vom strahlenden Gestirn,
das jedem seine Wanderpfade sichert.
Und jetzt entspannte sich die Angst ein wenig,
die mir so jammervoll die ganze Nacht
im Innersten des Herzens sich verkrampfte.»

Dante Alighieri: Die Göttliche Komödie,
1. Gesang, 1. Vers

Das Wiedererfinden des Alltags

Um meinen Neuanfang zu finden, fuhr ich ans Ende der Welt, nach Braunwald, wo das Tödimassiv dem Menschen eine schier unüberwindliche Schranke baut. Der vierkantige Berg hat – sprachlich – nichts mit dem Tode zu tun. So meint jedenfalls der Ortsnamenforscher Fritz Zopfi, der den Gemsjägern genau auf den Mund schaute, die ihrer Beute in die steinigen Höhen nachstiegen: «Sie gingen i't'Ödi» (in die Öde) (*Berge* 1994).

Die karge, stille Bergwelt brauchte ich als Umgebung, um meinen zusammengeflickten Leib und meine verwirrte Seele wieder in Einklang miteinander zu bringen.

29. Juni 1993, Braunwald

Gestern war es, wie wenn das Glarnerland mit seiner ganzen Wucht in meinen Kopf hineingefahren wäre: Der Kopfschmerz saß in meinem Schädel fest wie ein Fels, erdrückend, unbeweglich. In der Nacht hatte ich nicht einmal mehr die Energie, den Versuch zu wagen, mich zu entspannen. Als ob ich dadurch die Lage noch hätte verschlimmern können. Am Morgen erglänzte dann der strahlend blaue Himmel, begrenzt durch die mächtige Arena des Tödimassivs. Begrenzt auch durch eine geballte Föhnfront, die mir wie ein Gegenbild in der Natur erschien zu der Schmerzfront in meinem Kopf.

Heute abend ist mein Kopf so frei und unbeschwert wie der Blick in einen klaren, unberührten Bergsee.

Der Fahrt nach Braunwald waren zwei Wochen zu Hause vorangegangen, ein Zeitabschnitt, gekennzeichnet durch ein langsames Herantasten an das bereits verloren geglaubte Altbekannte, das sich immer wieder als überraschend neu erwies. Eigentlich war ich in dieser Zeit noch gar nicht richtig da, war ich so sehr mit mir selbst, der täglichen Pflege, dem Beobachten meiner wiedergewonnenen kleinen Welt beschäftigt, daß ich nur wenig dazu kam, meine Gedanken darüber zu Papier zu bringen.

Stundenlang streifte ich durch den Garten, begleitet von Halli, unserer Appenzellerhündin, setzte mich auf die Eingangstreppe zu den Heckenrosen, die wir vor drei Jahren aus Kälö, unserem Inselparadies in den finnischen Schären, mitgebracht hatten. Oder ich schaute den Kaninchen zu, die sich mit großem Eifer auf das mitgebrachte harte Brot stürzten. Überall fanden meine Augen Dinge und Stellen, die mich zum Tun, zum Anpacken aufforderten. Aber gleichzeitig war ich noch wie ein Fremder oder ein Gast, der sich nur auf das Schöne einlassen konnte, dessen Wahrnehmung nur die Gerüche der Blumen, das Grün der Büsche, den sanften Wind im Schatten zuließ. Ich verweilte auch bei dem kleinen Apfelbaum, der sich kräftig eingewachsen hatte an der Südecke des Hauses und der bereits fünf kleine Früchte trug, war ergriffen von der noch nahen Erinnerung an den Frühling, als ich ihn pflanzte. Vorsichtig ging ich auch bereits nach wenigen Tagen daran, die nähere Umgebung zu erkunden. Nach einigen Tagen machte ich einen zaghaften Versuch, mit dem Fahrrad in den Quartierstraßen zu fahren. Anfänglich noch schwankend – und froh, daß mir die ganze Breite der Straße zur Verfügung stand –, hatte ich die Lenkstange schon bald sicherer im Griff und fühlte meine Zuversicht wachsen, daß ich mich auf dem Weg zu größerer Selbständigkeit befand.

Erst viel später begriff ich, daß diese Zeit für mich nicht nur das Wiederfinden des Alltags nach der Transplantation bedeutete, sondern auch den tiefen Einschnitt markierte, der seit den Studien von Jacques Elliot (1965) die «Midlife-crisis» genannt wird: Die alten Ziele waren endgültig überholt; die eigene Existenz hatte sich als äußerst brüchig erwiesen; das Leben hatte ich zwar gerade eben noch einmal geschenkt bekommen, aber das neue Terrain war noch völlig ungewiß; die Frage nach dem Sinn dieses Lebens stellte sich um so drängender.

In diesen Tagen und Wochen in Braunwald bewegte ich mich wie in einer Probewelt, in der ich neu gehen lernte, nicht nur –

was ich zielstrebig und mit erstarkenden Muskeln auch lustvoll betrieb – mit meinem neu zusammengesetzten Körper, sondern – wie ich erst im nachhinein realisierte – auch mit meinem ganzen Wesen. Meine Aufmerksamkeit war denn auch mit geschärften Sinnen auf die Bilder dieser «Probewelt» gerichtet.

30. Juni 1993, Braunwald

Über Grotzenbüel zum Ortstockhaus.

Die junge Wirtin zieht den Stecker des Bügeleisens heraus, legt das eben fertig gebügelte Wäschestück in den Korb neben dem Bügelbrett, das sie mitten in der Gaststube aufgestellt hat, und kommt zu dem runden Stammtisch, an dem sich der einzige Gast niedergelassen hat. Mit einer leichten Handbewegung streicht sie über die Tischplatte, um einen unsichtbaren Krümel wegzuwischen, und fragt mich nach meinem Wunsch. Die niedrige Gaststube atmet den Geist von lärmigen, feuchtfröhlichen Alpfestabenden. Auch jetzt wird die Stille der mächtig um die Hütte sich auftürmenden Bergwelt ertränkt in der angestrengten Volkstümlichkeit aus dem Radio. Die Wand ist dekoriert mit den obligaten Gemsgeweihen, daneben einem breiten, aus Holz geschnitzten Wurzelmännchen-Gesicht, das überdacht ist mit einem turmartigen Hut. Auf einem schmalen Gestell stehen einige Rotweinflaschen und ein einfacher Zinnkrug mit den dazugehörigen sechs Bechern. Die Gaststube wird unterteilt von einem schmalen Gestell, in dem eine mächtige Treichel hängt, ein überdimensioniertes Exemplar jener Souvenirkuhglocken, die in jeder Touristenauslage – vom Hinterwaldkiosk bis zum Jet-set-Shop am Flughafen – den Besuchern von der heilen Hirtenwelt künden. Die dampfende Gerstensuppe stärkt mich schon durch ihren kräftigen Geruch, und mein Appetit wird noch gesteigert durch das frische Schwarzbrot mit der dicken Kruste.

1. Juli 1993, Braunwald

Über die Bächialp zum Oberblegisee.

An einer Art Baracke ist ein überdachter, nach einer Seite offener Verschlag angebaut, der Platz bietet für einige Tische und Bänke.

Davor im Freien vier oder fünf weitere lange Tische mit eisernen Gestellen, auf beiden Seiten grobgeschreinerte Bänke. Auf jedem Tisch Plastikeimerchen «Für einen sauberen Tisch» und einige Aschenbecher. Auf der Bretterwand ein Schild: «Für mitgebrachte Speisen wird pro Person 3 Fr. berechnet. Der Bächiwirt.» Die Bächiwirtschaft ist menschenleer. In dem offenen Verschlag bewegen sich zwei kräftige nackte Beine direkt unter der Decke auf einer Leiter. Ich denke noch, die Serviererin sei wohl ein rechtes Mannsweib, da erweist sich der vermeintliche Rock als die kurze blumige Hose eines kleingewachsenen, etwas vierschrötigen Mannes mit graumeliertem Bürstenschnitt, der sich – von der Leiter heruntergestiegen – zuerst noch lange in dem Verschlag zu schaffen macht, bevor er dem einzigen Gast ein brummiges «Grüezi, was sölls si?» zuruft.

Auf dem Rückweg begegne ich einer Frau mit ihren vier Kindern, die in etwa das gleiche Wandertempo einhalten wie ich. Zwei Buben sind schneller und immer ein schönes Stück weit voraus. Der Älteste trägt meist den Familienrucksack und ist der Mutter mit dem kleinen Mädchen behilflich. Auf längeren Wegstrecken begleiten mich die beiden vorauswandernden Buben und kommen so mit mir ins Gespräch.

Herr O. sitzt im Eßsaal jeweils am Tisch in der Ecke. Seine grauen Haare sind kurz geschnitten, sorgfältig gekämmt. Er wirkt geschäftsmäßig, effizient, wie wenn er an einem Bürotisch beim Bearbeiten von wichtigen Akten säße. Während des Essens spricht er nicht, konzentriert sich ganz auf die korrekte Handhabung des Bestecks. Aber in den Pausen zwischen den Gängen werde ich zum unfreiwilligen Mithörer seiner Geschichten: über seine Wanderungen, bei denen nur die Zeitdauer zählt, über seine Herzoperation, über seine großen Reisen...

5. Juli 1993, Braunwald

Mit dem Besuch von Imma, Bastian und Elina hatte ich mich schon während der ganzen Woche innerlich beschäftigt, hatte sie in Gedanken auf meine täglichen Wanderungen mitgenommen, hatte sie auf besonders eindrückliche Felsformationen, Höhlen und Baumriesen aufmerksam gemacht. Hatte mit ihnen über die Namen von Alpenblumen gerätselt und war mit ihnen vor Ameisenhügeln stehengeblieben. Ich hatte sie in meinen Gedanken aufgefordert, genau zu beobachten, wie die Kühe das Gras abreißen, wie sie, breit auf der Weide hingelagert, gemächlich wiederkäuen und am späten Nachmittag mit prall gefüllten Eutern den Alphütten zustreben.

Am Samstag war es dann soweit. Wir ließen uns von der Sesselbahn auf den Gumen hinauftragen und erlebten miteinander auf der Höhenwanderung den Zauber der Bergwelt in der Spätnachmittagssonne. Atemlos beobachteten wir ein von Elina entdecktes Murmeltier, wie es sich mit schnellen fließenden Sprüngen nur wenige Dutzend Meter entfernt über den Abhang bewegte, lange Zeit, bewegungslos auf seinen Hinterbeinen sitzend, bolzengerade vor einem Höhleneingang verharrte und dann mit einer blitzartigen Drehung verschwand. Staunend betrachteten wir einen tiefschwarz glänzenden Lurch, den Bastian auf dem lehmigfeuchten Weg gefunden hatte und der emsig immer wieder über seine Finger hinauszukriechen versuchte. Wir begeisterten uns mit den Kindern über die gelbe Spinne, die sich mit ihrer Farbe zur Tarnung an die gelbe Blüte ihrer Wirtspflanze angepaßt hat, über den schwarzen Käfer, dessen Panzer im Sonnenlicht unerwartet tiefblau aufleuchtete, über die Ameisen, die mit unerhörtem Einsatz das Ungetüm eines halb vertrockneten Wurmes schleppten, über jeden Falter und jede feinbehaarte Raupe. Es war eine Freude, teilhaben zu dürfen an der Aufmerksamkeit und am Interesse der Kinder.

Unüberhörbar nagte in mir aber auch das Bedauern über meine Unfähigkeit, den Kindern die Namen dieser Wunder der Natur nennen, geschweige denn ihnen über die Tiere und die Pflanzen, ihre Stellung in der Bergwelt, ihre Beziehungen und Verbindungen zueinander erzählen zu können. Die Feststellung, wie wenig ich meinem Idealbild eines Vaters nachgelebt hatte, wurde mir schmerzhaft bewußt. Um so mehr beglückte mich die Erkenntnis, mit wieviel Zuwendung und selbstverständlichem Einsatz Imma und die Kinder mich in dieser Zeit unterstützt haben.

Mit verstärkter Sensibilität waren meine Sinne nach der Operation ausgerichtet auf alle Begebenheiten und Begegnungen, immer auf der Suche nach Ansätzen zur Auswertung, Neubewertung, um Anhaltspunkte für das neue Fundament meines wiedergewonnenen Lebens zu finden. Darin wird auch die Verbindung mit der Sinnkrise der Lebensmitte deutlich: Auswertung der bisherigen Lebensweisen, der bisher gemeisterten und nicht gemeisterten Anforderungen, des bisher Erreichten und Nichterreichten und in der Folge Neubewertung der aktuellen Lebensumstände und Lebensziele.

6. Juli 1993, Braunwald

Heute machte ich den bereits zur Gewohnheit eingespielten frühmorgendlichen Gang von meinem Hotel ganz oben im Dorf durch Wiesen und Wälder, vorbei an den verstreut am Berghang liegenden Chalets und Ferienhäusern bis zur Kurklinik ganz unten. Frau B., die Laborantin, bestand wie immer fürsorglich darauf, daß ich es mir auf der Liege bequem machte, und entnahm das für die Untersuchung notwendige Blut. Nach dem Blutdruckmessen und dem Wägen war ich wieder entlassen. Den Weg zurück unterbrach ich bei der Bergstation des Bähnchens, wo ich bei Tee und «Gipfeli» meine Morgentabletten einnahm. Frischer Kaffeeduft durchzog den Raum. Einige Männer aus dem Dorf standen an der Theke und verhandelten ausführlich die Tatsache, daß die neuesten Zeitungen noch nicht eingetroffen waren. Die Sorge um das pünktliche Eintreffen der neuesten Nachrichten schien mir in meiner besonderen Situation übertrieben, unverständlich fern und abgespalten von allem, was für mich bedeutungsvoll war. Ich betrachtete die Leute wie Akteure auf einer Bühne. Jeder hatte seinen zum voraus festgelegten Auftritt, spielte mit in einem Spiel, das schon irgendwo niedergeschrieben war. Mein Auftritt als Zuschauer auf dieser Bühne war im Text nicht vorgesehen.

Kurz nach zwei Uhr reißt mich das Surren des Zimmertelefons aus dem Mittagsschlaf. Frau B. teilt mir die Resultate der heutigen Blutprobe mit. Ich notiere: Bilirubin 34, Gamma GT 296, Alkalische Phosphatase 163, ASAT 94. Mit jedem Wert, den ich aufschreibe, scheint sich mein Kopf etwas mehr aufzublähen, bis ich in einem unwirklichen Raum schwebe, in dem diese Zahlen vor meinen Augen herumtanzen und Purzelbäume schlagen. Von weither kommt die

Stimme von Frau B.: «Haben Sie alle Werte verstanden?» – «Ja, ich werde jetzt in Genf anrufen. Vielen Dank.» Meine Antwort kommt völlig automatisch.

Die Laborwerte, die mir Frau B. mitgeteilt hat, geben wichtige Hinweise über die Funktion der Leber. Die Werte sind alle deutlich erhöht, was auf einen beschleunigten Zerfall von Leberzellen hinweist. Das bedeutete für mich etwa gleich viel wie die Nachricht am 1. Mai 1986, daß aus dem geschmolzenen Kernreaktor Tschernobyl Radioaktivität entwichen sei, die sich einer unermeßlichen Wolke gleich bereits auch über weite Gebiete der Schweiz ausgebreitet habe. Die damalige Bedrohung war genauso ungreifbar, unsichtbar, nicht abschätzbar. Es gab Werte, Zahlen, abstrakte Angaben, die ihre Ernsthaftigkeit aus Mitteilungen von nicht überprüfbaren Quellen bezogen. Nur eines war sicher: Das Leben selbst stand in Gefahr.

7.–10. Juli 1993, Spital Genf

Ultraschall
Cholangiografie
Leberbiopsie

Außer diesem kurzen Hinweis finde ich in meinem Tagebuch über diese Julitage in Genf kein Wort eingetragen. Als ob diese Zeit nicht hätte stattfinden dürfen, diese Tage der Angst. Ich verharre mit pochendem Herzen auf der Untersuchungsliege unter dem Sucher des Ultraschalls, ich erdulde die tief zwischen die untersten Rippen eindringende Nadel der Leberbiopsie, liege unter dem mächtigen Rund des Röntgenschirms und warte dann während der lange sich dahinziehenden heißen Sommertage, das stumm in mir drin liegende Organ befragend, wartend wie auf ein Urteil in einem Prozeß, in dem mir weder Ankläger, noch Verteidiger, noch Richter bekannt waren.

Der Entscheid dann, daß ich mit einer hohen Dosis Cortison behandelt werden soll, mein Drängen auf schnelle Entlassung auch gegen die Bedenken von Dr. M., der mich nur widerwillig ziehen ließ mit dem Versprechen, alle zwei Tage aus der Kurklinik in Braunwald die Blutwerte zu übermitteln und bei Verschlechterung der Werte sofort wieder nach Genf zu reisen.

12. Juli 1993, Braunwald

Bergwanderung. Gemächlicher Aufstieg durch den Wald. Plötzlich die Sicht frei auf das Berghaus, zu dem ich hochsteigen will, weit über mir. Ein schmaler gewundener Pfad windet sich hoch. Eine unüberwindbar scheinende Strecke Wegs. Schaffe ich das? Und ganz automatisch die Antwort: «Das schaffe ich nie.» In dieser Antwort steckt der ganze Ballast der Erinnerungen an alle jene Wegstrecken, die sich je als Anforderung vor mir auftaten. Warum diese Mutlosigkeit, dieses Absacken, dieses Erlahmen der eben noch vorhandenen Kräfte, diese plötzliche Schwere, dieses fehlende Vertrauen in die eigenen Fähigkeiten? Woher tönt diese unerbittliche Forderung «Da hinauf mußt du gehen», «Reiß dich zusammen»?

Was erstickt die Zuversicht und Vorfreude auf ein vorgenommenes Ziel? Offenbar bin ich wieder in einem der Wellentäler angelangt, in die man nach einer schweren Operation immer wieder geraten kann. Da stellt sich mir die Frage: Muß ich denn überhaupt hochsteigen? Nein, ich muß nicht. Ich blicke rund um mich: Mächtige Tannen betrachten mich aus uralten dunklen Gesichtern, die mit struppigem Flechtenhaar umrahmt sind; entlang des vor mir liegenden Pfades blinzeln einige Sonnenröschen aus dem steinigen Erdreich. Warum nicht so viele Schritte tun, wie mir behagt? Warum nicht einen Schritt nach dem andern tun? Im «Berglerschritt», langsam und fest einen Fuß vor den andern setzend, spüre ich Kraft in den Beinen, strömt Sicherheit in meinen ganzen Körper, gehe ich ganz auf im Rhythmus der gleichmäßigen Bewegung.

14. Juli 1993, Braunwald

«Je n'aurai pas le temps de m'exprimer...
oh, quelle chaleur nauséabonde.
Une lassitude s'est emparée de moi.
Je n'aurai pas le temps de m'exprimer...»[27]

Unversehens versetzt mich dieser Text, den ich vertont vom Basler Komponisten Thüring Bräm in einem Konzert der Braunwalder Musikwoche höre, in die schwüle Stimmung der IPS. Das Gemisch von Hoffnungslosigkeit, Sich-völlig-gehen-Lassen, Aufgeben, Nur-nicht-kämpfen-Müssen mit einem Gefühl des «jetzt oder nie», den imperativen Stimmen «Beweg dich», «Tu etwas gegen den Schmerz», «Achte auf deinen Atem». Das Hindämmern über einem Sumpf von Sinnlosigkeit und Getriebenwerden. Das Sich-Anhängen an die daraus aufsteigenden Blasen von auftauchenden Ansätzen zu Aktivität, beginnend mit der Bewegung der Zehen, die dann irgendwann hinführte zu einer gezielten Übung der Beine. Oder das Rotieren von Wortfetzen und Bruchstücken von Sätzen, die sich irgendwann zu einer sinnvollen Beschreibung zusammenfügten. Die Anstrengung, die dabei jede auch noch so kleine Bewegung bedeutete. Mein Tag war von frühmorgens bis spätabends nur schon durch die alltäglichen Erfordernisse (Hygiene, Essen und Trinken, Atem- und Bewegungstherapie) so angefüllt, daß für das Fassen von formulierbaren Gedanken und später für das Aufschreiben dieser Gedanken kaum noch Zeit blieb. «Je n'aurai pas le temps de m'exprimer.»

Die Strudel der Streicher, über die sich die Stimme der Sopranistin wie ein klagender Wind bewegt, ziehen mich mit ihren hypnotischen Kreisen in die gleiche Unauflöslichkeit der Stimmung auf der IPS, deren strudelnde Bewegung sich zuerst unmerklich, dann wie durch eine schicksalhafte Wendung von Licht und Schatten plötzlich sichtbar in das Funkeln eines Kleinods verwandeln kann.

16. Juli 1993, Braunwald

Schon in seinem vorbereitenden Workshop zu der heutigen Matinée an der Braunwalder Musikwoche hat der Violinist Stan Dodds Beispiele aus dem Solostück «uhrwerk» von Thüring Bräm gespielt. Bräm sprach davon, wie er sich bei dieser Komposition vom Film «Clockwork orange» hatte beeinflussen lassen, einem Film, der Entstehung, Fortlauf und Steigerung von Gewalt und Destruktivität wie diktiert durch eine programmierte Zeitmaschine darstellt. Heute höre ich das ganze Solostück zusammen mit anderen Werken von Bräm und Mozart. Von der treibenden Kraft dieser Musik angestoßen, läßt mich die Frage nicht mehr los, wie ich selbst in der Zeit drin stehe.

Bin ich selbst nicht mehr als ein winziges, unbedeutendes Rädchen im großen Zeitgetriebe? Woher kommt dann dieses – überhebliche? scheinbare? – Bewußtsein, ich selbst zu sein, das heißt unverwechselbar, nicht austauschbar, einzig?

Wenn ich die gewaltige Gestalt des weißgekleideten Tödi anschaue oder auf einer meiner Bergwanderungen von einem Grat in die jähe Tiefe blicke, dann wird mir nicht nur schwindlig wegen der Gewalt des Naturschauspiels. Es ist eine Art metaphysisches Grausen, das mich packt, mich, das kleine Nichts im Anblick von Zeugen jahrmillionenalter Geschichte. Und dann gibt es diese Momente, in denen ich per Du bin mit den Bergen, ein Zwiegespräch mit ihnen pflege aus einem Glücksgefühl heraus, das mich alles andere vergessen läßt.

Pascal hat das Gefühl in Worte gefaßt: «Bedenke ich die kurze Dauer meines Lebens, aufgezehrt von der Ewigkeit vorher und nachher; bedenke ich das bißchen Raum, den ich einnehme, und selbst den, den ich sehe, verschlungen von der unendlichen Weite der Räume, von denen ich nichts weiß und die von mir nichts wissen, dann erschaudere ich und staune, daß ich hier und nicht dort bin; keinen Grund gibt es, weshalb ich gerade hier und nicht dort bin, weshalb jetzt und nicht dann. Wer hat mich hier eingesetzt? Durch wessen Anordnung und Verfügung ist mir dieser Ort und diese Stunde bestimmt worden? Das ewige Schweigen dieser unendlichen Räume macht mich schaudern.»[28]

Das spontane Selbstgefühl ist wohl etwas, was man als zeitlos bezeichnen kann: Die Frage nach einem Anfang oder einem Ende stellt sich gar nicht, wenn es mir gutgeht, wenn ich mich wohl fühle, wenn ich mit mir und meiner Umgebung im Einklang bin. Diesem Bild des Einklangs mit sich selbst und seiner Umgebung begegnete ich heute, als ich in der Abendsonne zur Alp hochstieg. Schon von weitem hörte ich die breit und voluminös gesetzten Harmonien eines Alphorns, sah dann den grauhaarigen Mann auf einer kleinen Plattform stehen, umgeben vom Panorama der Glarner Alpen, wie er Ton für Ton wohlgesetzt in die Abendluft entließ. Ich werde in das Gefühl versetzt, daß die Zeit stehengeblieben ist, hier Zeit gar keine Bedeutung hat. Und nichts kann besser als diese Töne den flüchtigen Charakter des Moments deutlicher machen: Ein Ton ist schon vergangen, wenn er entsteht. Die Beständigkeit des Tons erweist sich als Illusion, die ich dadurch so lange wie nur möglich aufrechtzuerhalten versuche, daß ich den Ton in meinem Kopf fortklingen lasse, ihm in meinen Gehirnwindungen eine Resonanz verleihe über die Zeit hinaus.

Mein Gefühl war, mit der Fahrt nach Genf und zurück in völlig unbekannte ferne Welten gereist zu sein. Durch meine Reise in die Erholung nach Braunwald und die immer wieder nötig werdenden Reisen nach Genf bin ich immer wieder daran erinnert, daß ich auch weiterhin unterwegs bin, unterwegs als Wandernder und Reisender, der in seiner eigenen, eng abgesteckten Welt immer wieder an den gleichen Orten vorbeikommt, aber jedesmal als ein anderer. – Das Leben als «endlose Reise von dem, was wir zu sein scheinen, zu dem, was wir sind» (Huphreys 1960).

Nach einem so existentiellen Einbruch, wie ihn eine Transplantation darstellt, stellt sich auch die Frage der Autonomie wieder ganz neu. Die große Abhängigkeit von Ärzten und Pflegepersonal macht es unumgänglich, sich erneut mit den Autoritäten des bisherigen Lebens auseinanderzusetzen.

«Keiner ist größer als irgendwer sonst», sagt Kopp (p. 193). Paracelsus meint wohl dasselbe, wenn er lehrt, jeder müsse zuerst auf sich selbst hören und sei nicht eines anderen Knecht. Das ist allerdings nicht einfach, im Gegenteil. Es scheint weniger angst zu machen, immer wieder an die gleichen Granitfelsen zu geraten, sich an ihnen zwar die Nase blutig zu schlagen, oder beim Versuch, sie zu überwinden, auch einmal ernsthaftere Unfälle zu riskieren, als sich plötzlich vor einem offenen Feld zu sehen, das keine Wegweiser hat, keine vorgetretenen Pfade und Wege, und zu dem es keine Landkarte gibt. «Wenn niemand größer ist als ein anderer, an wen kann ein Mensch sich dann wenden? Wenn wir alle gleich stark und gleich schwach, gleich gut und gleich schlecht sind, was bleibt uns dann?» (Kopp, p. 163). Wenn mir niemand mehr den Weg weist, wonach soll ich mich dann richten?

Die Alternativen sind zwar jetzt nicht: das felsige Gelände der eigenen Geschichte oder das offene Feld einer frei gewählten Zukunft. Auf meiner Wanderung bewege ich mich unweigerlich in meiner eigenen Welt. Ob ich es wahrhaben will oder nicht: Die Berge und Täler meiner Heimat mit allen schwer zu erreichenden Aussichtspunkten und drohenden Abhängen und Schluchten sind Teil meiner Welt. Wenn ich kämpfe, dann kämpfe ich mit mir selbst. Wenn ich mich befreie, befreie ich mich von mir selbst. Nur: Was hat das alles für einen Sinn?

«Kein Sinn, der von außerhalb unserer selbst kommt, ist wirklich.» (Kopp, p. 162) «Wir alle sterben bald; eigentlich ist nichts wichtig. Warum also nicht ruhig einmal versuchen, alles zu tun, was wir können, um unseren eigenen Sinn in unser Leben zu bringen? Frei sein heißt doch nur: nichts zu verlieren haben.» (Kopp, p. 167)

Wenn ich mich von der Vorstellung befreien kann, mich gewissen Autoritäten unterwerfen oder sie überwinden zu müssen, dann muß ich ja auch von der Vorstellung Abschied nehmen, selbst größer als andere zu sein. Das Streben nach eigener Größe erweist sich dann als sinnloses Unterfangen. Ein wichtiger Mann zu sein in der Gemeinde, etwas Bedeutendes zu schaffen, einen maßgebenden Beitrag für die Menschheit zu leisten ... Solche Ziele erweisen sich als Fata Morgana. Was bleibt?

Das Ziehen quer über meine Bauchdecke entlang der Operationsnarbe erinnert mich bei jedem Atemzug daran, daß es den Chirurgen gelungen ist, mich in der Mitte entzweizuschneiden und mit ihrer Kunst wieder so zusammenzufügen, daß ich weiterlebe. Was den Chirurgen gelungen ist, sollte mir doch Mut machen, darauf zu vertrauen, daß auch die freiliegenden Fadenenden meiner entzweigeschnittenen Lebensgeschichte wieder sinnvoll verknüpft werden können. Im Moment überwiegt jedoch die Mutlosigkeit. Es sind so viele offenliegende Fäden, meine Gedanken laufen so durcheinander, daß es mir unmöglich scheint, ein sinnvolles Muster zu finden. Ich stelle nur fest: Das Muster meines bisherigen Lebens kann/will ich nicht weiterführen. Doch die Ideen für meinen weiteren Weg sind undeutlich, wirr. Wie kann es mir gelingen, Verbindungen zwischen dem Überholten und dem wirren Neuen zu finden?

Liegt die Schwierigkeit vielleicht darin, daß ich mit meinem Leben etwas Bleibendes schaffen wollte, etwas, was herausragt aus dem Gewöhnlichen? Und die Wahrheit ist, daß ich nichts Außergewöhnliches erreicht habe in meinem bisherigen Leben? Das war bisher auch nicht so entscheidend, konnte ich mich doch in der Gewißheit wiegen, noch alle Zeit der Welt zur Verfügung zu haben. Bis zur Operation konnte ich meine Lebensgeschichte als offene Geschichte, quasi als Geschichte ohne Ende, denken. Das Streben nach eigener Größe gab mir das Gefühl, unsterblich zu sein.

So wie Krankheit mich bisher nur als Problem «der anderen» berührte, so begegnete ich dem Tod zwar auf vielfältigste Art, der Gedanke an den Tod war jedoch nicht mit meiner eigenen Existenz verbunden. Als zwölfjähriger Bub stand ich am Totenbett meines Großvaters. Ein starkes Bild ist mir in Erinnerung geblieben: wie das wächserne Weiß seines ehrwürdigen Kopfes und seiner endgültig ruhenden Hände sich kaum abhob vom blendenden Weiß des Linnens, in das er gebettet lag, bis er vom schwarzen Friedhofsgespann zum feierlichen Begräbnis gefahren wurde. Ich hob auch, zusammen mit meinem Cousin, den schweren Deckel vom Sarg meines Onkels, der in der Friedhofskapelle aufgebahrt worden war, um das Gesicht dieses Mannes noch einmal betrachten zu können, der mein Leben in mannigfacher Weise beeinflußt hatte. Ich saß am Bett meines sterbenden Vaters, dem ich mich nie hatte so verbunden fühlen können wie in diesen letzten Stunden seines Lebens. Sein Tod führte mich zwar zu dem Gedanken, daß ich wohl jetzt zu jener Generation gehörte, die «als nächste dran war». Aber das blieb ein «Kopfgedanke», der wie ein leichter Morgennebel spurlos verschwand, sobald ich mit dem nächsten Schritt wieder im Alltag drin war.

So lebte ich im Wissen darum, daß der Tod zum Leben gehört. Aber ich war nicht gemeint.

Meiner bisherigen Lebensgeschichte wurde durch die Operation ein Ende gesetzt. Welchen Nachruf habe ich zu schreiben?

Nach-Ruf

Gilt der Nachruf dir, der du gegangen bist? Oder gilt er denen, die weitergehen und denen ich nachrufen will, sie sollen sich Zeit nehmen, um mit mir einen Blick zurückzuwerfen auf die Lebensgeschichte des Johann Rudolf Müller von Näfels, Gatte der Irma Nienstedt?

Was soll, was möchte ich dir hintennach rufen?

Zur Unzeit hast du dich weggeschlichen, mitten aus angefangenen und nicht abgeschlossenen Aufgaben. Vieles hast du angerissen, angestoßen, aufgewirbelt, in Unruhe versetzt. Dabei hast du nicht bedacht, daß das alles deine Möglichkeiten, deine Fähigkeiten übersteigt. Daß du immer wieder neue «Kreditkonti» eröffnet hast, ohne dich um die Deckung zu kümmern. Daß du jenen, denen du dich als Vater, Ehemann, Therapeut, Kollege verpflichtet hast, nur unvollendete Pläne, offene Versprechen, unerledigte Aufgabenberge zurückläßt. Daß deine Erben allenthalben nur ungedeckte Checks und «Schuldscheine» vorfinden.

Du hinterläßt eine Familie mit zwei erwachsenen Söhnen, deren Ausbildung noch nicht abgeschlossen ist, und mit zwei minderjährigen Kindern, die für ihr Heranwachsen noch auf einen Vater angewiesen sind. Du läßt eine Frau zurück, der du ein Versprechen fürs Leben gegeben hast, von der du vieles auf Kredit bekommen hast in der Erwartung, daß du mit ihr gemeinsam den Weg weitergehen willst, den ihr miteinander begonnen habt.

Zurück bleibt eine Praxis, in der du viele Verträge auf Zeit eingegangen bist, Begleitungen bei Lebensentwürfen, bei Problemlösungs-Skizzen begonnen hast. Zurück bleiben Erwartungen in politisch und gesellschaftlich engagierten Kreisen. Zurück bleiben hochfahrende Pläne, übergroße Projekte, Laufmeter angesammelter Akten und Papiere, zu Planungsruinen verurteilt, deren Entsorgung du anderen überläßt.

Und du schleichst dich ab, verschwindest einfach, steigst aus all diesen Versprechen, Verpflichtungen, Plänen und Projekten aus. Mit Blick auf den von dir angesammelten Schutt ist es vielleicht auch gut, daß das ein Ende hat. Die Entsorgung ist dann auf das begrenzt, was jetzt sein muß. Dem Aufwühlen und Aufwirbeln und Aufreißen und Ansammeln wird damit ein Punkt gesetzt. Ja, geh dann, geh!

Hinter dieser Art des Nachrufens versteckt sich wohl ein von Zorn und Enttäuschung geprägter Versuch, dich zurückzurufen, damit du deine Verpflichtungen einhalten, deine Pläne verwirklichen, deine offenen Konten ausgleichen könntest. Es versteckt sich dahinter aber auch die schmerzhafte Erkenntnis, daß das nicht möglich ist. Dein Weggang hat dich ja der Frage enthoben, wofür alle die angefangenen Dinge, Aktivitäten, Engagements gut sein sollen. Dein Weggang hat die Frage nach dem Sinn deines Strebens, deiner Tätigkeiten überdeckt. Dein Zurückkommen würde diese Frage unumgänglich machen, würde ein Überprüfen, ein Abwägen erfordern, das in der Folge alles verändern würde, vielleicht im vergleichbaren Maß, wie dein Weggang das tut.

Die Aufgabe der Lebensmitte und die Aufgabe nach einer Transplantation sind sich sehr ähnlich: Die Betroffenen sind aufgerufen, die Suche nach dem Sinn des Lebens aufzunehmen.

Die Frage nach dem Wozu, nach dem Sinn stellt sich erst im Angesicht des Todes. Die Selbstverständlichkeit des (jungen) Lebens bedarf keiner Begründung. Die Zeit des Lebensaufbaus, das Hinarbeiten auf konkrete Ziele, Karriere, Geld, Macht, kommt aus ohne die Frage nach dem Sinn. Erst vor dem sich abzeichnenden Tod begleitet die Sinnfrage alles Denken und Handeln, alles Sein wie einen Schatten. Rechtfertigung des Lebens und Sinn des Lebens bezeichnen deshalb auch zwei grundsätzlich verschiedene Sichtweisen: Die Rechtfertigung des Lebens ergibt sich von selbst aus der Biologie beziehungsweise aus der evolutionären Kraft, die dem Leben selbst innewohnt. Der Sinn des Lebens hingegen stellt sich jedem als Aufgabe, der er sich immer weniger entziehen kann, je deutlicher er sich seinem eigenen Tod gegenübersieht. Plötzlich zu realisieren, daß der Tod als unausweichliche Tatsache auch einen persönlich betrifft, mag ein entscheidender Auslöser der «Krise der Lebensmitte» sein.

In einem Aufsatz über die Sinnkrise der Lebensmitte schreibt der Luzerner Psychiater Laemmel (p. 1450): «Es ist typisch für unsere westliche Kultur, daß wir in erster Linie danach suchen, was in unserem Tun zu verändern sei. Eine neue Partnerin oder ein neuer Partner, berufliche Veränderung, geographische Translokation und Koordinatenveränderungen sollen zu einer Lösung führen. Die Lösung beruht aber in erster Linie auf einem innerpsychischen Vorgang, einer Neubewertung des Errungenen und einer Veränderung in der Perspektive, mit der wir unser Leben betrachten.»

Jacques Elliot benennt in *Death and the Mid-Life-Crisis* das zentrale Thema der Krise: die Resignation. «Dabei empfiehlt er zur Überwindung derselben eine Neudefinition dieses Begriffs nicht mehr im Sinne von sich traurig mit etwas begnügen, das man selbst als ungenügend betrachtet, sondern ein Sich-Zufriedengeben mit den gegebenen Umständen, ein Sich-Entspannen (‹relax!›) und Aufhören mit dem bis jetzt geführten intensiven Konkurrenzkampf, dem Bedürfnis, immer der Erste und Beste sein zu wollen.» (nach Laemmel, p. 1448) Auch eine Transplantation rührt an diese tief reichende Frage nach dem Sinn des Lebens.

18. Juli 1993, Braunwald

Das Leben als Geschichte. Solange ich meine Geschichte erzähle, solange lebe ich. Eigentlich könnte das genügen. Warum genügt mir das nicht? Woher diese Idee, dieser Wunsch, dieses Bedürfnis, daß meine Geschichte nicht einfach mit einem Schnitt ende, sondern weitergehe? Woher dieses Grausen angesichts der Millionen, Milliarden von vergangenen Menschengeschichten? Woher dieses Schwindelgefühl beim Gedanken an alle diese abgeschlossenen Schicksale? Liegt da der Grund für das Bedürfnis, nicht nur irgendein Leben zu leben, nicht nur irgendeine Geschichte zu erzählen, sondern etwas Besonderes, Hervorragendes zu erreichen? Damit jemand meine Geschichte weitererzählt, wenn ich das nicht mehr selbst tun kann? Damit ich das Gefühl haben kann, in dieser Geschichte weiterzuleben?

Isabelle Allende hat einmal geschrieben: «Was macht das erfüllte Leben eines Mannes aus? Er ist sein eigener Meister geworden. Er hat ein Kind gezeugt. Er hat einen Baum gepflanzt.»

21. Juli 1993, Braunwald

Mein Schrecken war groß gestern abend, als ich entdeckte, daß ich vergessen hatte, am Nachmittag das Cyclosporin[29] einzunehmen.

Die für vier Uhr vorgesehenen Kapseln lagen noch in der Pillenschachtel, und es war bereits zehn Uhr abends, eine Stunde vor der nächsten fälligen Dosis. Im ersten Moment saß ich ganz geknickt, unfähig, einen klaren Gedanken zu fassen, auf dem Bettrand in meinem kleinen Hotelzimmer.

Ein leises, aber durchdringendes Gefühl von Panik hatte mich vor allem deshalb ergriffen, weil ich ja erst vor zwei Wochen wegen der Anzeichen einer Abstoßungsreaktion einige Tage in Genf hospitalisiert war und die Leberwerte im Blut sich zwar von Kontrolle zu Kontrolle verbessert, aber noch nicht gänzlich normalisiert hatten. Schlagartig war mir wieder zutiefst bewußt geworden, wie sehr mein Leben jetzt abhängig war von der Verfügbarkeit einer hochspezialisierten Medizin und wie sehr ich mich gleichzeitig immer noch der Illusion hinzugeben bereit war, zumindest alles, was mich persönlich betreffe, hänge alleine von meiner freien Entscheidung ab. Das panikartige Angstgefühl war wohl berechtigt angesichts dieser Ambivalenz, mit der ich mich offensichtlich dauernd gefährdete. Ich denke zurück an die Zeit in der IPS: Die Angst muß in der ersten Zeit nach der Operation so überwältigend groß gewesen sein, daß es einer absoluten Aufspaltung der beiden Gegensätze – totale Abhängigkeit und Anspruch auf gänzliche Selbständigkeit – bedurfte. Ich «schaffte» das damals, indem ich alle meine Beobachtungen in der IPS in ein Bild des totalen Kontrolliert-Seins einordnete und gleichzeitig die Idee des autonomen Dinosauriers entwickelte.

Es blieb nicht bei diesem einzigen Mal, daß ich eine Dosis der Medikamente einzunehmen vergaß. Auch wenn ich mittlerweile wußte, daß ich mich selbst damit nicht in eine akute Bedrohung brachte[30], kam mir jedesmal der Gedanke, immer noch nicht eindeutig das Leben gewählt zu haben, sondern mit dem Tod «zu spielen». Den Tod wählen statt das Leben: War das nicht eine Wahl, die ich vor der Transplantation hätte treffen müssen?

Jetzt setzte ich viel mehr aufs Spiel. Ich kann nicht mehr nur an meinen eigenen Tod denken, wurde mir doch mit der Leber meines Spenders etwas Lebendiges anvertraut, das nur durch mich weiterlebt, nur durch mein Weiterleben seinen Sinn erhält. Die Fragen um Leben und Tod, die Ausrichtung des Lebens auf den Tod hin, der Tod als Sinnstifter für das Leben – ich werde in den kommenden Jahren nicht mehr ohne diese Gedanken sein. Begraben konnte ich nur meine eigene Leber, die als Zentrum meiner Lebenskraft den Ansturm der todbringenden Krankheit ganz in sich aufgenommen hatte. Die gesunde Leber eines dem Tod geweihten Spenders hat mir eine neue Lebenschance eröffnet. Damit bleibt unausweichlich die Gewißheit verbunden, den Tod in mir selbst zu tragen – als Pfand für das noch einmal geschenkte Leben.

Aus dem Büchlein einer finnischen Schriftstellerin übersetzt mir meine Frau: «Was bedeutet ein einzelner Mensch in der großen Gesamtheit der Menschen? Wir alle sind ein Teil von dieser Welt, und wirklich ist nur das, was in einem einzelnen Menschen geschieht. In diesem Sinne kann keiner sagen, daß er ein größeres Recht habe auf das Leben als jemand anders. Und in dem Sinne ist jeder Mensch ein Verlust, wenn er geht. [...] So sind wir, jeder von uns, für unseren eigenen Teil des Lebens verantwortlich, und je öfter Menschen sich dieser Verantwortung bewußt werden, desto menschlicher kann das Leben auf diesem Planeten werden. Wir sind schon so abgestumpft, weil wir das Gefühl haben, wir könnten nichts machen. Gleichzeitig sind wir zu stolz, um unsere Möglichkeiten in den Alltäglichkeiten des Lebens zu sehen und zu akzeptieren.» (Kiviniemi 1977)

Das schrieb eine Frau, noch nicht dreißigjährig, die im Alter von 22 und wieder im Alter von 25 Jahren wegen einer Arterienmißbildung in einem Hirnbereich, wo eine Operation nicht möglich ist, eine Hirnblutung erlitt. Beide Male mußte sie nach dem Koma ihr Leben wieder neu finden und aufbauen.

Vor einiger Zeit habe ich irgendwo (bei Franz Hohler?) gelesen, der Sinn des Lebens sei in den alltäglichen Handlungen, im alltäglichen Tun zu finden. Schon damals hat mir das eingeleuchtet, und trotzdem fand und finde ich mich immer wieder grübelnd ob all den alltäglichen Mißgeschicken und Unzulänglichkeiten, die um so stärker sich ins Bewußtsein bohren, je mehr sie sich auf dem Hintergrund der ungelösten und unlösbaren Menschheitsprobleme wie Krieg, Hunger, Umweltzerstörung als unbedeutend abzeichnen. Ich frage mich dann, wie es einer Eija

Kiviniemi oder einem Franz Hohler gelingt, diesen doppelten Salto so überzeugend und elegant hinzukriegen: die Alltäglichkeiten für sich bedeutsam zu machen und sie aufzuwiegen gegen das ganze Elend dieser Welt. Mit meinen eigenen Hopsern und Purzelbäumen bin ich dann wie der pausenfüllende Hanswurst im Zirkus, der es nie schaffen wird, mehr als einen jämmerlichen Abklatsch der artistischen Leistungen zustande zu bringen.

Welch ein Zufall – ist es Schicksal oder Fügung? – läßt mich gerade jetzt, da ich diese Überlegungen hinschreibe, das Büchlein von Hermann Hesse *Eigensinn macht Spaß* aus dem Büchergestell greifen? Wie wenn er mir beim Schreiben über die Schulter geschaut hätte, gibt er mir da zu lesen:

«Sie sollten nicht fragen: ‹Ist meine Art und Einstellung dem Leben gegenüber die richtige?› – denn darauf gibt es keine Antwort: jede Antwort ist ebenso richtig wie jede andre Art, jede ist ein Stück Leben. Sie sollten vielmehr fragen: ‹Da ich nun einmal so bin wie ich bin, [...] was muß ich tun, um dennoch das Leben zu ertragen und womöglich etwas Schönes aus ihm zu machen?› Und die Antwort darauf wird, wenn Sie wirklich auf die innerste Stimme hören, etwa so sein: ‹Da du nun einmal so bist, solltest du andre wegen ihres Andersseins weder beneiden noch verachten, und sollst nicht nach der ‹Richtigkeit› deines Wesens fragen, sondern sollst deine Seele und ihre Bedürfnisse ebenso hinnehmen, wie deinen Körper, deinen Namen, deine Herkunft etc.: als etwas Gegebenes, Unentrinnbares, wozu man Ja sagen und wofür man einstehen muß, und wenn auch die ganze Welt dagegen wäre.› Mehr weiß ich nicht. Ich kenne keine Weisheit, die mir das Leben erleichtern würde. Das Leben ist nicht leicht, nie, aber danach, ob es leicht sei oder nicht, haben wir nicht zu fragen. Wir müssen entweder am Leben verzweifeln, das steht jedem frei, oder wir müssen es ebenso machen wie die scheinbar Gesunden und Tüchtigen, die scheinbar Problem- und Seelenlosen: Wir müssen versuchen, unsre Natur als das einzig Richtige zu nehmen, unsrer Seele alle Rechte zuzugestehen. Ich gebe da Ratschläge und glaube doch eigentlich nicht an ihren Wert. Sie werden davon so viel in sich einlassen, als Ihre Natur er-

laubt, nicht mehr noch weniger. Wir können uns nicht ändern. Aber wir sind um so stärker, je mehr wir das Leben anerkennen, je mehr wir im Innersten mit dem einig sind, was uns von außen geschieht.» (Hesse, pp. 7–8)

Abschied von Braunwald. Das Panorama der Berge und Gletscher leuchtet in der strahlenden Sommersonne, jede Felszacke ist gestochen scharf in den tiefblauen Himmel gezeichnet. Auf dem Weg zur Bahnstation ziehen Scharen von Bergwanderern an mir vorbei in die Höhe. Während der Fahrt talauswärts bleibt mein Blick immer wieder wehmütig an der schweren und doch eleganten Form des Tödi hängen, der unverrückbar am südlichen Ende des Glarner Tals sitzt.

31. August 1993

Nach der Rückkehr aus Braunwald habe ich mich entschieden, durch den Besuch verschiedener Weiterbildungsseminare wieder Kontakt aufzunehmen zu jenen Bereichen meiner beruflichen Arbeit, die mir besonders wichtig sind. Heute findet das erste Treffen einer Gruppe von Therapeuten und Therapeutinnen am IEF[31] statt, die neue Formen der Intervision/Supervision erproben will. Das Ganze erlebe ich noch recht zwiespältig. Ich fühle mich als Fremdkörper, als gar nicht richtig zugehörig, weil die anderen aktiv in ihrem Berufsfeld stehen, ich selbst aber erst probeweise einen Schritt zu tun wage auf einem Boden, der mir nach der Operation sehr unbestimmt, unsicher, schwankend scheint.

Ähnlich erging es mir vor einer Woche in der Intervisionsgruppe, die sich seit einigen Jahren monatlich in meiner Praxis trifft und zu der ich mich nach einem Unterbruch von einem halben Jahr wieder zugesellte: Am liebsten hätte ich mich ganz unauffällig dazugesetzt, wie nach einem gewöhnlichen Urlaub. Doch ich fühlte mich fremd in meinem eigenen Praxisraum, wie ein Besucher, der zur Unzeit in eine geschlossene Versammlung hineingeraten ist.

Wie soll ich je wieder eine vernünftige Arbeit leisten können, wenn ich schon im Kontakt mit anderen Berufsleuten zurückscheue wie ein Reh, das Unbekanntes wittert? Wo ist mein berufliches Selbstverständnis geblieben? Einige Tage später kam es noch schlimmer, als ich an einem kantonalen Psychiatertreffen teilnahm. Eigentlich wäre die Gelegenheit günstig gewesen, meine in absehbarer Zeit geplante Rückkehr in die eigene Praxis anzukündigen. Aber ich fand mich völlig deplaziert inmitten von Leuten, die sich mit «Herr Kollega» ansprachen, steif herumsaßen, zögerlich an ihrem Orangensaft nippten und an den Mini-Pizzas herumknapperten. Kaum ein spontanes Gespräch flackerte da und dort in der etwa fünfzehnköpfigen Runde auf, bevor der Vorsitzende die organisatorischen Fragen vorlegte, zu denen kaum einer das Wort ergriff. Dabei blieb meist unklar, ob die Sache nicht interessierte, unwichtig erschien oder sich keiner mit seiner Meinung exponieren wollte. Als ob jede geäußerte Meinung, einer unvorsichtig ausgestreckten Hand gleich, von irgendeiner anderen Seite hätte festgenagelt werden können, saßen wir alle hinter dem Schutzschild des Schweigens. Wohl aus dem gleichen Grunde ließen alle wie hypnotisiert die endlosen Ausführungen des greisen Psychiatrieprofessors über sich ergehen, die von ihm bei jeder sich bietenden Gelegenheit ausgebreitet wurden und die er mit beschwörendem Flattern der Hände begleitete.

Wie nach einer brillenlosen Zeit plötzlich mit einer überscharfen Brille ausgestattet, sah ich die früher alltäglichen Dinge überdeutlich und dadurch manchmal fast karikaturenhaft verzerrt.

2. September 1993

Nach den entmutigenden Versuchen der letzten Tage, wieder irgendwo einen beruflichen Anschluß zu finden, hatte ich heute abend eine glücklichere Hand. In meiner Praxis trafen sich die Kollegen der kinder- und jugendpsychiatrischen Dienste der Region. Auch bei ihnen fühlte ich mich zuerst unsicher, war gerührt von ihrer Anteilnahme, aber gleichzeitig bedrängt durch die Aufforderung, über meine Erfahrungen zu berichten, weil mir die Sprache fehlte, um meine Reise auf einen anderen Stern zu beschreiben. Wir wandten dann das Gespräch auf eine Neubesinnung unserer Zielvorstellungen. Unsere Aufmerksamkeit soll unserer persönlichen Stellung in der Arbeit als Therapeuten gelten. Für mich ergibt sich aus dem Gespräch eine erste Ahnung davon, wie ich mir auch mit meiner neuen, aufs

Wesentliche gerichteten Einstellung wieder in meiner eigenen Arbeit einen Platz schaffen könnte.

6. September 1993

Kontrolluntersuchung ambulant in Genf.
Günstiger Verlauf nach der ersten Abstoßungsreaktion. Weiterhin erhöhtes Bilirubin. Hypothese von Dr. G., daß es sich um eine «Maladie de Gilbert» handelt, eine harmlose Erkrankung, die bei Streß in Erscheinung treten kann, aber im weiteren keine Konsequenzen hat.

10. September 1993

Das heutige Fortbildungsseminar «Hypnotherapie von Schmerzzuständen» habe ich ausgewählt, weil ich schon in meiner Grundausbildung fasziniert war von den Möglichkeiten, Schmerzzustände durch Entspannung günstig zu beeinflussen. Das hat für mich immer noch ganz aktuelle Bedeutung. Neben den eigentlichen Narbenschmerzen, die mich allerdings nur noch in schlaflosen Nächten wirklich stören, beeinträchtigen mich nicht selten Verspannungen, in die ich mit meinen völlig schlaffen und untrainierten Muskeln immer wieder gerate. Wohl als Nebenwirkung der Medikamente begleitet mich auch weiterhin, manchmal nur andeutungsweise, oft aber so stark wie bei eingeschlafenen Gliedern, ein Prickeln, das sich im ganzen Körper ausbreiten kann. Neu ist eine Anfälligkeit für migräneartige Kopfschmerzen, die wie aus heiterem Himmel in meinen Kopf hineinfahren und mich für Tage flach ins Bett zwingen können.

Neben diesen ganz persönlichen Interessen am Seminarthema sind meine Gedanken in letzter Zeit weiterhin damit beschäftigt, wie ich den Weg zur Arbeit zurückfinden kann. Es ist mir fast nicht vorstellbar, wieder als Therapeut anderen Leuten zuzuhören, mich in ihre Probleme hineinzudenken, mit ihnen nach Lösungen zu suchen. Zu sehr bin ich noch mit meiner eigenen Neuorientierung beschäftigt. Meine Teilnahme an diesem Seminar hat also auch eine Art Probecharakter: Wie fühlt sich das an, wenn ich mich wieder als Berufsmann bewege? Eine Teilnehmerin berichtet davon, daß es erst möglich sei, den Verlust eines Gliedes zum Beispiel nach einer Amputation zu akzeptieren, wenn die Trauer über den Verlust genügend durchgemacht werden konnte. Manchmal brauche es dazu das Ritual eines Begräbnisses. Sie stellt mir die Frage, wie ich den Verlust meiner Leber erlebt hätte, da dieser Verlust verbunden war mit dem Organersatz durch die Transplantation. Ich bin von dieser Frage völlig überrumpelt. Der Gedanke ist mir zwar nicht neu, daß ich meine eigene Leber durch die Transplantation verloren habe, aber ich fühle mich außerstande zu sagen, wie ich mit diesem Verlust umgegangen bin.

Später erinnere ich mich an die Zeit, als ich in Münsterlingen von Professor E. darüber informiert wurde, daß ich seiner Meinung nach nur noch die Wahl hätte, mich einer Lebertransplantation zu unterziehen oder eine ungewiß kurze Zeit mit den Risiken der dekompensierten Leberzirrhose zu leben. Daß meine erste Reaktion war, das als völlig unmöglich zurückzuweisen. Ich war damals überzeugt davon, daß die Natur mich für mein Leben mit dem Körper ausgestattet hat, den ich durch Geburt mein eigen nannte. Wenn ein lebenswichtiges Organ wie meine Leber zu Tode krank war, dann hatte ich selbst mich auf den Tod vorzubereiten. Konkret über den Ersatz meiner Leber nachzudenken erschien mir wie Blasphemie.

Und jetzt habe ich mich von meiner Leber getrennt. Was habe ich verloren dabei? Wie kommt es, daß ich über diesen Verlust noch gar nicht richtig nachgedacht habe? Wie sehr habe ich mich vereinnahmen lassen von einer mechanistischen Vorstellung meiner selbst: Mein Körper als Maschine, in der ein Teil ausgewechselt worden ist! Der Gedanke erschreckt mich.

12. September 1993

Ich fühle mich noch ganz wacklig, auch wenn die ruhigen Erklärungen von Dr. M. meine Angst aufzulösen vermochten. Eben hatte ich einen kleinen gelben Fleck auf meinem Hemd und, mit wachsendem Schrecken, darunter auf meinem Unterhemd einen großen, noch feuchten Fleck mit grünlichem Rand bemerkt. Der Verband, der den Schlauch des Kerr-Drains (der sechs Monate nach der Operation entfernt wird) auf dem Bauch festhält, ist schon ganz mit Galleflüssigkeit vollgesogen. Der erste Gedanke ist, daß der Verschlußpfropfen sich gelöst hat, aber der sitzt ganz fest im Schlauch. Ich zwinge mich, ganz ruhig den Verband zu entfernen, die Haut rund um die Austrittsstelle des Schlauches zu säubern und zu desinfizieren, genau hinzuschauen. Die Feuchtigkeit ist eindeutig rund um den Schlauch im Hautkanal sichtbar. Unter dem auf der Haut liegenden Schlauchteil beginnt sich Flüssigkeit zu bilden. Ich lege einen trockenen Verband an, stelle die Nummer des Kantonsspitals Genf ein, verlange die Nummer des Notfallarztes der Transplantations-Abteilung, frage, ob Dr. M. im Hause sei. Er sei vor zwei Stunden zur Visite dagewesen, sei jetzt sicher über Aircall zu erreichen. Wie gebrauche ich denn diese Nummer schon wieder? Welche Vorwahl ist nötig? Er weiß es nicht. Auch die Frau in der Zentrale kann mir keine Auskunft geben. Bei Telefon 111 kennt frau das auch nicht. Ich werde immer nervöser, fühle, wie ich ganz steif werde, schreie ungeduldig die Kinder an, rufe noch einmal in Genf an, erhalte den Rat, doch einfach die Vorwahl von Genf für die Aircallnummer zu benutzen. Die Verbindung kommt zustande. Eine Frauenstimme verspricht mir, Dr. M. auszurichten, daß er mich zurückrufe.

Und dann, nach wenigen Minuten, seine ruhige Stimme, seine präzisen Fragen. Nein, das sei kein Problem; natürlich unangenehm, wenn Galle weiter so danebenfließe. Man müsse den Drain möglicherweise schon vor der vorgesehenen Zeit entfernen. Dafür müsse ich in der folgenden Woche einen Termin vereinbaren.

21. September 1993

Nun liege ich wieder lang ausgestreckt unter dem riesigen runden Röntgenauge, das in mein Innerstes hineinblickt und seine Bilder auf die neben dem Untersuchungstisch aufgehängten Bildschirme wirft. Ich bin mit grünen Operationstüchern abgedeckt bis auf jene Stelle auf meinem Oberbauch, wo der kleine Schlauch durch die Bauchdecke tritt und am Ende mit einem Stöpsel verschlossen ist. Ich bin äußerst dankbar dafür, daß Dr. C., ein Arzt, der mich bereits mehrmals untersucht hat, diese Untersuchung leitet. Wie immer richtet er jedesmal zuerst kurze Kommentare an mich, bevor er etwas macht, und gibt einige Erklärungen zu den Bildern, auf denen sich die mit Kontrastmittel gefüllten Gallengänge abzeichnen. Alles sieht zufriedenstellend aus. Der Defekt liegt am Schlauch selbst. Dort, wo er mit einem Faden an meiner Bauchdecke befestigt ist, wurde er durch die Reibung des Fadens buchstäblich durchgeschnitten, so daß sich je nach Lage des Schlauchs kleinere oder größere Mengen Galleflüssigkeit in den Verband ergießen konnten. Da alles andere in Ordnung zu sein scheint, wird beschlossen, den Kerr-Drain ganz zu entfernen.

Später wird mir klar werden, wie dadurch recht eigentlich meine Nabelschnur zur Klinik entfernt wurde. Ich war wieder ganz ich selbst, das heißt, die Grenze zur Außenwelt wurde wieder durchgehend durch meine Haut gebildet. Die Stelle, wo der Schlauch entfernt wurde – nicht weit vom ersten Bauchnabel –, konnte zu meinem zweiten Bauchnabel vernarben.

30. September 1993

Eigentlich hatte ich heute vorgehabt, eine Ärztefortbildung zum Thema «Angst» an der ETH in Zürich zu besuchen. Die Vorstellung, einen Nachmittag lang in einem großen Hörsaal Referaten zuzuhören, war mir dann aber so zuwider, daß ich mich entschloß, statt dessen in unserem neu gepachteten Gemüsegarten umgraben zu gehen. Diese regelmäßige Arbeit tut mir richtig gut: einstechen, anheben, umwenden, einstechen, anheben, umwenden... Zu spüren, wie meine Beine, meine Arme, mein ganzer Körper das wieder mitmachen kann, wie der Schweiß meine Stirne näßt. Die frische Erde zu riechen. Zuerst achte ich deshalb auch gar nicht richtig darauf, daß sich nach einer guten Stunde ein Stechen im Kreuz bemerkbar macht. Aber am Abend hat sich in meinem Rücken ein solcher Schmerz festgesetzt, daß ich mich nur noch ganz steif bewegen kann. Ich hoffte, das lasse sich durch ein warmes Bad regeln. Aber der schmerzhafte Rücken behindert mich während zweier Wochen so arg, daß ich mir manchmal wieder wie ein Bootswrack vorkomme, das unbrauchbar im Wasser dümpelt.

21. Oktober 1993

Konsultation bei Dr. F. Er muß das Zeugnis für die Taggeldversicherung ausstellen, fragt mich, wie ich zu dem Entscheid gelangt sei, wieder mit der Praxisarbeit zu beginnen. Für mich hatte das mit dem

Kerr-Drain zu tun. Solange der Schlauch noch durch meine Bauchdecke hindurchführte, fühlte ich mich auf eine Art verunsichert, verletzlich, daß ich mir gar nicht vorstellen konnte, in den Konsultationen den Patienten die nötige Sicherheit zu bieten.

Die Gewißheit, selbst intakt zu sein, wurde so zur Vorbedingung für den Neubeginn meiner Berufsarbeit. Es scheint, daß ich mich vorher noch zu sehr mit mir selbst beschäftigen mußte, noch zu sehr in Anspruch genommen war von der täglichen Pflege meiner körperlichen und seelischen Wunden und Schrunden. Daß ich noch zu sehr besetzt war von der Angst um meine Ganzheit. Schritt für Schritt mußte ich die Sicherheit neu gewinnen, dem Leben wieder gewachsen zu sein.

Jetzt war es mir auch wieder möglich, mich auf die Probleme, Kämpfe, Verletzungen anderer einzulassen. Dabei merkte ich, wie vorsichtig ich mich in der Berufsarbeit bewegen mußte, um das neugewonnene Terrain nicht zu gefährden. Ich mußte ganz neu lernen, von Tag zu Tag meine Kräfte abzuschätzen, mich vorsichtig in der Übernahme von Aufgaben vorzutasten und sehr genau auf meine Grenzen zu achten. Das führte auch zu einem neuen Gefühl für Qualität in meiner beruflichen Tätigkeit, gab mir doch die vermehrte Zeit, die ich zur Erholung benötigte, auch mehr Muße, um über meine Arbeit nachzudenken.

Ein weiterer Vorteil des Zwangs auf Beschränkung meiner Arbeitszeit wurde im Alltag meiner Familie spürbar. Durch die längeren Zeiten zu Hause konnte ich viel mehr teilnehmen am Leben meiner Kinder, wurde ich zu einem verläßlicheren Partner in ihren Alltagssorgen und Alltagsfreuden. Eine Aufteilung der Praxiszeit zwischen meiner Frau und mir hatte auch zur Folge, daß die Haushaltführung vermehrt zwischen uns aufgeteilt werden mußte. Das brachte neues Aushandeln der Zuständigkeiten mit sich. So hatten wir die Chance, etwas von der vielbeschworenen Aufgabenteilung zwischen Mann und Frau in der modernen Familie zu erproben, was in unserer noch weitgehend arbeitsteiligen Berufswelt im allgemeinen nur schwer oder gar nicht zu realisieren ist.

23. Oktober 1993

Imke, eine Berufskollegin, fragt mich, ob ich mich verändert erlebe nach der Operation. Sie habe den Eindruck, ich sei gereizter. Das trifft es für mich nicht genau. Es ist eher, wie wenn ich eine dünnere Haut hätte, empfindlicher reagierte, inneren und äußeren Empfindungen mehr ausgesetzt wäre. Sie hat mir ein Buch mitgebracht (Meßner 1993), in dem es um Grenzgängertum geht, die Suche (Sucht?) nach der Grenzerfahrung durch äußerste Anforderungen an sich selbst, wie sie der Hochgebirgsgänger erlebt, in der größten Einsamkeit, in der höchsten Konzentration, am Rande des Abgrunds. Sie gibt mir damit Bilder für eine andere Art von Grenzerfahrungen, was meine Sicht auf den eigenen Grenzgang erweitert.

Im Gespräch mit Imma nachher finde ich heraus, daß ich meinen Platz in dieser Welt noch nicht wieder gefunden habe. Daß mich das noch sehr verunsichert, verletzbar macht. Ich spüre das auch körperlich. Es strengt mich immer noch an, längere Zeit aufrecht zu gehen, die Bauchdecke spannt unangenehm, im Rücken meldet sich bald ein Ermüdungsschmerz. Wenn ich einmal zu laufen beginne, zum Beispiel weil ich die Zeit zum Bahnhof etwas zu knapp bemessen habe, dann merke ich sehr schnell, wie wenig Reserven ich habe, wie schnell ich außer Atem gerate. Ich muß etwas Gezieltes unternehmen, um mich zu stärken.

26. Oktober 1993

Ich bin zu einer Einführungsstunde in ein Fitneß-Zentrum gegangen. Eigentlich ist mir diese Art des Körperkultes zuwider. Ich würde lieber durch Gartenarbeit, Radfahren oder Wandern meine Kräfte aufbauen. Aber ich mußte erkennen, daß ich dadurch immer wieder Gefahr laufe, mich zu überfordern und irgendwelche Gelenke zu sehr zu strapazieren oder unterentwickelte Muskeln zu zerren. Ich brauche also einen systematischen Aufbau, und die notwendige Disziplin, für mich selbst zu Hause ein Trainingsprogramm zu entwickeln und durchzuhalten, fehlt mir. So muß ich eben die Maschinen des Fitneß-Centers zu Hilfe nehmen. Wie ich von dem Leiter eine Trainingsmaschine nach der andern erklärt bekomme und jede Übung ausprobiere, erinnere ich mich an Szenen aus historischen Romanen, die im alten Griechenland oder Rom spielten: Männer trafen sich zur körperlichen Ertüchtigung im Gymnasium und unterzogen sich dem Training, um ihre Widerstands- und ihre Leistungsfähigkeit aufrechtzuerhalten. Der Gedanke, auf diese Art Anschluß an alte Rituale der Körperkultur zu finden, versöhnt mich mit dem anfänglichen Gefühl, etwas Nutzloses zu tun.

Traum vom 1./2. November 1993

Ich war im Militärdienst, befinde mich jetzt auf der langen Reise nach Hause. Ich konnte in der Eile nur gerade die nötigsten Dinge in einen großen Leinensack packen, der mir in dem nur mit Holzbänken versehenen Eisenbahnwagen als Polster zustatten kommt. Ich habe im letzten, offenen Wagen Platz gefunden. Während eines Aufenthaltes in einer Station wird auf einem erhöht liegenden Geleise ein anderer Zug langsam hingeschoben. Er wird zu spät angehalten, so daß der hinterste Wagen schräg herunterkracht und nur knapp ein Aufprall mit unserem Zug vermieden werden kann. Ich weiß, daß jener Zug noch viel weiter aus dem Osten kommt und dicht bevölkert ist mit Flüchtenden aus elenden Gegenden. Ich habe Angst, daß diese Leute die Gelegenheit benutzen könnten, um unseren Zug zu besetzen, schäme mich gleichzeitig deswegen. Ich bin erleichtert, wie unser Zug schließlich seine Fahrt fortsetzt. Wir fahren kurz danach durch eine Ortschaft, in der mir einzelne Gebäude speziell ins Auge fallen: eine etwas erhöht stehende Kirche, deren Glockenturm auf der uns zugekehrten Seite offensteht, und die halb zerstört ist. Im Inneren der weiß gekalkten Kirche brennt ein Feuer, das aussieht wie ein Lagerfeuer. Etwas abseits fällt mir ein mächtiges Bauernhaus auf, das mit schweren dunklen Schnitzereien versehen ist. Im Zentrum des Hauses sitzt die Bauersfrau, wie eine Madonna mit Kind. Sie gibt einem Säugling die Brust und füttert gleichzeitig ein älteres Kind, das neben ihr in einem Gestell liegt, offenbar gelähmt. Alle drei machen einen starren Eindruck, sind zur Hälfte in holzgeschnitzten Kleidern, wie in Schalen, gefangen. Der Bauer steht breitbeinig, kräftig wie ein Stier, auf dem Hof. Der Zug fährt weiter, durch ein weites unwirtliches Tal heimwärts. Welches Zuhause mich erwartet, weiß ich nicht.

Die Ruinen meines Jugendglaubens ragen noch genauso brüchig in meine Seelenlandschaft, wie wenn der Zusammenbruch erst vor kurzem stattgefunden hätte. Die Trümmer sind zwar weggeräumt, die Wände neu mit Kalk übertüncht, aber der Raum taugt nur für ein bescheidenes Lagerfeuer.
Ich glaubte, daß ich in meiner eigenen Familie, aber auch in meiner Arbeit als Familientherapeut meine Kräfte einsetzte zur Stärkung von lebendigen Beziehungen. Und ich stelle fest: Mein Traum-Ich hält mir das Bild einer in grotesken Mustern erstarrten Familie vor Augen. Wie jede Krise, so birgt auch die durch die Transplantation heraufbeschworene Krise, die sich mit der Lebensmittekrise verbunden hat, die Chance des Neuaufbruchs, der Neubelebung erstarrter Formen. So gelesen mag der Traum seine Botschaft aus der Bewegung gewinnen, einer Bewegung auf ein Zuhause hin, dessen Möglichkeit offen, dessen Ausgestaltung ungewiß ist.

17. November 1993

In der Nacht wache ich mit einem Traum auf:

> Im Rahmen eines Schul- oder Studienprojektes bin ich ebenso wie die andern Studenten unterwegs gewesen, komme zu meiner Wohnung zurück, bin verärgert, da noch andere Studenten und Unordnung anzutreffen, gehe zu meiner andern Wohnung in einem andern Stadtteil. In der großen Küche steht ein Student ratlos herum, weiß nicht, wo anfangen mit dem Aufräumen. Es sieht aus wie nach einer gewaltigen Kocherei und Esserei mit Bergen von Geschirr, unappetitlichen Essensresten in verschiedenen Schalen, schmutzigem Boden. Im Zimmer neben der Küche treffe ich auf weitere Leute, Studentinnen und Studenten, die am Aufbrechen sind. Ich stelle mich ihnen entgegen, verlange, daß sie meine Wohnung wieder in Ordnung bringen: «Glaubt nur nicht, ihr könntet das alles auf den da draußen abschieben.» Ich wache

mit dem unguten Gefühl auf, daß ich danach in den Straßen und Gassen der Stadt herumirre, bevor ich mich doch der Tatsache zu stellen habe, daß ein guter Teil der Aufräumarbeiten schließlich an mir hängenbleiben wird.

Nach der heutigen Konsultation bei Frau R.[32] kommt mir dieser Traum wieder in den Sinn, wie als Bestätigung dafür, daß es jetzt notwendig ist, mich für das «Aufräumen meines Hauses» zu entscheiden. Frau R. benutzt in ihrer zusammenfassenden Stellungnahme am Schluß auch das Bild des Hauses, in dessen Räumen ich mich umsehen, freier bewegen möchte, ohne den Keller oder den Estrich auszulassen, auch wenn ich da vielen sperrigen und vielleicht unappetitlichen Ablagen begegnen werde. Ich hatte von meinem Bedürfnis gesprochen, nicht einfach dem Alltagssog nachzugeben und immer mehr so zu tun, als sei nichts geschehen, mich nicht einfach passiv von den noch spürbaren Einschränkungen der Rekonvaleszenz einerseits und den Anforderungen des Wiedereinstiegs in die Praxis anderseits bestimmen zu lassen.

Nachdem ich ihr von meinem «Absturz» vor einem Jahr, von der Operation, der langen, mühseligen, aber auch lehrreichen inneren Reise, der Angst vor dem Neuanfang in der Praxis erzählt hatte, fragt sie mich, was ich aufgrund dieses Orientierungsgesprächs von weiteren Gesprächen erwarte. Natürlich weiß sie, daß ich die Erfahrungen, die ich auf meiner «Reise» gewonnen habe, nicht einfach verlieren möchte und deshalb zum Beispiel die Traumbilder des ersten Spitalaufenthaltes dazu benutzen will, mich in meiner jetzigen Welt, in meinem neu gewonnenen Leben bewußter einzurichten. Dazu fällt mir jetzt auf, daß eine tiefe Unsicherheit meine ganze Geschichte wie ein roter Faden durchzieht. Frau R. geht dem nach: Ob ich mich auch frage, wer ich hätte sein können, was ich in meinem Leben alles hätte werden können, wenn die Transplantation nicht gewesen wäre, welche Chancen mir noch offenstehen?

Die Transplantation schafft die Voraussetzung für den Heilungsprozeß, sie ist nicht die Heilung selbst. Die Heilungsaufgabe beginnt zwar schon vorher, bei der Vorbereitung zur Transplantation, bei den Überlebensmaßnahmen. Die Arbeit des

Chirurgen und des ganzen Teams der High-Tech-Medizin ermöglicht den Neuanfang. Entscheidend dafür, ob dieser auch zur Heilung und zum Leben führt, ist in der Folge die persönliche Arbeit des Patienten an sich selbst, verbunden mit den unterstützenden Anstrengungen der für ihn wichtigen Angehörigen.

Elisabeth Wellendorf (1993) stellt in ihrem Buch mit dem Untertitel «Die seelischen Folgen der Organtransplantation» zu Recht fest,

«daß für die High-Tech-Medizin nur ein kleiner Teil des Patienten von Interesse ist. Das betrifft seine allgemeine körperliche Verfassung, seine Blutgruppe, die Gewebestruktur seiner Organe. Weiterhin wird überprüft, ob er unter zusätzlichen Krankheiten leidet, die als Kontraindikation gewertet werden könnten. Es interessiert nicht, was für ein Mensch der Patient ist, welche Lebenserfahrungen er gesammelt hat, was ihm seine Krankheit bedeutet, aus welcher Familie er stammt, was er später aus seinem Leben machen will [...] kurz, fast seine gesamte Persönlichkeit, soweit es nicht deren somatischen Aspekt betrifft, ist nicht von Interesse.»

Wellendorf vergleicht diesen medizinisch-technischen Behandlungsvorgang mit dem Heilungsritual bei den Navaho-Indianern, wo der ganze Mensch in seinen Beziehungen ins Zentrum der heilenden Bemühungen gestellt wird.

«Aber es ist nicht nur die Lebensgeschichte des Transplantierten für die Transplantation bedeutungslos, sondern auch seine innere Beteiligung. Während des eigentlichen Rituals [d.h. der Operation, Anm. v. H. M.-N.] ist er bewußtlos. Zum erfolgreichen Ritual der Navahos gehört hingegen die totale Beteiligung und Aufmerksamkeit des Kranken. Er erlebt die verschiedenen Stufen des Rituals nicht nur bewußt mit, er ist ein Teil der Gestaltung. Wenn er die Bedeutung der Bilder nicht mit allen Sinnen erfaßt, erschließt sich ihm der Gesamtsinn nicht. Heilung kann ohne diesen Prozeß nicht stattfinden.»

Ohne Zweifel haben die Erfolge der modernen Medizin dazu verführt, so zu tun, als ob es genügen würde – nach erfolgter technisch richtiger Diagnose –, das technisch richtige Heilverfahren anzuwenden, wodurch der Mensch «im Idealfall» als Maschine bis in jede Einzelheit durchschaubar, erfaßbar und behandelbar würde. Gleichzeitig mit den gewünschten Wirkungen der modernen Medizin sind aber auch die «unerwünschten» Wirkungen, die Nebenwirkungen immer spürbarer geworden. Dem aufmerksamen Arzt konnte es nicht entgehen, daß er bei der Bekämpfung einer Krankheit letztlich höchstens Zufallstreffer landen konnte, wenn es ihm nicht gelang, den Kranken zu einem Bündnis in seinen Bemühungen zu gewinnen. Es galt also gleichzeitig mit dem Kampf gegen etwas Krankmachendes das Gesunde im Kranken zu mobilisieren und zu stärken. Darüber hinaus zeigte es sich in ernsthafteren Situationen nicht nur als nutzbringend, sondern als entscheidend für den Erfolg einer Behandlung, wie weit es gelang, die für den Kranken wichtigen Bezugspersonen in die Behandlung einzubeziehen.[33] Damit findet der moderne Arzt, im Unterschied zum technischen Mediziner, den Anschluß an die ganzheitlichen Heilverfahren der Schamanen und Heiler traditioneller Völker.

Während Wellendorf das ganzheitliche Denken aus der High-Tech-Medizin ausgeschlossen sieht, zeigt mir meine eigene Transplantationserfahrung, welch großes Bemühen bereits jetzt vorhanden ist, den Patienten eben nicht als Maschine, sondern als Menschen zu begreifen und zu behandeln. Es mag sein, daß ich bei der Wahl meines Behandlungsortes viel Glück hatte, bei den Chirurgen, Anästhesisten, IPS-Schwestern und anderen Fachleuten in der Mehrzahl auf Menschen stieß, die mir als Menschen begegneten. Jedenfalls scheint mir in verschiedener Hinsicht auch deutlich zu werden, wie sehr sich das Team als Ganzes um eine ganzheitliche Sichtweise seiner Arbeit bemüht:

– So werden in der vorbereitenden Untersuchungswoche nicht nur alle spezifischen Tests durchgeführt. Ebenso bedeutsam sind die vielen Gespräche mit den verschiedenen Fachleuten, in denen alle wichtigen Fragen aufgeworfen werden können.

– So steht der verantwortliche Chirurg von Anfang an persönlich zur Verfügung, um technische Fragen ebenso zu besprechen wie die Bedenken, Sorgen, Ängste, Hoffnungen.
– So gehört der Psychiater genauso zum Transplantations-Team wie der Intensivmediziner, und er sorgt dafür, daß der Transplantationskandidat sich Gedanken über seine Krankheit, seine Heilungsmöglichkeiten, sein Leben überhaupt macht.
– So wird bereits vor dem Entscheid zur Transplantation auch über das Mitwirken, die Bedenken, Sorgen, Ängste und Hoffnungen der Angehörigen gesprochen.

Ohne Zweifel gibt es bei diesem Vorgehen auch Mängel, gibt es vieles zu verbessern, weiterzuentwickeln. Darauf will ich am Schluß des Buches zurückkommen. Hier nur so viel: Der wichtigste gemeinsame Nenner aller Beteiligten an einer Transplantation ist wahrscheinlich die Bescheidenheit.

– Die Bescheidenheit der Fachleute, zu erkennen, daß ihre noch so weit entwickelten, ausgeklügelten und machtvollen Werkzeuge, Techniken und Überlegungen zu nichts nütze sind, wenn es nicht gelingt, Anschluß an die (Über-)Lebenskräfte des Patienten (und seiner wichtigsten Angehörigen) zu finden.
– Die Bescheidenheit des Patienten, zu erkennen, daß sein Lebenswille, seine Hoffnung auf Leben ihm kein Recht auf Leben, kein Recht auf eine Transplantation geben, weil sein Weiterleben nur ermöglicht werden kann durch das Sterben eines anderen Menschen, dessen Spende im Sterben keinesfalls erzwungen oder sogar erkauft werden darf.

17. März 1994

Natürlich kam ich nicht umhin, heute morgen auf meinem Gang zum Arzt an die Notfallkonsultation im Herbst 1992 zu denken. Damals war der Blutsturz der Anlaß gewesen, diesen Weg zu gehen. Heute war es ein Sturz auf den harten Küchenboden, ein Schmerz im Rükken, der mich mit steifem Gang vorsichtig Schritt vor Schritt denselben Weg gehen ließ.

Spät abends, ich war am Aufräumen des Geschirrs meiner Männergruppe, fuhr mir gestern unser Kater Mikko so unglücklich zwischen die Beine, daß ich mich kurz darauf nach Luft schnappend auf dem Boden wiederfand. Ich hatte Gläser und Teller auf dem Büfett zusammengestellt, war im Begriff, einen Schritt zur Seite zu machen, scheuchte dabei Halli, unseren Appenzellerhund, auf, der auf der Suche nach jeder noch so unbedeutenden Krume jedem in der Küche Hantierenden immer direkt auf den Fersen bleibt. In diesem Moment flitzte plötzlich Mikko zwischendurch. Ich geriet auf dem Teppich ins Rutschen und schlug mit meinem Gesäß so gewaltig auf dem Boden auf, daß es mir wie ein Blitz in den Kopf hinauffuhr und den Atem verschlug. Ich suchte Halt auf allen vieren, um nach Atem zu ringen, und sah dabei den verschreckten Mikko gerade noch durch die Stube in unser Schlafzimmer jagen. Später kroch er, wie ein «geprügelter Hund» dicht am Boden schleichend, mit ängstlichem und gehetztem Blick unter dem Bett hervor und nach draußen, um das Weite zu suchen.

Da ich nach meiner Operation gelernt hatte, auf dem Rücken zu schlafen, war es mir möglich, die folgende Nacht, steif auf dem Rücken liegend, wenn nicht zu schlafen, so doch zu ruhen. So früh wie möglich telefonierte ich dem Rheumatologen, der glücklicherweise seine Praxis – genauso wie der damalige Notfallarzt – ganz in der Nähe hat. Der Vielbeschäftigte räumte mir sofort einen Termin ein, und bald danach steht fest: Der siebte Brustwirbel weist einen keilförmigen Bruch auf. Verordnung: Dreipunkte-Korsett-Behandlung während 6 bis 8 Wochen. Fürsorglich begleitet mich Miikka, der älteste Sohn, der seine Semesterferien zu Hause verbringt, zum orthopädischen Fachmann, der mir noch gleichentags ein Korsett anpaßt.

Der Wirbelbruch brachte mir auf einen Schlag wieder ins Bewußtsein, wie eingegrenzt der durch die Transplantation wiedergewonnene Lebensweg geworden ist. Die Medikamente schützen mich zwar vor dem Abstoßen der Leber, aber ich bezahle dafür mit «unerwünschten Wirkungen», wie es auf den Beipackzetteln steht. Es scheint, daß die Cortisonbehandlung auch meine Knochen geschwächt hat, so daß sie für Frakturen anfälliger sind. Das ist für mich ein Anlaß, genauer zu studieren, was ich selbst tun kann, um der Osteoporose entgegenzuwirken. Dabei wird mir klar, daß Bewegung, körperliche Tätigkeit, Training das beste Mittel ist, um nicht nur die Muskeln, sondern auch die Knochen zu stärken.

12. Mai 1994, Biogno

Das Rauschen des Regens umgibt mein Schweigen wie ein Vorhang. Im schwarzen Fenster leiste ich mir selber Gesellschaft.

Ein Jahr nach der Operation. Ich spüre die Narbe wie Muskelkater quer über meinem Bauch. Es ist bald Mitternacht. Vor einer Stunde piepste die Armbanduhr, um mich an das Cyclosporin zu erinnern. Ich habe die Kapseln noch nicht eingenommen, wollte mich nicht beim Lesen und abendlichen Träumen stören lassen. Genau so hatte ich erst kürzlich die Abenddosis vergessen, fand sie am Morgen auf dem Schreibtisch.

Ungeordnete Gedanken kreisen in meinem Kopf um die Frage, was mich am Leben hält.

Überlebensrate von Lebertransplantierten 80 % nach einem Jahr entsprechend den mir bekannten Veröffentlichungen. Ich gehöre also zu diesen 80 von 100. Die Statistik der Schweizerischen Akademie der medizinischen Wissenschaften zählt für 1993 52 Lebertransplantierte. Bei einer Sterbequote von 20 % sind also zehn oder elf nicht mehr am Leben.[34] Ich gehöre zu den Überlebenden. Eine Feststellung, bei der eigentlich Pathos oder zumindest Freude aufkommen müßte. Warum spüre ich nichts dergleichen?

Es ist nicht einfach der Tramp, das Gewohnte, das Gewöhnliche, was mich gleichgültig macht dafür. Es ist nicht die wohl immer wieder ausgependelte Mischung von Lust und Unlust.

Das Rascheln des Papiers beim Umblättern der Buchseite und der leise Atem von Imma scheinen aus einer andern Welt zu stammen. Dorthin gehören auch die Erinnerungen an die bettwarme Wange von Elina und die weiche Haut von Bastian. Da, wo ich sitze, spüre ich die sachliche Kühle des Marmortisches und den müden Nebel in meinem Kopf.

Manchmal denke ich, daß es so einfach wäre zu sagen, diese immer wiederkehrenden Verstimmungen seien einfach eine Nebenwirkung der Medikamente. Oder festzustellen, daß die Nachwirkungen der Leberzirrhose immer noch meinen Stoffwechsel beeinflussen. Vielleicht geht es aber darum, diese unangenehmen Phasen von Lustlosigkeit und Selbstzweifel als natürlichen Teil der Neuorientierung nach der Transplantation zu begreifen und zu akzeptieren.

Traum vom 20./21. Mai 1994

Ich bin eingeladen im Hause eines reichen Mannes. In seinem Hallenschwimmbad bietet er den Gästen ein exklusives Programm mit vielen Artisten und Musikern. Zum Abschluß der Darbietungen steigt der Hausherr, normal bekleidet, wieder in das Wasser, sich verabschiedend. Einer der Gäste, ein kleiner Mann, geht ihm begeistert hintennach, obwohl ihm das Wasser bis über den Kopf reicht, und stellt sich dem Hausherrn in einer großartigen Weise vor: «Gregor von Smirnov-Kogolov» oder etwas Ähnliches. Andere tun es ihm nach. Ich will mich zum Gehen wenden. Da kommt ein Mann auf mich zu, gutaussehend, kurz geschnittene, gekräuselte blonde Haare, freundlich lädt er mich ein, mit ihm zu gehen. Ich fühle mich bedrängt, bin ja in einem fremden Land zu Gast, kenne die Sitten nicht, bin unsicher, auf was ich mich da einlasse, lehne ab, gehe weiter. Draußen auf dem Weg will ein anderer mich einladen, dann ein dritter. Diese beiden geraten in einen Streit miteinander, werden handgreiflich, einer bleibt auf dem Weg liegen. Ich kriege es noch mehr mit der Angst zu tun, schlage mich seitlich in die Büsche, komme zu einer Hecke. An einer Stelle sehe ich auf der andern Seite einen großen Garten mit Spielgeräten und Tischen mit vielen Frauen und kleinen Kindern. Die Frauen sind sommerlich leicht und farbenfroh bekleidet, die meisten Kinder rennen nackt herum. Ich weiß, wenn ich durch diese Hecke steige, bin ich gerettet, aber ich weiß nicht, ob die Wachhunde auf mich loskommen würden. Dann sitze ich in dem Garten drin, mitten unter den fröhlich lärmenden Kindern und

Frauen. Neben mir sitzt der freundliche blonde Mann von vorher, der mir eigentlich sympathisch war, jetzt auch nichts Bedrohliches oder Drängendes mehr hat. Kleine Kinder kommen auf ihn zu. Er hievt sich eines auf die Schultern. Ein anderes macht gerade neben uns «Pipi und Aa». Ich nehme die Exkremente mit bloßen Händen auf, um sie wegzuräumen, mache das aber zuerst ganz ungeschickt, schmeiße sie an einen Ort, wo sie auf einem geflochtenen Strohteppich landen, weiß, daß ich den jetzt waschen muß.

Ich bin in einem fremden Land, in einer «verrückten» Umgebung, in der alles anders ist als im gewöhnlichen Leben, vielleicht anders als im Leben überhaupt. Der junge Mann, der mich einlädt, mitzugehen, erinnert mich an den schwarzbefrackten Bräutigam des Hochzeitstraumes vor der Operation. Ich denke, es ist eine Einladung ins Land des Todes. Es gibt noch weitere Boten des Todes, die mir auf meinem Weg begegnen. Aber es gelingt mir noch einmal, wie durch ein Wunder, die Hindernisse auf dem Weg in den Garten des Lebens zu überwinden. Der Tod in der Gestalt des jungen Mannes, jetzt nicht mehr als direkte Bedrohung, bleibt neben mir als Begleiter auch im Leben oder gerade im Leben. Während im Totenland meines Traumes das Männliche dominiert, wird der Garten des Lebens bestimmt durch Frauen und Kinder. Wachsen und Werden ist da die Botschaft. Das geht aber nicht ohne Abfall, ohne stückweises Gehenlassen, Sterbenlassen. Das nicht zu vergessen ist wohl eine Aufgabe, die mir neu gestellt ist: Ich muß den Abfall des Kindes wegräumen, stelle mich dabei noch etwas ungeschickt an, aber es bleibt dennoch meine Aufgabe.

15. Mai 1994

Wie es das Nachbetreuungsprogramm vorsieht, habe ich mich ein Jahr nach der Transplantation für eine eingehende Kontrolluntersuchung in Genf einzufinden. Die Reise dorthin, die Fahrt durch die Stadt zum Universitätsspital, das Empfangsritual, der Gang zur Abteilung, die Einweisung an meinen Platz im großen Mehrbettkrankenzimmer – alles ist zu einer bekannten, nicht mehr speziell aufregenden Routine geworden. Auch die meisten Untersuchungen absolviere ich wie etwas Alltägliches. Bis auf die Leberpunktion.

Der Gedanke daran, daß eine lange, dicke Nadel zwischen meinen Rippen auf der rechten Flanke tief in mein Inneres gestoßen wird, um dort Gewebe aus meiner Leber herauszustechen, macht mir jedesmal angst. Ich spüre einen absoluten Widerstand dagegen, mich willentlich und vorsätzlich so verletzen zu lassen. Fantasien von scharfen Messern, mit denen ich mich selbst zerfleische, Bilder von Prometheus, angeschmiedet am Felsen, dem der von den Göttern gesandte Adler mit scharfem Schnabel die Leber zerfetzt, kommen in mir auf. Ich zwinge mich zu geordnetem Denken, zur Überlegung, daß ich mich zwar durch Teilnahme an der menschlichen Überheblichkeit, dem Tod durch die Transplantation zu trotzen, schuldig gemacht habe, damit auch an der Schuld des Prometheus teilhabe, aber daß ich auch Verantwortung übernommen habe für dieses lebendige Geschenk in mir drin, das ich selbst ja dauernd bedrohe durch meine eigenen unwillkürlichen Abwehrmechanismen und das ich deshalb auch der Überprüfung zugänglich halten muß.

Nach der Punktion kommt mir der Gedanke, zu meiner Leber zu sprechen: «Liebe Leber, verzeih mir die Verletzung. Laß es mich nicht entgelten durch eine große Blutung. Schließe die Wunde, stille das Blut. Zieh dich zusammen rund um den Einstich, und schicke heilende Säfte an die verletzte Stelle. Liebe Leber, heile und kräftige dich.»

6. Juni 1994

Ich schiebe den Metallstift in das passende Loch zwischen den aufeinandergeschichteten schwarzen Metallplatten, um das Gewicht einzustellen. Ich plaziere mich auf die mit schwarzem Kunststoff bezogene Sitz- oder Liegefläche, spanne mich in das Gestell ein, spanne meine Muskeln an und beginne die Bewegung, werde eins mit der Maschine: «Einundzwanzig, zweiundzwanzig». Ich zähle bis zur maximalen Anspannung: «Dreiundzwanzig, vierundzwanzig, fünfundzwanzig, sechsundzwanzig», langsame Entspannung. Ich bin nur noch ein Kolben, der sich im gut geschmierten Getriebe hin- und zurückbewegt, hin und zurück. Nach einigen Bewegungen meldet sich der Muskel mit einem Ziehen, einem leichten Zittern. Dann ist der

Schmerz da, will noch einmal überwunden werden. Und wieder zurück, langsam, fast genüßlich. Loslassen. Das Nachlassen des Schmerzes, die Entspannung, das Gefühl, der Maschine den Meister gezeigt zu haben. Und die nächste Maschine, das Auf und Ab der Gewichtesäule, fast lautlos. Die metallische Kühle des festgefügten Rahmens und die eigene Wärme, die mit jeder Bewegung sich steigert, bis das Gesicht erhitzt sich rötet, der Schweiß aus allen Poren schießt und ich loslasse. Der satte Klang beim sachten Aufsetzen des Gewichts, die Entspannung. Das Training im Fitneß-Zentrum ist zu einer wohltuenden Routine geworden.

25. Juni 1994, Appenzell

Der Besuch in Appenzell, im altvertrauten Kollegium, ist ein bißchen wie Heimkommen: die Erinnerungen an Kindheit und Jugend, süß wie gebrannte Mandeln an der Kirchweih, immer aber mit der Gefahr, auf ein schlechtes Stück zu beißen, das mit seinem bitteren Geschmack jeden Genuß bestraft.

Auf der Fahrt hierher habe ich mich dabei ertappt, daß ich wieder wie damals, zurückkehrend aus den Trimesterferien, unter den Passagieren nach einem bekannten Gesicht forschte, um mich zu vergewissern, daß ich nicht zu spät oder zu früh ins Kollegium kam. Die kleine Bahn, der kleine Bahnhof, die engen Straßen mit den niedrigen Häusern, alles verstärkt noch das Gefühl, einen Besuch in der eigenen Kinderstube zu machen.

Unweit vom Bahnhof komme ich vorbei an den hohen Mauern des Frauenklosters. Die Frage bleibt bis heute unbeantwortet, wer genau hinter diesen Mauern lebt. Um so erregender der Blick durch das Eisentor in den gepflegten Garten. Dem Kiesweg entlang blüht eine vielfältige Flora und läßt erahnen, welche Reichtümer der Garten wohl noch bergen mag. Im Schutze der Mauern lasse ich mich eine Weile von den Düften betören, berauscht von der Idee, eigentlich etwas Unerlaubtes, vielleicht Verbotenes zu genießen.

Nur widerwillig setze ich meinen Weg fort durch die herausgeputzten Straßen, wobei ich zu übersehen versuche, wieviel sich verändert hat in den letzten dreißig Jahren und daß sich der Ort immer angestrengter darum bemüht, sich als Schmuckkästchen für

Touristen attraktiv zu präsentieren, was an gewissen Stellen wie das geschminkte Lächeln einer aufgetakelten Frau auf mich wirkt.

Wie vor drei Wochen, als es um das «Jahrgängertreffen der 44er» in Näfels, dem Ort meiner Kindheit, ging, habe ich auch heute gezögert, ob ich überhaupt teilnehmen soll. Was verbindet mich außer einer Jahreszahl mit diesen Leuten? Warum soll ich mich all diesen eher bemühenden Konversationen aussetzen? Wie geht's? Was machst du? Aha, du wohnst am Bodensee. Aber die Neugier überwog auch bei dieser Jubiläumseinladung zum Maturatreffen. Die Neugier darauf, wie ich nach dreißig Jahren auf diese Räume reagieren werde, in denen ich auch heute noch manchmal in meinen Träumen umherirre. Ob sich auch im Verhältnis zu den noch wenigen lebenden alten Lehrern und zu den gealterten Kollegen die unsichtbaren Fäden und Stränge der Kindheit spüren lassen, die meine Kontakte zu den Geschwistern immer wieder bestimmen?

28. August 1994, Wigry (Polen)

Zeit zu finden für das Lebensgefühl nach Fünfzig ist für mich seit der Transplantation zu einer eigentlichen Aufgabe geworden. Die Wigry-Ferien bieten mir in besonderem Maße die Möglichkeit, diesem Lebensgefühl Raum zu geben.

Mit dem Fahrrad bin ich in die weite Landschaft der masurischen Seen hinausgefahren. Vom Wind begleitet fuhr ich zuerst auf einer schmalen Landstraße, wo ab und zu noch einer dieser kleinen «Polen-Fiats» vorbeifuhr. Dann wählte ich einen Sandweg durch die Felder, vorbei an den vielen kleinen Bauernhöfen, die sich bescheiden und manchmal armselig in die Landschaft ducken, sich aber meist mit einem sorgsam gepflegten Gemüsegarten, einigen Blumen schmücken. Ab und zu bellte mich einer der kleinen, meist erdfarbenen Hunde im Vorbeifahren an, rannte manchmal einige Meter kläffend mit. Ich hatte die Idee, ein bis zwei Stunden weg von Wigry zu fahren und dann den gleichen Weg zurück zu nehmen. Ein Gefühl der Freiheit erfaßte mich. Nichts schien meine Fahrt zu begrenzen. Einzige Leitlinie bildete mein Gedanke, vorwärtszufahren, solange ich Lust dazu hatte. Die Landschaft erstreckte sich vor mir wie die Wellen eines Meeres, das nur durch den weiten Horizont begrenzt ist. In

Unkenntnis dessen, was vor mir lag, gab es kein Ziel, das ich innerlich fixierte. Mit dem Weg hinter mir verband mich zwar das Wissen um den Ausgangspunkt, zu dem ich auch zurückkehren wollte. Aber vor mir lag nur unbekanntes Land. Dieses bot mir auch keine Anhaltspunkte, auf die hin ich mich bewegen konnte. So mußten sich Seefahrer gefühlt haben, die mit unbekanntem Ziel aufgebrochen waren, einzig mit dem sicheren Hafen in ihrem Rücken. So fuhr ich dahin, eine Stunde, zwei Stunden. Und plötzlich sah ich vor mir in der Ferne, völlig allein aus den freien, ungebrochenen Wellenlinien der Hügel herausragend, die Türme einer Kirche. Das Bild verschwand wieder im nächsten «Wellental», tauchte wieder auf und erschien mir wie eine Fata Morgana: Es waren die drei Türme von Wigry.

Mein Ausgangspunkt ist zu meinem Ziel geworden.

26. September 1994

Am Vormittag war ich in den Zug gestiegen. Ich war die ganze Strecke gefahren, war umgestiegen, ohne auch nur das Geringste richtig wahrzunehmen. Ich hatte die Eisenbahn benutzt wie einen Aufzug, bei dem man sich der Ortsveränderung kaum bewußt wird. Ich hätte aber auch nicht sagen können, womit sich meine Gedanken beschäftigten. Mein Kopf war wie mit Watte vollgestopft. Oder wie mit dem weißen flockigen Dunst eines Herbsttages. Meine Beine kannten den Weg von einem früheren Besuch und führten mich mit der Erinnerung des Instinkts durch die unterirdischen Gänge aus dem Bahnhof hinaus, in die Straßenschluchten der Stadt bis zu dem schweren Tor, das den Durchgang zu einem Hinterhof freigibt, in dessen hinterer Ecke ein unscheinbares Häuschen sich meinem Schlüssel öffnete. Ich hatte das wenige Gepäck die geschwungene Treppe in das kleine Zimmer im ersten Stock hinaufgetragen, hatte es dort an die Wand gestellt, die Schuhe daneben, Mantel und Hut an die Staffelei gehängt. Nun lag ich da auf dem Sofa, den Blick bald auf die weiße Wand gerichtet, bald aus dem Fenster hinaus über die Dächer in die Weite des grauen Herbsthimmels. Immer wieder flogen Vögel über den engen Ausschnitt des Himmels zwischen dem Fensterrahmen und den Dachfirsten der benachbarten Häuser, meist in Scharen, wohlgeordnet, warfen ihre Schatten in die Tiefe meiner, wie es mir schien, fast unbeweglichen Augen, trieben ihr Spiel mit den Schwärmen ebenso zufälliger Gedanken, die durch meinen Kopf zogen. Von der Außenwelt war hier nichts mehr zu hören, der breite Strom der Geräusche, durch den ich mich während der Reise, auf den Bahnhöfen, in den Straßen wie durch eine wabbelnde Gallerte bewegt hatte, war hier wie abgeschnitten. Das Ticken einer kleinen Tischuhr schöpfte unermüdlich Sekunde um Sekunde von der Zukunft in die Vergangenheit.

Anhalten und nachdenken. Zeit zum Träumen. Hinaustreten aus dem Strom des Alltags und dem Betrachten Platz machen. Aus Büchern über die Lebensmitte, Geschichten über den Mann um Fünfzig, die mir in letzter Zeit wie durch Zufall gehäuft in die Hände geraten, erfahre ich, daß das Besinnlichsein und Träumen in diesem Alter Wiederentdeckungen sind. Manchmal findet sich einer einfach immer häufiger in der Stimmung, sich zurückzuziehen, seine Ruhe zu suchen. Andere geben noch eins drauf, werfen sich mit noch größerer Vehemenz als je in den Strom der Dinge, bis sie an einem dramatischen Punkt zu einem jähen Halt kommen, sei es durch Krankheit, einen unerwarteten Mißerfolg oder eine plötzliche Sinnkrise. Leberkrankheit und Transplantation führen mich jedenfalls zu einem bewußteren Überdenken meiner Lebensweise und meiner Lebensziele. Und genau das wird wohl jeder Mensch um die Fünfzig auf seine Art zu leisten haben.

Die fremde Leber – das geliehene Leben

Rückblende: 15. April 1994

«Organhandel?!» Unter dieser Überschrift lese ich heute in der Zeitung die Stellungnahme der Verantwortlichen der Abteilung Organtransplantation am Kantonsspital Basel auf eine Interpellation im Baselbieter Landrat «betreffend Regelung des Handels mit menschlichen Organen». Der Rat hatte Zahlen zitiert, die den Eindruck entstehen ließen, daß ein Großteil der in der Schweiz transplantierten Nieren (in Basel werden nur Nieren transplantiert) aus dem Ausland stammten. Die Basler Ärzte stellen nun richtig, daß fast alle in der Schweiz transplantierten Nieren auch von in der Schweiz verstorbenen Patienten und Patientinnen stammen. Ausnahmen entstehen, weil «bei einzelnen hochempfindlichen EmpfängerInnen nur genau passende Nieren transplantiert werden konnten», und zusätzlich wurden Transplantationen durchgeführt, «bei welchen die Nieren von lebenden SpenderInnen stammten» (1992 sind es 25, 1993 44 Nieren von Lebendspendern). Ein Organhandel wird in der Stellungnahme eindeutig verneint: «Die aktuellen Zahlen zeigen klar, daß in der Schweiz fast ausschließlich Nieren transplantiert werden, die auch in der Schweiz gespendet werden. Der zahlenmäßig unbedeutende Anteil von Nieren, die innerhalb Europas ausgetauscht wurden, entspricht dem medizinischen Bedürfnis ausgewählter EmpfängerInnen, bei welchen eine genaue Gewebeübereinstimmung Vorbedingung für eine erfolgreiche Transplantation ist. Die Bilanz bezüglich Organaustausch mit Europa ist für die Schweiz in etwa ausgeglichen.[35] Es muß ausdrücklich betont werden, daß schweizerischer und europäischer Austausch kostenlos stattfinden.» (Thiel u. a., p. 61)

Unvermittelt sehe ich mich mit einem Thema konfrontiert, dem ich bereits auf einem meiner ersten Spaziergänge in den Korridoren des Genfer Universitätsspitals begegnet bin. Damals hatte ich die

Spitalkapelle entdeckt, einen ruhigen Ort, den ich zur Besinnung wieder aufsuchen wollte. Schwer atmend, mit laut pochendem Herzen hatte ich unterwegs auf einer Sitzgruppe Platz genommen, um zu verschnaufen. Auf dem kleinen Tisch hatte jemand seine Zeitung liegengelassen. Fast gegen meinen Willen drängte sich meinem Blick die Schlagzeile auf: «Organhandel in Südamerika». Ich weiß nichts mehr über die Einzelheiten des Zeitungsberichts, außer daß Vermutungen geäußert wurden über die Beteiligung von Ärzten und Krankenhäusern in Südamerika an der Entnahme von Organen bei Opfern von Gewaltverbrechen. Ich saß eine Zeitlang wie gelähmt da, erschlagen von der Vorstellung, selbst Nutznießer eines Geschäfts mit dem Tode zu sein.

Es gelang mir dann aber, diesen Gedanken zurückzuweisen, indem ich mich daran erinnerte, wie eindeutig die Informationen über die Organspende gewesen waren, die ich vor der Operation erhalten hatte: Zuständig für die Vermittlung aller Organe von Verstorbenen an die Empfänger in der Schweiz ist die nationale Koordinationsstelle *Swisstransplant*. Diese ist an die ethischen Richtlinien der Schweizerischen Akademie der medizinischen Wissenschaften (SAMW) gebunden.

Im übrigen war ich damals auch so sehr mit meiner eigenen neuen Lebenssituation beschäftigt, daß ich alle meine Kräfte darauf konzentrieren mußte und Fragen über den Spender noch nicht an mich heranlassen konnte. So machte ich mich wieder auf den Weg zur Kapelle, wo ich in der Stille des Spenders – «meines unbekannten Wohltäters», wie ich ihn bei mir selbst nannte – gedenken und meine Gedanken auf die Pflege des geschenkten Organs ausrichten wollte.

Die Stellungnahme der Basler Ärzte erinnert mich jetzt auch wieder daran, daß ich erst kürzlich in der Ärztezeitung die neueste Version der «Medizinisch-ethischen Richtlinien für die Organtransplantationen» (SAMW 1994) gelesen habe. Die Grundsätze scheinen mir sorgfältig und eindeutig zu sein:

– «Eine Entnahme von Organen kann bei einer verstorbenen Person ausgeführt werden, falls sie sich im Zustand des Hirntodes befindet, sofern alle Bedingungen, die durch Gesetzgebung und Rechtsprechung vorgesehen sind, erfüllt sind und wenn der Ver-

storbene zu Lebzeiten keine ausdrückliche gegenteilige Anordnung getroffen hat. [...]
- Die Feststellung des Todes erfolgt gemäß den Richtlinien der SAMW über die Definition und Diagnose des Todes. Sie muß durch einen oder mehrere Ärzte erfolgen, die weder mit der Organentnahme, noch mit der Transplantation, noch mit eventuellen Organempfängern befaßt sind. [...]
- Ein Organ darf keinesfalls für irgendwelche kommerziellen Zwekke verwendet werden. [...]
- Keine Institution oder Person, die an einer Organentnahme im weitesten Sinne teilnimmt, soll eine Entschädigung erhalten, die über die entstandenen Kosten hinausgeht. [...]
- Jeder Kranke, dessen Leiden durch eine Organtransplantation für längere Zeit behoben oder gemildert werden kann, hat Anspruch auf die Zuteilung eines verfügbar werdenden Organs; die Grundsätze der Gleichbehandlung und der Zuteilung aufgrund medizinischer Kriterien sind zu gewährleisten. [...]»[36]

11. September 1994

«Erster Nationaler Tag der Transplantation und Organspende».

Schon vor einiger Zeit hatte ich mich, zusammen mit Imma, für diesen Tag eingeschrieben, der als großes Ereignis angekündigt wurde. Ich war zwar solchen Großveranstaltungen gegenüber immer etwas zwiespältig, hätte auch lieber den Sonntag mit meiner Familie verbracht, nachdem wir am Tag zuvor mit vielen Freunden zusammen meinen fünfzigsten Geburtstag gefeiert hatten. Aber der Gedanke an die Solidarität mit all jenen, die sich in einer ähnlichen lebensbedrohlichen Notsituation befanden, wie ich sie durch die Leberzirrhose erlebt hatte, bewog mich dann doch, nach Bern zu fahren.

Beim Gang zum Bahnhof spürten wir bereits die herbstliche Kühle, und ich war froh um die warme Winterjacke, die ich gerade eben zum Geburtstag geschenkt bekommen hatte. Auch in Bern erwartete uns ein unfreundlich regnerischer Sonntag, der allerdings aufgehellt wurde durch viele fröhlich lachende und schwatzende Gruppen von Leuten, Musikanten und Gauklern, die alle dem Zentrum zustrebten. Imma und ich gingen durch die «Lauben» zum Sammelplatz unserer Gruppe. In großem Gedränge suchten sich alle Teilnehmer und Teilnehmerinnen aus den bereitstehenden Kartons ein passendes T-Shirt, auf dem das grüne Demonstrationssignet aufgedruckt war. Ich sah mich am Rande der vielen Leute herumstehen, die Gesichter studieren, auf der Suche nach bekannten Zügen, nach Anzeichen dafür, ob jemand zu den Transplantierten gehöre.

Bald setzte sich der Zug, mit einer «Guggenmusik» an der Spitze, in Bewegung Richtung Bundesplatz. Eigentlich hatte ich mir von unserer Teilnahme auch einen Austausch mit anderen Betroffenen erhofft. Dafür gab es aber keinen Raum. Bekannte Gesichter sahen wir keine, uns fremde Leute wollten wir nicht ansprechen. Auf dem Bundesplatz erblickte ich schon von weitem Dr. M., der nach allen Seiten grüßte, von vielen Leuten angesprochen wurde. Mir war, als würde ich einen lange vermißten geliebten Bruder wiedersehen, dem ich viel zu verdanken hatte. Die Enttäuschung war vorauszusehen: Für Dr. M. bin ich ein Patient unter vielen.

Es mag heutzutage unmodern geworden sein, von den Ärzten als «Göttern in Weiß» zu sprechen. Anstelle von Berichten über die Großtaten der Medizin findet man zeitweise in den Medien viel eher grundsätzliche Kritiken an der modernen Medizin oder groß aufgemachte Meldungen über Mißbrauch treibende Mediziner. Obwohl ich mich in dieser spannungsgeladenen und durchaus notwendigen Kontroverse immer wieder um einen begründeten eigenen Standpunkt bemühe – wenn ich selbst als Patient den Arzt vor mir sehe, von dem mein Überleben abhing, dann fühle ich mich auf einer ganz anderen, völlig irrationalen, emotionalen Ebene angesprochen, die wohl vergleichbar ist mit dem bedingungslosen Abhängigkeitsverhältnis zwischen Eltern und Kind.

Dr. M. war für mich – stellvertretend für alle Medizinalpersonen, die mir durch ihre Pflege ein Weiterleben ermöglicht haben – zu einem übergroßen, beschützenden, lebenswichtigen Bruder geworden. Entsprechend der Intensität dieser Abhängigkeit bedurfte es auch vieler – teilweise schmerzlicher – Schritte, um hinter meinem Überbild wieder die Realität des Menschen, Berufsmannes, Mediziners, Arztes Dr. M. zu erkennen. Die Schritte erfolgten in dem Maße, als es mir gelang, mein eigenes reales Leben wieder selbständig in die Hand zu nehmen. Die Redimensionierung des Überbildes geht auch einher mit dem Verzicht auf den Anspruch, eine spezielle Beziehung mit diesem idealisierten «Gott in Weiß» zu haben. Mich der eigenen Realität stellen hieß ja für mich auch, auf die Fantasie zu verzichten, alle meine Probleme seien durch diese Operation – und damit durch diesen Chirurgen – gelöst worden.

Auch beim Mittragen des Puzzle-Stückes, das es einzusetzen galt in dem Riesen-Puzzle als weithin sichtbares Zeichen des gemeinsamen Appells «Ja zur Organspende», wollte keine Hochstimmung mehr aufkommen.

Was störte mich denn an dieser Feststimmung? Warum entstand in mir keine Resonanz mit den Farben, der Musik, den großen Worten der Festrednerinnen, wie Bundesrätin Ruth Dreifuss? Wochen später brachten mich weitere Zeitungsartikel darauf: Der Eifer der Organisatoren, sich für vermehrte Organspenden einzusetzen, ließ keinen Platz für jene Menschen, die durch ihren Tod all denen das Leben gerettet haben, die hier zusammengerufen worden sind. Transplantierte zusammenzurufen, ohne in erster Linie der Spender zu gedenken, erschien mir jetzt wie ein Familientreffen ohne Gespräche über verstorbene Angehörige.

Der Zeitungsartikel «Wenn Tote sterben» machte mich besonders deutlich auf die Realität des Spenders aufmerksam:

«Bruno Abderhalden fährt an diesem schönen Sommerabend nochmals mit dem Velo in die Zürcher Altstadt. An der Kreuzung steht die Ampel auf Grün. Er fährt geradeaus, doch das Auto neben ihm biegt rechts ab, wirft ihn zu Boden. Sein Kopf schlägt auf dem Randstein auf. Dann wird es Nacht für ihn. Daß er mit Blaulicht ins Zürcher Uni-Spital gefahren wird, dringt nicht mehr in sein Bewußtsein.

Später liegt Bruno auf der Intensivstation. Mittels Computer-

tomographie wurde eine Hirnverletzung festgestellt. Die EEG-Ableitung zeigt gestörte Hirnströme. Beatmungsmaschine und Infusionen erhalten Brunos Körperfunktionen aufrecht, das Überwachungsgerät zeichnet Herz-, Blutdruck-, Hirndruck- und Atemkurve auf. Der Hirndruck steigt. Die Verletzung kann aber nicht operiert werden. Mehrere Stunden später ist der Druck sehr hoch. Der Puls ist tief, die Pupillen weit und lichtstarr. Bruno zeigt auch keine Reaktion mehr, wenn er in den Arm gekniffen wird. Der leitende Arzt, der Bruno untersucht, vermutet, daß das gesamte Hirn nicht mehr funktioniert, und entscheidet, daß die Hirntoddiagnostik durchgeführt wird. Der herbeigeholte Neurologe macht in einem Abstand von zwölf Stunden die vorgeschriebenen neurologisch-klinischen Untersuche sowie Ergänzungsuntersuche, um Gewißheit zu erhalten, daß alle Hirnteile ihre Tätigkeit eingestellt haben, und kann die vermutete Diagnose des Abteilungsarztes bestätigen: Hirntod. Der leitende Arzt spricht mit Brunos Eltern, unterrichtet sie über den Hirntod und klärt sie auch übers Organspenden auf, fragt, ob sie ihren Sohn zur Organentnahme freigeben – Bruno, der nun tot sei, könnte andern Personen das Leben retten.

Unterdessen wird der hirntote Bruno von der Krankenschwester weitergepflegt wie die übrigen Patienten auf der Abteilung, die im Koma liegen. Die Geräte bleiben angeschaltet, Bruno ist warm, sein Herz schlägt. Die Eltern verstehen erst nicht, daß ihr Sohn, der doch genau gleich lebendig aussieht wie Stunden zuvor, als man ihnen sagte, er lebe, aber er sei bewußtlos, daß er nun tot sein soll. Doch nach den Erklärungen, die ihnen der Arzt gegeben hat, wissen sie, daß Bruno allein durch die Maschine und die Infusionen lebt, daß das Gehirn nicht mehr durchblutet wird und daher nicht mehr funktioniert, auch nie mehr funktionieren wird, nie mehr die Befehle aussenden kann, um die Körperfunktionen selbst zu steuern. Wenn sie nein sagen zur Organspende, werden die Geräte abgestellt, das Herz wird aufhören zu schlagen, auch der maschinenbetriebene Atem, Bruno sichtbar als ein Toter daliegen. Sie könnten sehen, wie das Leben aus Brunos Körper schwindet. Andererseits: Ihren Sohn können sie nicht mehr ret-

ten, aber vielleicht andere Söhne, Töchter, Mütter, Brüder...
Brunos Eltern sind mit der Organentnahme einverstanden. Nun wird organisiert: Es werden geeignete Empfänger für die einzelnen Organe ermittelt und die entsprechenden Operationsteams aufgeboten. Der hirntote Bruno wird in den Operationssaal gebracht und zur Operation vorbereitet. Der maschinengestützte Kreislauf ist noch stabil. Inzwischen sind die Organverpflanzungs-Equipen eingetroffen, Bruno bereit, der Anästhesist und die assistierenden Operationsschwestern auch, es kann losgehen. Die Viszeralchirurgen (Eingeweidechirurgen) des Zürcher Uni-Spitals präparieren die Nieren frei, die Leber wird vom selben Team freigelegt, der Chirurg, der sich am Herzen zu schaffen macht, kommt mit seinem Team vom Uni-Spital Lausanne, die Lunge wird vom Thoraxchirurgen aus Genf freigelegt, dort wartet nämlich ein passender Empfänger, Bauchspeicheldrüse und Hornhaut der Augen wiederum präparieren die Zürcher frei. ‹Alles fertig?› fragt nun der Lausanner Herzchirurg, dann durchschneidet er die großen intrathorakalen Gefäße und nimmt das Herz heraus. Damit weicht das Leben endgültig aus Brunos Körper – die Herzkurve auf dem Monitor geht auf Null, der Kreislauf bricht zusammen, das Atemgerät wird abgeschaltet. Auch die andern Organe werden nun gänzlich aus dem Körper herausgetrennt, mit Konservierungslösung perfundiert verpackt. Die einzelnen Teams kehren damit in ihre Spitäler oder auf ihre Abteilung hier zurück. Die Organe werden in die andern Körper eingepflanzt, sollen da weiterschlagen, entgiften, atmen. Zurück bleibt Bruno – nun eine Leiche ohne Nieren, Leber, Bauchspeicheldrüse, Herz, Lunge, Augenhornhaut. Bruno wird zugenäht, der leblose Körper so hergerichtet, daß man möglichst nichts von dem Eingriff sieht, und zur Beerdigung freigegeben.» (Kempter, p. 25)

Diese Geschichte beschreibt keinen konkreten Fall. Das Szenario entspricht den Angaben von Fachpersonen.

«*Nach einem Verkehrsunfall wurde der 15jährige Sohn von Renate Greinert mit einer schweren Schädel-Hirn-Verletzung auf die Medizinische Hochschule Hannover geflogen. ‹Er wurde beatmet und machte den Eindruck, als ob er tief schliefe. Er war warm, aus einer Stirnwunde sickerte Blut, an seinem Bett hing ein Urinbeutel.› Während versucht wurde, mit Medikamenten das Hirn abzuschwellen, saß die Familie am Krankenbett. ‹Nur zur EEG-Ableitung mußten wir das Zimmer verlassen.› Danach eröffnete der Arzt der Familie, Christian sei tot. Sie sollten sich überlegen, ob sie ihn zur Organspende freigäben. Für Renate Greinert selber ist klar, daß mit ihrem toten Körper nichts gemacht werden darf. ‹Aber da war die eben durchlittene Situation mit meinem todkranken Kind, und da war das Argument des Arztes, daß ein anderes Kind leben könnte, wenn wir zustimmen würden. Plötzlich gab es (...) eine Verantwortung für einen anderen Menschen, den wir gar nicht kannten und dessen Leben von unserer Entscheidung abhing.› Sie konnte sich nur zu gut in die Situation der Mutter des Organempfängers versetzen und die Hilfe deshalb nicht verweigern. Sie wundert sich später, wie leicht sie den Ärzten glaubte. ‹Eine Mutter wendet sich von ihrem Kind ab, das warm ist, lebendig aussieht und behandelt wird wie ein Lebender, weil der Arzt sagt, ihr Kind sei tot. Die Mutter glaubt entgegen dem eigenen Empfinden.› Zweifel kommen erst auf, als sie ihren Sohn nochmals sah, ‹als er richtig tot war und auch so aussah wie ein Toter – er war kalt, ohne Atem, leblos.› Sie schreibt von den Schuldgefühlen, die sie und andere Mütter überfielen, weil sie ihre Kinder zu früh aufgegeben hätten. ‹... was verlassen wurde, war Leben und nicht Tod. Niemand kann die Angehörigen aus diesem Alptraum herausführen, weil keiner leugnen kann, daß die Angehörigen, die Mütter, tatsächlich warme, lebende Körper zurückgelassen haben. (...) Alles Wissen, alle Informationen, die wir zu dieser Frage sammelten, bestätigen und erhärten den Verdacht, daß unsere Kinder nicht tot waren, sondern erst im Sterben lagen.›» (Greinert 1991, zitiert nach Kempter, p. 25)*

10. November 1994

Ich hatte geglaubt, schon vor dem Entscheid zur Transplantation, besonders aber in der Vorbereitungszeit viele Überlegungen angestellt zu haben, um das Angebot der modernen Medizin, noch einmal eine Lebenschance zu bekommen, zu nutzen. Ich legte mir durchaus Rechenschaft ab, daß ich keinerlei Anrecht darauf anmelden konnte. Ich war mir bewußt, als Angehöriger eines privilegierten Landes mit einem hochentwickelten Medizinalsystem Zugang zu einer unerhörten Gabe zu bekommen. Ich setzte mich auch immer wieder mit dem Gedanken auseinander, daß mein Weiterleben begründet würde durch den Tod eines anderen, wobei ich der Überlegung nicht auswich, daß mein Tod ebenso plötzlich erfolgen konnte – zum Beispiel durch einen Blutsturz – wie der Tod eines Menschen, der mir das Leben ermöglichte. Alles befand sich in einem heiklen Gleichgewicht, das sich sehr schnell auf eine der beiden Seiten neigen konnte.

Was ich mir aber vorher nicht überlegt hatte – wohl auch nicht überlegen konnte –, waren die konkreten Umstände, unter denen ein zukünftiger Spender sein Leben lassen mußte, und welchen Verlust dessen Angehörige zu ertragen hatten. Die beiden Geschichten von Bruno Abderhalden und Christian Greinert stellten mich vor Tatsachen und in der Folge vor Fragen, die mich nicht mehr losließen.

4. Dezember 1994

Ich war schon gestern, in der äußersten Reihe manchmal sitzend, manchmal stehend, von der Intensität des Geschehens im inneren Kreis ganz in Bann geschlagen.[37] Am Abend, während der Fahrt nach Hause durch die regenschwere Dunkelheit, wuchs die Gewißheit, daß ich diese Gelegenheit benutzen wollte, um mehr Klarheit in meine jetzige Situation zu bringen. Entschlossen betrat ich den Saal heute morgen frühzeitig, um noch einen leeren Stuhl der inneren Runde besetzen zu können. Hellinger kündigte an, sich an diesem Tag auf die Arbeit mit Leuten zu konzentrieren, die an einer lebensbedrohlichen Krankheit litten.

Bert Hellinger ist über die Philosophie, Theologie und Pädagogik zur Familientherapie gekommen. Er arbeitet mit größeren Gruppen. Seine Ideen über Ordnungen der Liebe, sein Denken und seine Therapiephilosophie über systembedingte Probleme und systemische Lösungen verdeutlicht er in der Arbeit mit «Familienaufstellungen». Dabei läßt er einen Gruppenteilnehmer – den Protagonisten – sein inneres Bild seiner Gegenwarts- oder Herkunftsfamilie aufstellen. Der Protagonist wählt aus den Gruppenteilnehmern Stellvertreter für die Mitglieder des Systems (seiner Familie) aus, das er aufstellen will, und führt sie entsprechend seinem inneren Bild auf ihren jeweiligen Platz. Die Mitwirkenden werden von Hellinger über ihr Befinden befragt, und danach verändert er die Familienaufstellung, bis jedes Mitglied einen stimmigen, guten Platz erreicht hat. So ergibt sich ein Lösungsbild, meist über mehrere Zwischenstufen.[38]

In der ersten Pause wende ich mich an Hellinger, um ihn zu fragen, ob ich mich mit der transplantierten Leber infolge Leberzirrhose auch zu den lebensbedrohlich Erkrankten zu zählen habe. Er bejaht und fordert mich gleich nach der Pause auf, zu ihm in den Kreis zu treten.

Zuerst läßt er mich das Problem benennen und fragt mich dann, ob ich den Spender kenne. Ich verneine mit dem Hinweis, der Austausch von Kenntnissen über den Spender und den Empfänger sei den Medizinern nicht gestattet. Er beharrt auf der Frage: «Was weißt du über den Spender?» – «Er[39] stammt sicher aus der Schweiz[40], und das wahrscheinlichste ist, daß er bei einem Verkehrsunfall ums Leben kam.»

Bert Hellinger wendet sich an das Publikum: «Der Mann hat eine schlechte Prognose. Er würdigt den Spender nicht. Er räumt ihm nicht den gebührenden Platz ein.» Ich stehe da, wie mit kaltem Wasser begossen, öffentlich unter Anklage gestellt, unfähig, einen klaren Gedanken zu fassen, aber unerschütterlich in der Gewißheit, da durchgehen zu müssen, als ginge es um mein – Leben, und es ging ja um mein Leben.

Hellinger gibt mir die Anweisung, meinen Spender und mich aufzustellen. Für den Spender bitte ich einen mittelgroßen, schmalen, bebrillten Mann aus der innersten Reihe, der später berichten wird, daß er unter einer funktionellen Leberkrankheit leidet. Als Stellvertreter für mich selbst wähle ich einen etwas größeren Mann aus einer der hinteren Reihen. Er wird mich in einer der späteren Pausen ansprechen und mir über seine zwei schweren Leberentzündungen erzählen. Ich fasse zuerst den Spender-Stellvertreter an beiden Armen und stelle ihn mit dem Rücken zum Saalausgang. Es fällt mir schwer, für meinen Stellvertreter den «richtigen» Platz zu finden. Unzufrieden mit mir selbst, lasse ich ihn in einem Winkel von etwa 120° zum Spender-Stellvertreter stehen und setze mich an meinen Platz. Hellinger bemerkt, ich sei ehrlich bemüht gewesen, meine Wahrheit darzustellen. Entgegen seiner bisherigen Vorgehensweise, auf die aufgestellten Personen zuzugehen und mit ihnen zu arbeiten, bleibt er auf seinem Stuhl sitzen und wartet schweigend. Das Schweigen lastet bleischwer auf dem ganzen Saal. Es dauert eine kleine Unendlichkeit, bevor er sich den beiden Darstellern zuwendet und sich nach ihrem Befinden erkundigt. Der Spender-Stellvertreter klagt über starke Unterleibsschmerzen, der Ich-Stellvertreter fühlt sich unter einer starken Spannung. Hellinger schickt den Ich-Stellvertreter aus dem Saal hinaus, was mir fast den Atem stocken läßt, bedeutet das doch, daß dieser damit die Bühne des Lebens verläßt. Der Spender-Stellvertreter dagegen fühlt sich deutlich besser. Der Ich-Stellvertreter wird wieder hereingerufen und von Hellinger dem Spender-Stellvertreter direkt, von Angesicht zu Angesicht, gegenübergestellt. Der Spender-Stellvertreter sagt: «Das macht mich sehr traurig.» Hellinger vergrößert die Distanz zwischen den beiden, entläßt den Ich-Stellvertreter und holt mich an seine Stelle. Er fordert mich auf, mich mit vor der Brust gekreuzten Armen vor dem Spender zu verneigen.

Es ist mir, wie wenn ich in die Architektur des großen Saales eingespannt dastehen würde, Teil eines größeren Ganzen. Dann läßt er mich nachsprechen: «Ich nehme einen Teil von dir mit.» – «Wie geht es dir?» fragt er den Spender-Stellvertreter. «Ich werde wieder bedrückter, trauriger», antwortet dieser. – «Sprich nach: ein bißchen.» – «Ein bißchen», sagt er. Und zu mir zurückkommend spricht Hellinger vor: «Und ich folge dir nach.» – «Und ich folge dir nach», sage ich.

Für mich ist klargeworden: Ich habe mein Leben von einem, der mir vorausgegangen ist aus dieser Welt hinaus, ausgeliehen bekommen auf Zeit, «ein bißchen».

Wie auch die anderen Fachseminarien, die ich in den Monaten seit meiner Rekonvaleszenz besuchte, führte mich auch das Wochenende mit Hellinger zu einer vertieften Auseinandersetzung mit meiner neuen Lebenssituation. Während mir vor der Operation die Seite des Spenders noch gänzlich abstrakt geblieben war, hatte sich in mir nach der Transplantation die Bereitschaft immer mehr verstärkt, mich mit dem Bild des Spenders konkret zu befassen. So fügte es sich fast notwendigerweise, daß die Arbeit von Hellinger, in der es ganz zentral um Geben und Nehmen in wichtigen Beziehungen geht, mir meine Situation mit dem Spender in einer Art «Nacherleben» verdeutlichte.[41]

6. März 1995, Basel

Basel ist im Fasnachtstaumel, die spärliche Beleuchtung der Straßen verstärkt noch die unwirkliche, urtümliche Stimmung. Die Luft ist übervoll vom Trommeln und Pfeifen. Ich liebe es, einer «Clique» hintennach zu laufen, selbst Teil der rhythmischen Bewegung zu werden, oder dann in einem Gäßchen, an einer Straßenecke zu stehen und den Fluß der Gestalten und Geräusche an mir vorbeirauschen zu lassen. Plötzlich tauchen in dem Gedränge riesige, leicht schwankende, überlebensgroße Figuren auf, ein abgeschnittener Arm, ein Bein, ein erigierter Penis, dahinter in breiten Kolonnen die Tambouren als Scharfrichter in blutroten Gewändern, den Kopf verdeckt mit spitzen Ku-Klux-Klan-Hüten. Ihnen schließen sich die Reihen der Pfeifer an, Nieren und Herzen und andere Organe auf den Larven, Kopfbedeckungen oder Gewändern tragend. Der ganze Zug kommt mir entgegen wie ein Alptraum, nimmt mich in seinen Bann, zieht mich mit sich. Ich folge ihm, fast gegen meinen Willen, aber auch mit dem Gedanken, herausfinden zu wollen, was dieser ganze Spuk soll. Wie in einer Geisterprozession geht es am Münster vorbei, den Münsterberg hinunter. Es beginnt zu nieseln, dann setzt ein kalter Regen ein, von der Rheinbrücke her zieht ein frostiger Wind, der schnell in die Knochen fährt. Der Zug löst sich auf, unter den Masken erscheinen menschliche Gesichter, die mächtige Laterne bleibt in der Straßenmitte stehen, die Menschen verschwinden in den nächstgelegenen Wirtshäusern. Ich nähere mich der Laterne, lese:

«Verdammt und zuegnaait.
Ibere mafiosen Organhandel.
Stirbsch im Verkehr
und s'Härz blybt hail,
denn findet das der Chefarzt gail.»

Auf einer anderen Seite der grellbunten, mit Organen aller Art bemalten Laterne:

«Diefkielt, uffgwermt, bluetig, hart –
sgit Lääberli no Mafia Art.
Eb Hirn-, eb Härzdoot, fäiß und mager,
als Lyych bisch s'scheenscht Ersatzdaillager.»

Und schließlich noch:

«E guete Root, wenn Dnie wotsch stifte
Muesch d'Lääbere vorhär vergifte –
Proscht.»[42]

Am liebsten würde ich dem Spuk entfliehen, das Ganze zur Seite schieben, als lächerlich, Blödsinn, übliche fasnächtliche Übertreibung mit einem Achselzucken abtun. Ich entschließe mich dann aber doch, Leute aus der «Clique» anzusprechen, die vereinzelt bei den in Hauseingängen oder auf dem Trottoir abgestellten Larven, Trommeln und Sujets Wache stehen. Die Idee für die Sujetwahl entstand offenbar aufgrund einer Zeitungsmeldung über Organhandel, hat keinen persönlichen Hintergrund. Lange noch begleiten mich die Bilder, verbunden mit dem unguten Gefühl, mit diesen grausigen Dingen auf eine unlösbare, schicksalhafte Art verknüpft zu sein.

Traum vom 23./24. März 1995

War es ein Geiger? War es ein Flöter, der auf mich zukam, mich mit seiner Musik zu betören? Er stieg die Stufen herunter, als wollte er sich direkt in mein Herz hineinspielen, getragen von den Klängen des hinter ihm unter einem funkelnden Kristall-Lüster musizierenden Kollegiums. Plötzlich greift er in die Taschen seiner knielangen Brokatjacke, hält mir eine Handvoll Münzen und Schmuckstücke entgegen, wirft sie mir hin: «Das ist für dich.» Ohne mich zu wundern, als sei das alles das Normalste auf der Welt, beginne ich die Wertsachen in meine Tasche zu sammeln. Sie erweisen sich bei näherem Zusehen als mattglänzende Kunststoffchips und Plastikringe in den Farben von Elfenbein, Opal und Achat. Ich biete einige Ketten und Armreife einer neben mir stehenden Dame an, die sie prüfend in die Hand nimmt. Ich gehe dann, mit prall gefüllten Jackentaschen, durch die aneinandergereihten, weitläufigen Räume des Hotels, in dem das Konzert stattgefunden hat. Dabei komme ich an einem schwer mit den verschiedensten, exquisit zusammengestellten Speisen beladenen, langen Büfett vorbei, hinter dem einige adrett gekleidete Serviererinnen auf die Gäste warten. Ich gehe auf eine der Serviererinnen zu, wie um sie etwas zu fragen. Durch die Bewegung geraten die Tische mit den reich verzierten Pasteten und den in Sülze glänzenden Fleischplatten ins Wanken. Was wollte ich wissen? Was löste meine Frage aus? Ich weiß es nicht. Ich gehe weiter, zielgerichtet auf den Ausgang des Hotels zu, durchschreite halboffene Räume, in denen viel Volk sich mit irgendwelchen Tätigkeiten vergnügt. Aus einer großen, tunnelförmigen Öffnung kommen, fröhlich kreischend, einige rotbackige Kinder in farbigen Skianzügen, die einen auf Schlitten und andere auf Eislaufschuhen, angefahren und gesellen sich zu den aus allen Richtungen und in alle Richtungen herumwandernden Hotelbesuchern. Ich mache mich daran, die große Eingangshalle zu durchqueren.

Es geht um ein Geschenk, das ich bekomme, ein kostbares Geschenk in meinen Augen, etwas, das dem Schenkenden aber nichts (mehr) bedeutet: Er wirft es von sich, kann es nicht (mehr) brauchen. Bei näherem Zusehen, beziehungsweise während ich die Wertsachen zusammenraffe, erweisen sie sich als etwas ganz Gewöhnliches, wobei das ihrem Wert für mich offenbar keinen Abbruch tut, denn ich fülle damit meine Taschen. Ich wandere dann, mit dem Geschenk in der Tasche, durch Räume des Lebens. Zum Bankett der Auserwählten bin ich nicht geladen. Oder war das die Frage, die ich stellen wollte: ob ich geladen bin? Auch an allen anderen Aktivitäten gehe ich unbeteiligt vorbei; mein Ziel ist der Ausgang. So erreiche ich die große Halle, in der immer neues Leben dazukommt (die Kinder aus dem Tunnelzugang). Vielleicht ist es auch für mich nicht einfach der Ausgang, sondern der Ausgangsort für etwas Neues? Kann der Ausgangsort, der Weg in die Zukunft deutlicher werden, wenn ich es schaffe, das Geschenk, den Schenkenden eindeutiger anzuerkennen?

Traum vom 25./26. März 1995

Ich bin ganz genervt. Unschlüssig, ob ich anstehen oder wieder weggehen soll. In der Mensa hat sich eine unendlich lange Schlange von Wartenden gebildet. Das Drängeln, das ständige Kommen und Gehen, all diese fremden Leute. Da kommt eine alte Bekannte – Frau B. – daher. Das gute alte Gesicht, eine Erleichterung. Sie fragt, ob ich auch einen Cervelat zum Abendessen nehmen wolle, sie esse das so gerne. Mir ist nicht nach Wurst, ich habe eher Lust auf Müesli, frische Brötchen. Sie will auch für mich die Bestellung machen, während ich noch schnell zum zahnärztlichen Institut eile, ich habe dort eine Besorgung zu machen oder einen Termin einzuhalten. Schnell haste ich durch die Gänge des riesigen Spitalkomplexes, von Abteilung zu Abteilung, komme zu einem großen Restaurant, wo ich eine Serviererin, dann eine andere, nach der Richtung frage.

Sie weist mich in die Richtung, aus der ich gekommen bin. Ich renne aus dem Lokal hinaus, um dem Gebäude entlang zurückzugehen. Auf der etwas abschüssigen Straße herrscht reger Verkehr. Die Stahlträger einer gewaltigen Baustelle überdachen stellenweise die Straße, die dann wie durch einen Tunnel führt und an der Anlegestelle einer Fähre endet. Ich bin also wieder falsch gelaufen. Auf dem Rückweg beobachte ich, wie eine Krankenschwester am Anfang des Spitalkomplexes in einer Pforte verschwindet. Ein kleines, grün leuchtendes Schild zeigt an, daß es hier einen Zugang für das Spitalpersonal gibt. Ich renne dort hinein, durch den langen, hell erleuchteten Korridor. Ohne Übergang bin ich wieder im Freien, blicke auf einen großen mehrstöckigen Wohnblock. Die Terrassen sind dicht bevölkert mit fremdartigen Leuten, an allen Fenstern drängen sich Gesichter mit großen schwarzen Augen. Es kommt mir vor wie der Blick auf eines jener Fluchtschiffe, deren Bilder als Zeugnisse von Tragödien unerfaßbaren Ausmaßes in den letzten Jahren immer wieder durch die Medien geistern. Im gleichen Moment wird mir klar, daß ich den mit asiatischen Menschen bewohnten Wohnkomplex vor Augen habe, von dem im Restaurant die Rede war, in dem ich nach der Richtung gefragt hatte. Erregt hatten die Leute dort einander Bilder aus druckfrischen Zeitungen von Explosionen, von Feuersbrünsten, kriegsähnliche Bilder einer Katastrophe gezeigt, die sich gerade in der Stadt ereignet hatte. Mit tödlichem Grauen stelle ich fest, daß ich mich in dem Fluggefährt befinde, das sich mit großer Geschwindigkeit, mit Explosivstoffen beladen, dem Wohnblock nähert. Mein Schrecken spiegelt sich im Schrecken von Hunderten von weit aufgerissenen Augenpaaren.

Eine für mich typische Situation, seit mir durch meine tödliche Erkrankung und die Transplantation die Begrenztheit des Lebens bewußtgeworden ist: Warten an einem Ort, wo nichts anderes als Warten möglich ist, macht mich ungeduldig. Ich habe das Gefühl, Zeit totzuschlagen, Lebenszeit zu verlieren. So groß die Erleichterung, die Freude ist, ein bekanntes Gesicht zu sehen – ich schaffe es nicht, die angebotene Gelegenheit zur Begegnung direkt zu nutzen, bin zu sehr auf die Idee fixiert, möglichst viel in die mir zur Verfügung stehende Zeit hineinzupacken. Damit laufe ich in eine Entwicklung hinein, in der sich jede neue Stufe als unübersichtlicher, rätselhafter, schwieriger erweist. Ein Abschnitt entsteht aus dem anderen wie der Blick durch ein immer weiter ausgezogenes Teleskop. Der Blick auf das Fremde ist es, der mich plötzlich auf eine völlig andere Dimension katapultiert: Ich werde zum Zerstörer der von mir selbst geschaffenen Welt. Der angestrengte Versuch, möglichst viel aus meiner Zeit zu machen, endet in der drohenden Selbstzerstörung, was gleichbedeutend ist mit der Zerstörung meiner eigenen Welt.

Der Traum als Warner: Paß auf, nimm dir Zeit, achte auf deine Kräfte, benutze das Angebot von Kontakten dort, wo es entsteht.

1. April 1995, Sylt

Der Küste entlang von Kampen Vogelkoje nach Westerland. Zuerst durch die Dünen zur Küste. Der Pfad schlängelt sich hinauf und hinunter durch Heidegras, das in einzelnen Wedeln und dann wieder ganz dicht in größeren Flächen aus dem Sand wächst. Rund um einsam stehende Wedel hat der Wind manchmal magische Kreise in den Sand gezeichnet. Das fahle Gelb der Graswedel kontrastiert mit dem dunkel, auf den ersten Blick braunschwarz wirkenden Heidekraut, das beim Näherkommen unendlich viele Farbtöne von Orange über Rot bis fast Schwarz annehmen kann. Am Anfang des Weges stoßen wir auf einige besondere Büsche, die mit ganz spitzen Stacheln bewehrt sind, bereits ein frischgrünes Nadelkleid tragen und sich mit gelben Lippenblüten geschmückt haben. An einer Stelle des Sandpfades verweilen wir, um winzig kleinen Sandflöhen zuzuschauen, die wie elastische schwarze Punkte ihren Tanz aufführen. Und dann, von ferne noch, durch die letzte Düne zuerst noch gedämpft, dann immer deutlicher der ewige, schwermütige Gesang des Meeres und auf dem höchsten Punkt der Düne der freie Blick auf die Stimme vom Ende der Welt, die Woge für Woge heranrollt, uns vom großen Geist zu künden. Weit zieht sich der Sandstrand dem Meer entlang und verliert sich irgendwo in den Grautönen des fernen Horizonts, wo Meer und Wolken und Land ineinander überfließen, wie in einem uralten Gemälde, dessen Konturen verblaßt sind.

Laut lachend, wie spielende Kinder, rennen wir die Düne mit breiten Schritten hinunter und kommen zu einem jähen Halt direkt vor der weißen Gischt der sich eben zurückziehenden Woge, die der nächsten Platz macht, kommen zu einem Halt vor dem weit aufgerissenen Rachen des brüllenden Meeres, das mit jeder aus der Tiefe grollenden Woge uns zu verschlingen droht und dann doch – dieses eine Mal noch und wohl auch noch das nächstemal – sich mit einem sanften Lecken begnügt.

An dieser Grenze zur Unendlichkeit entlang streifen wir durch den weißen Sand, wohl wissend um die Vergänglichkeit unserer Spuren, sei es durch den nassen Atem des Meeres, sei es durch das stetige Blasen des Windes. Das Gehen auf dieser dauernd bewegten Linie zwischen Wasser und Strand wird zeitenweise zu einer Art Dialog mit dem Meer, das Welle um Welle, wie ein Zauberer seine Tücher, vor uns die Gischt auswirft, die beim Zurückziehen sich verwandeln in feine Vorhänge aus Perlenschnüren, manchmal feine Schaumkrönchen noch eine Weile zurücklassend, manchmal leichtblasige Schaumgebilde, die im Winde zitternd auf dem Sand liegenbleiben. Stellenweise fördert das Meer auch plötzlich massenhaft Muscheln zutage oder in der spärlichen Nachmittagssonne aufblitzende, vielfarben schimmernde Steine. Wir wissen aber wohl, daß die gewaltige Stimme des Meeres nicht angewiesen ist auf Antworten von uns. Vereint mit dem ganzen Chor der Winde will das Meer nichts anderes als uns einbeziehen in die große Bewegung des Weltenatems, der die vergänglichen Gedanken, die Alltagsargumente und die flüchtigen Worte und Sätze hinausspült, hinausbläst aus unserem Kopf, unserem Körper, hinaus aus Hirn und Herz, und die Seele frei macht und leicht und luftig wie die im Sand zitternden Schäumchen, die sich selbst wieder auflösen, sich zurückgeben an die Unendlichkeit.

Auf diese Art befreit, ist es ein besonderer Genuß, die vom Wandern ermüdeten Glieder zunehmend zu spüren und schließlich befriedigt entspannt sich hinsetzen zu können, um im «Strand-Kieker» bei einem frisch-perlenden – alkoholfreien – Bier mit gehöriger Schaumkrone einen reich befrachteten Teller mit dampfenden Salzkartoffeln und lecker zubereitetem Fisch zu verzehren.

10. April 1995

In der Zeitschrift *Soziale Medizin* lese ich: «Ließe man den Menschen ‹vollständig› sterben, so würden sich seine Organe zur Transplantation nicht mehr eignen; diese sollen ja noch möglichst voll funktionstüchtig sein, lebensfähig, also lebend sein; sie müssen zu diesem Zweck einem lebenden Organismus entnommen werden. Eine solche Sezierung lebender Körper empfindet man nun aber zu Recht als unethisch. Über diese Unvereinbarkeit der zu erhebenden Forderungen setzt man sich mit der Spitzfindigkeit des sogenannten ‹Hirntodes› hinweg, wodurch man kurzerhand die sterbenden Lebenden zu sterbenden Toten machte.»[43]

Wohl habe ich mich vor der Operation sehr eingehend mit der Transplantationsmedizin und ihrer Bedeutung als einer der ausgeprägtesten Formen der High-Tech-Medizin befaßt. Die kritischen Stimmen dazu waren mir bekannt und machten es mir entsprechend schwer, den Entscheid für die Transplantation zu fällen. Besonders das Argument der Beschränktheit der Mittel in einer immer dichter bevölkerten Welt machte mir zu schaffen, das Wissen, mit der Transplantation Mittel zu beanspruchen und zu binden, die an anderen Orten, zum Beispiel in der Präventivmedizin, fehlen. Durch meinen Entscheid zutiefst unsolidarisch zu sein mit den Bedürftigen dieser Welt und mich durch Eingehen auf die Verlockungen der Mächtigen zu korrumpieren – dieser Gedanke ließ sich nicht leichtfertig besänftigen. Ich hatte mich schließlich damit zurechtgefunden, daß ich in einer Welt lebe, die mir – neben allen Privilegien eines behüteten Aufwachsens, einer fundierten Berufsausbildung, eines befriedigenden Familien- und Berufslebens – auch ein Virus beschert hat, der schließlich zur Zerstörung meiner Leber führte. Diese gleiche Welt bot mir die Möglichkeit einer Behandlung, von der ich um so eher Gebrauch machen konnte, als ich mich noch mitten in der Verantwortung für dieses Leben stehend sah, in persönlicher, familiärer und beruflicher Hinsicht.

Während ich meinem eigenen Tod mit Hilfe der Transplantationsmedizin noch einmal für einige zusätzliche Tanzschritte ins Leben entfloh, hatte ich mich der Tatsache nicht genügend deutlich gestellt, daß ich mit meinem Entscheid indirekt auch über den Tod, jedenfalls die letzten Minuten des Sterbens, eines anderen Menschen mitentschied.

Bin ich nun Täter oder Opfer? Wohl bin ich Opfer einer heimtückischen Krankheit, genannt Hepatitis – entsprechend den Labortests einer Hepatitis B und C. Hätte ich durch frühzeitige Veränderung meines Lebens – Beachten der Regeln einer natürlichen Ernährung, Einhalten eines gesunden Lebens- und Arbeitsrhythmus, Stärken der Lebenskräfte durch die richtige Mischung von Aktivität und Entspannung – den Verlauf der Krankheit beeinflussen, eine Entgleisung in die aggressive Form verhindern können? Bin ich durch das Einverständnis mit der Transplantation zum (Mit-)Täter geworden? Habe ich mich durch das Angebot der High-Tech-Medizin zum Mitmachen an einem ethisch fragwürdigen Unternehmen verführen lassen? Habe ich mitgemacht beim Ausnutzen eines anderen Menschen, der in seiner Todesstunde sich nicht hat wehren können? Habe ich mich am Bestehlen eines Todgeweihten beteiligt?

Was sagen die medizinischen Autoritäten?

Antworten auf meine Fragen konnte ich bei den Autoritäten einer medizinischen Wissenschaft suchen, der ich sicher durch mein neu geschenktes Leben verpflichtet bin. Die Schweizerische Akademie der Medizinischen Wissenschaften SAMW hat «Richtlinien für die Definition und die Diagnose des Todes»[44] herausgegeben:

> «*Ein Mensch wird als tot betrachtet, wenn eine oder beide der folgenden Bedingungen erfüllt sind:*
> *a) irreversibler Herzstillstand mit dadurch unterbrochener Blutzirkulation im Organismus und damit auch im Gehirn;*
> *b) vollständiger irreversibler Funktionsausfall des Gehirns.*»

Eine eingehende Liste klinischer Kriterien soll dem Arzt erlauben, die Diagnose des Hirntodes zuverlässig zu stellen. Die Ärzte der SAMW sind sich dabei bewußt,

> «*daß der Tod kein zeitlich genau definiertes Ereignis ist, sondern daß es sich um einen Entwicklungsprozeß handelt. Es geht deshalb darum, den Zeitpunkt zu bestimmen, in welchem im Ablauf dieser Entwicklung der unwiderrufliche Zustand des kompletten, andauernden und irreversiblen Versagens des Gehirns und des Hirnstammes eingetreten ist.*»[45]

Diese Todesdefinition wurde in den Grundsätzen 1968 von einer Kommission aus Theologen, Juristen und Medizinern der Harvard Medical School definiert. Anlaß dazu gaben jene Fortschritte der Medizin, die mittels technischer und apparativer Möglichkeiten (künstliche Beatmung, Herz-Lungen-Maschine) den Zeitpunkt des Todes noch hinauszuschieben vermochten, wenn die Voraussetzung für das Leben – die Funktion des Gehirns – nachweisbar erloschen war. Die moderne Medizin sah sich damit vor einem Dilemma, weil das Weiterbehandeln solcher im irreversiblen Koma liegender Patienten einerseits zu einer unwürdigen Verhinderung des natürlichen Todes, einer zunehmend quälenden Belastung der Angehörigen und zur Bindung von immer größeren pflegerischen Mitteln und Kräften führte. Anderseits setzten sich die Ärzte dem Vorwurf aus, durch Abstellen der Apparate aktive Sterbehilfe zu leisten. Ein weiteres Dilemma rührt an denselben Punkt: Die eindeutige Diagnose des Todeszeitpunktes ist Voraussetzung dafür, daß dem Toten – bei Annahme von dessen Einverständnis – Organe zur Transplantation entnommen werden dürfen.

Die kritischen Stimmen

Der Entscheid zur Transplantation fiel mir schon deshalb nicht leicht, weil ich mich einer Welt verpflichtet fühle, in der wir Menschen Teil haben an einem Ganzen und deshalb unsere Handlungen auch immer mit Blick darauf zu überprüfen haben. Der Blick auf das Ganze wird mir mit den Geschichten über Bruno Abderhalden und Christian Greinert wieder neu ins Bewußtsein gebracht. Dazu gehört die nicht zu vergessende Tatsache, daß ein Organ «verfügbar» werden muß, um eine Transplantation zu ermöglichen. Das ist auch jetzt, beim Lesen dieser beiden Geschichten, ein ungeheuerlicher Gedanke, setzt er doch voraus, daß jemand sein Leben lassen mußte, um mir mein Weiterleben zu ermöglichen. Daraus ergeben sich auch die wichtigsten Kritikpunkte in bezug auf die Transplantation: die Transplantationsmedizin als Produkt der Wegwerfgesellschaft und die Transplantationsmedizin als Grund für die Vorverlegung der Todesdiagnose.

Die Transplantationsmedizin als Folge der Wegwerfgesellschaft

Es läßt sich nicht übersehen: Die Transplantationsmedizin ist eng verknüpft mit unserer Wegwerf-, Verschleißgesellschaft, in der wir damit leben, daß jedes Jahr 1000 Menschen allein in der Schweiz an einem Verkehrsunfall ums Leben kommen, in der Mammutprojekte (Hochhäuser, Tunnels, Brücken) geplant und ausgeführt werden, bei denen zum voraus praktisch feststeht, damit «gerechnet» wird, daß eine Anzahl Unfälle passieren werden, zum Teil mit tödlichem Ausgang, in der viele Arbeitsprozesse am Laufen gehalten werden, obwohl das Risiko von Unfall und Tod bekannt ist.

Der amerikanische Wissenschaftskritiker Andrew Kimbrell beschreibt in seinem Buch *Ersatzteillager Mensch. Die Vermarktung des Körpers* diese Beobachtung als Teil einer gigantischen «Körperindustrie», die sich im Zusammenspiel von Naturwissenschaft, Medizin und Biotech-Unternehmen entwickelt hat. Diese Industrie repariert unsere Körper, indem sie Ersatzteile von Unfallopfern, von den Armen der dritten Welt oder von abgetriebenen Föten besorgt. Wissenschaftler und Techniker können heute lebende Materie in der gleichen Art behandeln, wie die Ingenieure im letzten Jahrhundert gelernt haben, mit unbelebter Materie umzugehen. Denselben Maschinen- und Vermarktungsimperativen, die dem Industriezeitalter den Takt vorgaben, unterliegen nun die Formen des Lebens bis hin zum menschlichen Körper. Das Maschinen- und Industriezeitalter habe zu irreparablen Schäden in den Kreisläufen der Natur geführt, schreibt Kimbrell, und in derselben Weise habe die «Körperindustrie» begonnen, den Menschen auszubeuten.

Als treibende Kraft hinter dieser chronischen Überbeanspruchung der natürlichen Ressourcen und Kreisläufe bezeichnet Kimbrell die moderne Marktideologie, die alles, was vermarktet werden kann, den Regeln des Marktes unterwirft, und die sich auch des menschlichen Körpers bemächtigt hat – vom Handel mit Blut und Samen über die Vermarktung von Organen und fetalem Gewebe bis zum Geschäft mit genetisch fixierten Eigenschaften und zur Patentierung von Lebewesen. Er stellt sich die Frage: «Wie konnte die Marktideologie in unserer Gesellschaft die Vorherrschaft über andere, moralische und ethische Systeme gewinnen?»

Karl Polanyi hat 1944 in seinem Buch *The Great Transformation* (deutsche Ausgabe Wien 1977) gezeigt, wie die industrielle Revolution zum ersten Mal die Natur, die Arbeit (damit den Menschen) und das Geld zu «Waren» gemacht hat. Natürlich hatte es schon vorher Märkte und Händler gegeben, aber niemals hatte es vor 1830 ein System miteinander verbundener Märkte gegeben, die potentiell Einfluß auf alle Aspekte der menschlichen Existenz haben können.[46] Nach Kimbrell hat die Marktideologie nun auch Besitz ergriffen vom Körper des Menschen.

Was kann nun dieser verheerenden Entwicklung entgegengesetzt werden? Hans Jonas hat sich in seinem Hauptwerk *Das Prinzip Verantwortung* für einen verantwortlichen Einsatz – und damit auch für eine Beschränkung – der modernen Wissenschaft und Technik starkgemacht. In seinem Buch *Technik, Medizin und Ethik* wendet er seine grundsätzlichen Überlegungen auf konkrete Probleme der modernen Technik und Medizin an. Grundsätzlich hat er nichts einzuwenden gegen die allgemein akzeptierte Überzeugung: «Im allgemeinen ist jede Fähigkeit ‹als solche› oder ‹an sich› gut und wird nur durch Mißbrauch schlecht.» Er stellt dann aber die Frage: «Aber wie steht es, wenn wir uns in einem Handlungszusammenhang bewegen, in dem jeder Gebrauch der Fähigkeit im großen, sei er in noch so guter Absicht unternommen, einen Richtungssinn mit sich steigernden letztlich schlechten Wirkungen mit sich führt, die untrennbar mit den beabsichtigten und nächstliegenden ‹guten› Wirkungen verbunden sind und diese am Ende vielleicht weit übertreffen?» (1987, pp. 42f.) ... «Die moderne Technik ist zuinnerst auf Großgebrauch angelegt und wird darin vielleicht zu groß für die Größe der Bühne, auf der sie sich abspielt – die Erde – und für das Wohl der Akteure selbst – die Menschen.» (1987, p. 45) Die Grenzen dieser Bühne waren für den Menschen bis ins Mittelalter geografischer Natur: Die Welt war begrenzt durch den sichtbaren Horizont, der durch keine Reise in noch so weite Fernen grundsätzlich verändert werden konnte. Die Welt des modernen Menschen scheint durch den Griff zu den Sternen geografisch unbegrenzt, aber die Grenzen werden spürbar in der Belastbarkeit seines Lebensraums. Die Selbstreinigung von Luft, Wasser und Erde, die natürlichen Revitalisierungskreisläufe erweisen sich immer mehr als begrenzt. Es gilt nun, diese Grenzen überall bewußter wahrzunehmen und neu zu lernen, wie wir sie respektieren können.

So wie Jonas folgert auch Kimbrell, daß der Vorherrschaft des Marktes Grenzen gesetzt werden müssen, wenn Leben auf dieser Welt auch in Zukunft lebenswert bleiben soll, wenn nicht – nach den verheerenden Folgen der Behandlung von Arbeit und Boden als Ware – auch der menschliche Körper, das Leben selbst als Ware den Gesetzen des Marktes unterworfen werden soll.[47]

Wie weit wir auf diesem Weg schon fortgeschritten sind, zeigt zum Beispiel die Art, wie wir heutzutage mit unserem Körper – und mit der Natur – umgehen: Die Effizienz bestimmt die Wahl der Mittel, den Einsatz der Zeit.

«Wir betrachten unseren Körper als eine biologische Maschine, die möglichst gut genutzt werden muß. In der Arbeitswelt wie in der Medizin lautet die Vorgabe: maximaler Output bei minimalem Input in möglichst kurzer Zeit. Das hört sich vernünftig an, und niemand scheint sich dem entgegenstellen zu wollen. Wenn wir aber tatsächlich anfangen würden, zum Beispiel unsere Kinder nach dem Prinzip der Effizienz zu behandeln – ein Minimum an Nahrung und Zuneigung für maximalen Gehorsam und maximale Leistungen in der Schule –, dann würde man uns für geisteskrank halten. Auch wenn wir mit unseren Freunden oder auch nur mit unseren Haustieren in einer solchen Weise umgehen würden, würde man uns dringend eine Psychotherapie empfehlen. Im täglichen Leben behandeln wir nichts und niemanden, dem wir Liebe oder Zuneigung entgegenbringen, nach dem Prinzip der Effizienz. Einfühlung und Liebe sind es, die uns im Umgang mit Kindern, Ehegatten, Freunden und Haustieren leiten. Aber noch hat sich diese Erkenntnis im gesell-

schaftlichen Umgang mit dem Körper oder der Natur nicht durchgesetzt.» (Kimbrell, pp. 244 f.)

Auf der Suche nach Möglichkeiten, die Errungenschaften der Technik zu nutzen, aber ihren schädlichen Auswirkungen genügend starke Grenzen entgegensetzen zu können, erinnert Kimbrell an Gesellschaften, die ihre hohe Lebenskultur einer «Philosophie der zwei Märkte» verdanken. Er führt das Beispiel der melanesischen Trobriander an, die von Bronislaw Malinowski in seinem anthropologischen Klassiker *Argonauten des westlichen Pazifik* 1922 beschrieben wurden.

«Wie man es von einem seefahrenden Volk erwarten darf, waren die Trobriander eifrige Händler. Allerdings kannten sie verschiedene Arten des Austauschs von Gütern, die für sie von jeweils ganz anderer Bedeutung waren. Manche Dinge wurden auf dem Weg des Gimwali ausgetauscht. Dies war der ganz normale Handel, bei dem die Güter nur auf ihren kommerziellen Wert hin beurteilt wurden und auch zähes Feilschen an der Tagesordnung war. Die Inselbewohner kannten aber auch noch einen anderen Weg des Tauschs, der als Kula bezeichnet wurde. Darunter verstanden sie den zeremoniellen Austausch von Geschenken oder Gaben, der in würdiger, uneigennütziger und bescheidener Weise vorgenommen wird. Die Gaben, Armreifen, Halsketten aus Muscheln, werden kontinuierlich zwischen den verschiedenen Inseln des Massim-Archipels ausgetauscht. [...] Malinowskis Argonauten sind kein Einzelfall. Der Gabentausch hat eine lange Geschichte, er hat in vielen Gesellschaften dazu gedient, wichtige Elemente des wirtschaftlichen und sozialen Lebens zu organisieren. [...] Zu den Tauschzeremonien gehören auch Fruchtbarkeits- und Sterberiten – bei denen das Neugeborene begrüßt oder der Sterbende über die Schwelle zur nächsten Welt begleitet wird. Nahezu alle Kulturen teilen den Glauben, daß der menschliche Körper etwas Heiliges ist, ein zu ehrender Teil der menschlichen Person, der per Definition unveräußerlich ist. [...] Die Marktwirtschaft hat das Heilige offenkundig aus unserem Leben ausgetrieben. Sie ist in traditionell heilige Berei-

che eingedrungen und hat aus dem Boden, der Nahrung oder dem Körper Scheinwaren gemacht. Es ist schon lange überfällig, daß wir der Herrschaft des Marktes über unsere Gesellschaft entgegentreten und ihr das Prinzip der Gabe entgegensetzen.» (pp. 251 ff.)

Um das *Prinzip der Gabe* gegenüber dem des Marktes durchzusetzen, schlägt Kimbrell vor, daß der Verkauf von Transplantationsorganen strengstens untersagt werden soll[48], ebenso der Verkauf von Organen zu Forschungszwecken.[49] Zum Schutz des Menschen vor sich selbst müssen wir wieder unterscheiden lernen zwischen Gütern, die gehandelt werden können, und Gütern, die den Gesetzen des Marktes ganz eindeutig und unbedingt entzogen bleiben beziehungsweise wieder entzogen werden müssen.

Transplantationsmedizin als ein Grund für die Vorverlegung der Todesdiagnose

Johannes Hoff und Jürgen in der Schmitten schreiben in ihrer Kritik der «Hirntod»-Konzeption (1994, p. 170):

«Die Harvard-Kommission sah die Notwendigkeit, Patienten im ‹irreversiblen Koma› künftig für tot zu erklären, aus zwei Gründen für gegeben: Erstens sei die Behandlung ‹Hirntoter› eine ‹Last›, und zweitens stehe das geltende Todesverständnis der Organentnahme und damit dem Fortschritt der Organtransplantation im Wege.»

Diese zwei Gründe sind nach Hoff und in der Schmitten nicht ebenbürtig:

«Es ist eines, bei einem sterbenden Patienten die Behandlung (Beatmung) abzubrechen, und ein anderes, ihn für tot zu erklären, um sich dann ungehindert seiner Organe bemächtigen zu können. Im Gegenteil ist es ja so, daß die Für-tot-Erklärung hirnfunktionsloser Patienten gerade nicht zum Abbruch, son-

dern zur Fortsetzung der ‹lebensverlängernden› Behandlung führt, nämlich immer dann, wenn der Betroffene als Spender in Frage kommt.» (p. 175)

Mit der Gleichsetzung des als «Hirntod» definierten Zustandes mit dem Tod überhaupt werde der Tatsache ausgewichen, daß es, um den Zustand des Todes zu erreichen, eines manchmal langwierigen Prozesses des Sterbens bedürfe. Deshalb dürfe mit dem «Hirntodkriterium» eigentlich nur der Zeitpunkt bezeichnet werden, an dem das Sterben unwiderruflich begonnen hat.

«Jedoch ist nicht die Anerkennung des Hirntodes als irreversibler Ausfall aller Hirnfunktionen und damit sowohl von Bewußtsein wie auch Integration zerebraler Steuerungsvorgänge der Ansatzpunkt für die Kritik am Hirntodkonzept, sondern die damit verbundene Forderung nach der Gleichsetzung von Hirntod und Individualtod. Versteht man Beginn und Ende des menschlichen Lebens als teleologisch[50] *verfaßte Prozesse und das Personsein als Seinsmodus, so vollendet sich das Sterben als kontinuierlicher Prozeß im Tode des ganzen Körpers. Auch muß man sich bewußtmachen, daß man mit der Normativität des Hirntodes eine Trennung von Leib und Geist in Kauf nimmt und mit dieser Einengung des Personbegriffs eine wesentliche Tradition der leiblich-seelischen Einheit des Menschen verläßt.»* (Bockenheimer u.a. 1995)

Andere, dazu gehören neben den Vertretern der Transplantationsmedizin auch Vertreter der Kirchen, der Theologie, Philosophie und Ethik, stellen fest: Wenn ein Mensch mit dem vollständigen und unumkehrbaren Ausfall der Gehirnfunktionen («Hirntod») tot sei, sei er wie ein Toter zu behandeln. Ein Mensch, auf den keines der Todeskriterien (einschließlich des Hirntodkriteriums) zutreffe, sei dagegen als ein Lebender zu behandeln.

«Ergeben die Tests, daß das Hirntodkriterium erfüllt ist, darf nicht nur die Behandlung abgebrochen werden, sondern muß

sie auch abgebrochen werden, es sei denn, die mit einer Weiterbehandlung verbundene ‹Störung der Totenruhe› wäre durch ethisch höherrangige Güter wie die Rettung eines anderen Menschen durch Transplantation von Organen gerechtfertigt.»
(Birnbacher, Hoff u. a. 1994)

Nach dieser Argumentation darf also ein «Hirntoter» wie ein Toter behandelt werden. Aber berechtigt das auch dazu, den Hirntod mit dem Tod überhaupt gleichzusetzen?

In den «Richtlinien» der Schweizerischen Akademie der Medizinischen Wissenschaften von 1989 wird in einem Kommentar speziell darauf hingewiesen, «daß der Tod kein zeitlich genau definiertes Ereignis ist, sondern daß es sich um einen Entwicklungsprozeß handelt» (SAMW 1989). Die Frage ist entscheidend: Wann beginnt dieser Prozeß des Sterbens, und wann endet er? Die Fachleute der SAMW stellen auch im neuesten Entwurf der Richtlinien fest: «Es entspricht dem heutigen Stand des Wissens, daß die Feststellung des Hirntodes mit dem Tod des Menschen gleichzusetzen ist.»

Ich sehe mich hin- und hergerissen zwischen den Autoritäten der modernen Medizin und einer Reihe von Kritikern der Transplantationsmedizin, die ich erst jetzt wirklich zur Kenntnis nehme beziehungsweise die erst jetzt, in den letzten zwei Jahren, richtig hörbar werden.

Gleichzeitig wird in letzter Zeit die Transplantationsmedizin immer mehr Thema in den Medien. Wohl in jeder Zeitung, in jeder Zeitschrift wurde in den letzten zwölf Monaten über die Erfolge der Transplantationsmedizin, die zunehmende Zahl der Transplantationen in den letzten Jahren[51], die langen Wartelisten von Patienten, die auf eine Transplantation warten, die mangelnde Anzahl Spender in teilweise großen Reportagen berichtet. Nicht zuletzt stehen diese Berichte im Zusammenhang mit der Diskussion um eine gesetzliche Regelung der Organspende und der Transplantationsmedizin, die in Deutschland und in der Schweiz unter zunehmender Beteiligung der Öffentlichkeit geführt wird.

9. Mai 1995

Seit eineinhalb Jahren gehe ich jetzt regelmäßig zu Prof. G., um im Gespräch meine Neuorientierung nach der Operation auch mit der genügenden Sorgfalt zu überdenken. Heute wird mir bewußt, daß ich eigentlich in allen Bereichen soweit Fuß gefaßt habe, daß ich mich das erstemal wieder «im Normalzustand» fühle.

Wie sieht denn dieser Normalzustand aus?

Ich fühle mich nicht mehr dauernd bedroht durch mögliche Infektionen oder eine mögliche Abstoßreaktion.[52] Ich habe meine Grundsicherheit zurückgewonnen, mich diesem Leben mit seinen Risiken stellen zu können. Ich weiß zwar, daß ich lebenslang auf die Medikamente angewiesen bin, weil sonst meine eigene Körperabwehr die mir eingepflanzte Leber bedrohen, wahrscheinlich innert kurzer Zeit zerstören würde. Die Einnahme der Medikamente ist zu einer Routine geworden. Ich bin mir jederzeit bewußt, meine Leber wie eine kostbare Leihgabe in mir zu tragen, was mich zu besonderer Sorgfalt verpflichtet. Als äußeres Zeichen dieser Leihgabe trage ich die Narbe quer über den Bauch, die sich auch heute noch durch ein Ziehen in der Bauchdecke bemerkbar macht, solange ich aufrecht sitze oder gehe. Ich habe gelernt, mit mir selbst und meinen Kräften bedachtsamer umzugehen. Dabei läßt es sich nicht vermeiden, daß Migränekopfschmerzen als Spannungsmesser mir immer mal wieder in Erinnerung rufen, daß die Grenzen meiner Leistungsfähigkeit enger geworden sind. Das hat durchaus auch seine guten Seiten. Indem ich in jeder Hinsicht (Arbeit, Aktivitäten, Kontakte) weniger tun kann, bin ich dem, was ich tue, zugewandter, bin konzentrierter, weniger der Gefahr ausgesetzt, mich zu zersplittern und mich in Aktivismus zu verlieren. Indem ich diese positiven Seiten meiner Behinderung realisiere, finde ich auch einen neuen Zugang zum Verständnis anderer Menschen, die mit Einschränkungen, Mängeln, gesundheitlichen und anderen Störungen und Krisen zu leben haben. Ich bin eher darauf aus, die Vorteile solcher Behinderungen auch für andere zu suchen.

Übermorgen, am zweiten Jahrestag meiner Reise nach Genf zur Transplantation, werde ich zur Jahreskontrolle mit Blutkontrolle, Ultraschall und Leberbiopsie im Genfer Universitätsspital erwartet. Die Reise nach Genf ist zu einer Routine geworden.

29. Mai 1995

Im Zug nach Basel treffe ich Paul R. Er fährt zu einer Tagung, an der sich Mediziner und Theologen mit ethischen Fragen beschäftigen werden. Er fragt mich, wie ich mit meiner zweiten Leber lebe, und ich komme darauf zu sprechen, daß ich erst nach der Operation angefangen habe, mich eingehend mit den ethischen Fragen rund um die Transplantationsmedizin zu befassen. Paul R. hat während vieler Jahre in Südafrika und anderen afrikanischen Ländern gelebt und sich seither für die Anti-Apartheid-Bewegung engagiert. Er erinnert sich, wie in Südafrika, dem Pionierland der Herztransplantation, während langer Zeit praktisch nur «schwarze» Herzen in weiße Herzkranke transplantiert wurden. Diese spezifische Form der Apartheid weist auf eine besonders wunde Stelle der modernen Medizin hin: Sie gleicht die Ungerechtigkeiten des gesellschaftlichen Systems, in dem sie praktiziert wird, nicht aus, sondern verstärkt sie sogar.

Bei einer internationalen Suche nach einer Leber hätte ich auch teilgenommen an dieser besonders menschenverachtenden Nord-Süd-Ausbeutung. Erst jetzt realisiere ich ganz bewußt, wie wichtig es ist, als Patient den Ärzten sehr genau auf die Finger zu schauen und selbst ganz genau auszusprechen, was man will und was man nicht will. Letztlich geht es darum, dem Tod in die Augen zu schauen, solange die Hoffnung auf Leben noch intakt ist. Das Denken über den eigenen Tod, das eigene Sterben darf man nicht delegieren. Peter Noll (1983) spricht von «gekonntem Sterben» und präzisiert: «Der Patient selbst muß es lernen; denn die Ärzte verdrücken sich davor.»

Traum vom 22./23. Juni 1995

Ich bin daran, in einem großen Lagerraum, der weitgehend leer ist, die verschiedenen Zugänge und Türen zu verschließen. Ein Zugang befindet sich weit oben an der Wand, so daß ich den Schlüssel nur drehen kann, indem ich auf eine Leiter steige. Durch eine große Doppeltüre kommt eben noch ein Dorfbewohner mit zwei kleinen Kindern und zwei Frauen, die ihre Einkäufe mit sich tragen, um zu ihrer eigenen Behausung zu gehen. Wie der Mann sieht, daß ich am Abschließen bin, bietet er sich eilfertig an, die Türe zu verriegeln. Ich habe den Eindruck, wie wenn ich mit dem Schließen der Türen etwas zustande bringe, was ich mir schon lange gewünscht habe, was nie richtig gelungen ist. Verschwommene Bilder von Durchzug, Marktplatz für alle und alles, Betriebsamkeit ohne Ruhe und ohne Ende tauchen auf.

Dann – in einem nächsten Traum? – besuche ich Mister Verzweifelt. Er ist Stadtbeauftragter für Verzweiflung. Im Traum überdenke ich eine ganze Anzahl von Synonymen für Verzweiflung, denke, das sei eigentlich eine ziemlich verwunderliche Sache, daß ausgerechnet die Ostschweizer Metropole St. Gallen die Stelle eines solchen Stadtbeauftragten geschaffen habe. Ich biege um die Ecke eines mächtigen Gebäudes, dessen Umrisse ich nur erahne, weiß, daß es sich um die Kathedrale handelt, und sehe eine Tür, etwas zurückversetzt, eingelassen in die dicke Mauer, daneben eine Klingel. Ob ich an der richtigen Adresse bin?

Mir scheint, der erste Traum zeigt mir, daß die Erlaubnis, mich zu schützen vor Überforderung, angefangen hat, sich in mir zu verankern, daß ich mir einen eigenen Raum gönnen darf, in dem ich Ruhe und Besinnung finden kann. Der zweite Traum gibt mir die Erlaubnis, Gefühle der Verzweiflung, immer mal wieder auftretende «Endzeitgefühle», zu haben, verbunden sogar mit der Hoffnung, dafür einen Adressaten zu haben, einen Ort, wo solche schwer zu ertragenden Gefühle auch hingebracht werden können.

13. Juli 1995

Seit einigen Monaten beschäftigt mich nun schon die Frage, wie ich in diesem unlösbar scheinenden Dilemma zwischen der sicheren – und manchmal fast selbstherrlich klingenden – Position der Transplantationsmediziner und den besorgten – manchmal missionarisch tönenden – Stimmen der Kritiker der Organverpflanzung meinen eigenen Standort formulieren kann. Noch letzten Montag saß ich den ganzen Tag in meiner Schreibklause in Basel und spürte, wie die «Argumentationsknoten» sich zunehmend in meinem Kopf zusammenballten, so daß ich an den Rand einer der gefürchteten Migräneanfälle geriet. Nach diesem langen Ringen um die richtige Formulierung wache ich heute morgen früh, noch bevor sonst jemand im Hause sich bewegt hat, auf und weiß: Jetzt hat sich in mir die eigene Stellungnahme herauskristallisiert. So stimmt es für mich. Ich setze mich sofort an den Küchentisch, um den Gedanken sicher nicht zu verlieren:

Wenn wir den Hirntod nicht als Tod des ganzen Organismus, sondern als frühestmöglichen Zeitpunkt erkennen, an dem der Sterbeprozeß unwiderruflich auf den Tod hin sich wendet, dann anerkennen wir den Sterbeprozeß in seinem vollen Umfang. Gerade indem wir akzeptieren, daß der eigentliche Todeszeitpunkt erst mit dem Herztod gleichzusetzen ist und dem Spender damit nicht nur eines oder mehrere Organe – für die er als unwiderruflich dem Tode Zustrebender keine Verwendung mehr hat – abgefordert werden, sondern ganz eigentlich Zeit von seinem eigenen Sterben – erst wenn wir das akzeptieren, können wir die Bedeutung und Größe dieses Aktes der Solidarität auch in seinem vollen Umfang würdigen. Dieser Akt der Solidarität ist notwendigerweise gebunden an die vollständige Information und Freiheit des Entscheides durch den Spender, weil Solidarität ja nicht aus drängender Verpflichtung oder gar verstecktem Zwang entstehen kann. Vom Gesichtspunkt jenes Kranken und seines ärztlichen Vertreters, der für sein Weiterleben auf ein gespendetes Organ angewiesen ist, mag der Einwand gegen die Gleichsetzung von Hirntod und Tod des Menschen als Zwängerei erscheinen. Aus meiner eigenen, persönlichen Erfahrung hätte dieser Schluß aber gerade für uns Organempfänger eine höchst fatale Folge. Für unser (Weiter-)Leben sind wir ja nicht nur angewiesen auf ein gesundes Organ, sondern auf das gesunde Ganze eines Organismus, das sich in der Würde des eigenen Lebens sicher fühlen kann. Diese eigene Würde ist durch die Transplantation unauflöslich verknüpft mit der Würde des Spenders und damit der vollen Anerkennung seiner Solidarität mit uns Lebenden, durch seine Organgabe ebenso wie durch seinen Verzicht auf den allerletzten Zeitabschnitt seines Sterbens.

Jetzt weiß ich auch, wie ich meine Stellungnahme zuhanden der Schweizerischen Akademie der Medizinischen Wissenschaften über die neuesten Richtlinien zur Definition des Todes zu formulieren habe.[53]

10. September 1995

Der «Tag der Transplantation» wurde am Universitätsspital in Zürich mit einer eindrücklichen Veranstaltung begangen, an der viele direkt Betroffene über ihre Erfahrungen berichteten. Als selbst Betroffener hat mich besonders berührt, wie lebendig Frau J., Empfängerin eines Lungenflügels, von ihrem Dialog mit dem unbekannten Spender erzählte. Sie brachte am deutlichsten zum Ausdruck, was auch bei den anderen Berichten mitschwang: Der Empfänger eines Organs muß die Gewißheit haben, daß das ihm eingepflanzte Organ wirklich geschenkt, das heißt vollständig freiwillig zur Verfügung gestellt ist. Es darf auch nicht den geringsten Zweifel daran geben, daß der Spender oder seine Angehörigen zum Entscheid der Spende genötigt worden wären oder daß es an der fachgerechten Behandlung und Pflege des – die Bezeichnungen machen das Problem deutlich – Schwerstverletzten, des Intensivpatienten, des Todgeweihten, des potentiellen Spenders gemangelt hätte.

Natürlich wurde in der anschließenden Diskussion die entscheidende Frage nach der Hirntoddiagnose gestellt. Allerdings versteifte sich die Auseinandersetzung sehr schnell auf die Frage nach der Wissenschaftlichkeit der Diagnose des Hirntodes. Der missionarische Eifer eines jungen Disputanten aus dem Publikum, der auf die Beschränktheit gesellschaftlicher Ressourcen und die ungelösten ethischen Fragen hinwies, heizte die Stimmung in fast unerträglichem Maße an. Dank der umsichtigen Diskussionsleitung von Dr. Sch. wurde klargestellt, wie sehr gerade das behutsame und sorgfältige Arbeiten in der Transplantationsmedizin auf Rücksicht und Respekt, das heißt auf das Akzeptieren gegensätzlicher Ansichten und Überzeugungen angewiesen ist.

«Vertrauen in das ärztliche Handeln.» In der Runde wurde kein Begriff so oft beschworen wie das Vertrauen. Gemeint war das Vertrauen in die Ärzte:

- Vertrauen, daß sich ihr Denken und Handeln bedingungslos auf jene Patienten ausrichtet, deren Behandlung sie übernommen haben.
- Vertrauen, daß die Interessen des sterbenden Patienten genau gleich ernst genommen werden wie die Interessen des Patienten, der für sein Weiterleben auf das gesunde Organ eines anderen angewiesen ist.

Unschwer läßt sich der in diesen beiden Formulierungen enthaltene Interessenkonflikt aufspüren, der sich an zwei Nahtstellen der Transplantationsmedizin – der Nahtstelle zwischen Leben und Tod und der Nahtstelle zwischen Spender und Empfänger – wie folgt benennen läßt:

An der Nahtstelle zwischen Leben und Tod: Die Hirntoddiagnose

Bis zum Beginn der Ära der Transplantationsmedizin hatte sich der Arzt für die Todesdiagnose nur auf das Interesse des ihm anvertrauten Patienten zu konzentrieren. In allen medizinisch denkbaren Situationen der Intensivmedizin, in denen von Transplantationsseite keine Interessen angemeldet werden, ist das auch heute noch der Fall. Die Diagnose des Hirntodes führt dann einfach zum Entscheid, auf alle lebensverlängernden Maßnahmen zu verzichten, und dem Todgeweihten wird der ihm eigene Tod zugestanden. Im Gegensatz dazu entsteht bei einem potentiellen Organspender ein Interessenkonflikt, weil ja die Diagnose Hirntod gerade nicht zur Aufgabe der lebensverlängernden Maßnahmen führt, sondern im Gegenteil *im Interesse des zukünftigen Empfängers* diese Maßnahmen fortgesetzt werden. Dies hat zur weitverbreiteten Praxis geführt, den Hirntod mit dem Tod des Organismus gleichzusetzen.[54] Die Diagnose des Hirntodes, beziehungsweise der irreversiblen Bewußtlosigkeit, berechtigt aber nicht eo ipso zur Sicherheit, daß der noch atmende Leib, dessen Herz noch fähig ist zur spontanen Aktivität, bereits eine Leiche sei, das heißt als tot bezeichnet werden könne. Durch die Gleichsetzung des als «Hirntod» definierten Zustandes mit dem Tod überhaupt wird der Tatsache ausgewichen, daß es, um den Zustand des Todes zu erreichen, auch nach dem irreversiblen Ausfall des Gehirns einer manchmal langwierigen Fortsetzung des Sterbeprozesses bedarf.

Deshalb darf mit Hirntod eigentlich nur der Zeitpunkt bezeichnet werden, an dem das Sterben unwiderruflich begonnen hat. Ernstzunehmende Kritiker der Gleichsetzung von Hirntoddiagnose und Todesdiagnose stellen denn auch fest:

«Die Entnahme von Organen wie Herz, Leber oder Lunge stellt strenggenommen einen tödlichen Eingriff dar. [...] Die ausdrückliche Einwilligung des Patienten ist gemäß Paragraph 216 StGB[55] als ‹Tötung auf Verlangen› zu interpretieren. Denn es besteht ein fundamentaler Unterschied zwischen dem rechtlich erlaubten Abbruch lebensverlängernder Maßnahmen, der unmittelbar zum Tode des Patienten führt, und der Tötung dieses Patienten etwa durch eine tödliche Spritze oder eben die Entnahme seines Herzens. Eine Organentnahme wird sich nur dann rechtfertigen lassen, wenn hier eine Ausnahme von dem Verbot der Tötung auf Verlangen gefunden wird.» (Hoff u.a., p. 228)

Notwendig ist eine neue gesetzliche Grundlage

Die Entwicklung seit den ersten Transplantationsversuchen in den 60er Jahren zeigt, daß die Gesellschaft die Organtransplantation gewollt und gefördert hat. Allerdings darf der Interessenkonflikt zwischen dem potentiellen Spender und dem auf ein Organ wartenden Kranken nicht durch eine letztlich fragwürdige Erweiterung der Todesdiagnose «gelöst» werden.

«Ein allgemeines Verbot der Organtransplantation, um dem Prinzip des Tötungsverbots die Treue zu halten, erscheint uns heute weder durchsetzbar noch erstrebenswert. Solange sich Menschen dazu bereit finden, einer Organentnahme unter der Bedingung des irreversiblen Komas zuzustimmen, begründen die

Möglichkeiten der Organverpflanzung einen unlösbaren ethischen Konflikt. Durch ein Verbot der Organtransplantation könnte der Gesetzgeber dieser Situation, die potentielle Organempfänger mit einer existentiellen Bedrohung konfrontiert, kaum gerecht werden. Unter juristischen Gesichtspunkten betrachtet erinnert dieser Konflikt an das Problem der Tötung ungeborenen Lebens. Die Suche nach einem entsprechenden juristischen Kompromiß könnte sich deshalb an den Erfahrungen orientieren, die man in der Diskussion um eine konsensfähige Regelung des Paragraphen 218[56] gewonnen hat. In keinem Fall ist es zu verantworten, der Schärfe dieses Konflikts durch eine Manipulation des Todeskriteriums auszuweichen.» (Hoff u.a., p. 229)

Volle Würdigung des Spenders

Vom ethischen Standpunkt aus gesehen, gibt es noch einen weiteren Grund, Hirntod und Tod des Organismus auseinanderzuhalten. Das Leben des Menschen erfüllt sich in seinem Tod, der zu seiner Vollendung eines manchmal langwierigen Sterbeprozesses bedarf. Wie oben dargelegt, wird beim potentiellen Organspender der Sterbeprozeß verlängert oder verkürzt, nicht mehr in seinem eigenen Interesse, sondern im Interesse eines anderen. Gerade indem wir akzeptieren, daß der eigentliche Todeszeitpunkt mit dem Herztod gleichzusetzen ist und dem Spender damit nicht nur eines oder mehrere Organe abgefordert werden, sondern ganz eigentlich Zeit von seinem eigenen Sterben – erst wenn wir das akzeptieren, dann können wir die Bedeutung und Größe dieses Aktes der Solidarität auch in seinem vollen Umfang würdigen.

An der Nahtstelle zwischen Spender und Empfänger: Die volle Freiwilligkeit der Spende

Dieser Akt der Solidarität ist notwendigerweise gebunden an die vollständige Information und Freiheit des Entscheides durch den Spender. Solidarität kann nicht aus drängender Verpflichtung oder gar verstecktem Zwang entstehen. Gerade deshalb braucht es von der Ärzteschaft mehr als nur die Zusicherung, niemandem gegen seinen Willen Organe zu entnehmen, wie das in den neuesten «Medizinisch-ethischen Richtlinien für Organtransplantationen» von der SAMW festgelegt wurde.[57] Es genügt auch nicht die Zusicherung, vor jeder Organentnahme die Angehörigen zu informieren. Eine wirkliche Würdigung des Spenders, eine wirkliche Anerkennung der Solidarität des Sterbenden mit den Lebenden bedingt, daß die Ärzteschaft ihren Entscheid zur Organentnahme unzweideutig abstützt auf die vorhandene Zustimmung des Spenders selbst – die er zu Lebzeiten mit der Unterschrift auf seinem Spenderausweis kundgetan hat – oder seiner Angehörigen, die glaubhaft darlegen können, daß damit der Wille des Sterbenden oder Verstorbenen geachtet wird.

Transplantationsmedizin: Der Arzt im Interessenkonflikt

Am «Tag der Transplantation» wurde besonders von der Ärzteseite die Notwendigkeit des Vertrauens als Grundlage jeder ärztlichen Handlung beschworen. Ohne Zweifel gibt es ohne Vertrauen weder Heilung noch Trost, weder Medizin für ein besseres Leben noch Linderung für einen sanfteren Tod. Nur ist Vertrauen nicht etwas, was Ärzte von den Patienten erwarten oder sogar verlangen können. Ärzte können nur alles dafür einsetzen, das in sie gesetzte Vertrauen zu rechtfertigen, zum Beispiel indem sie sich ganz rigoros dem Zwiespalt der Todesdiagnose in der modernen Medizin stellen und indem sie medizinische Eingriffe vorbehaltlos ausschließlich auf das Einverständnis der Patienten abstützen.

Die Regeln für die Transplantation als Resultat eines demokratischen Entscheids

Wie rasant die medizinische Entwicklung in den letzten dreißig Jahren verlaufen ist, läßt sich sehr deutlich daran ablesen, daß in den frühen 60er Jahren noch jede einzelne Transplantation weltweit zu Sensationsmeldungen führte und seit einigen Jahren die gleichen Transplantationsoperationen zur Routine in praktisch allen großen Universitätsspitälern gehören.[58] Gleichzeitig muß festgestellt werden, daß in den meisten Ländern noch keine gesetzlichen Regelungen bestehen. Dieses gesetzliche Vakuum ist um so bedeutender, als sich in der Transplantationsmedizin ganz grundsätzliche Interessenkonflikte abspielen. Zwar können sich die Verantwortlichen der Transplantationsmedizin darauf abstützen, daß die öffentliche Meinung – wie sich zum Beispiel in vielen Umfragen in verschiedenen Ländern zeigt – in überwiegender Mehrzahl die Ziele und die Arbeitsweise der Transplantationsmedizin gutheißt. Gleichzeitig gibt es, wie oben angeführt[59], aber ernstzunehmende Kritiker, deren Bedenken nicht übergangen werden dürfen. Sicher ist es zu wünschen, daß der Not von Patienten mit lebensbedrohlichen Krankheiten abgeholfen wird, die nur durch eine Transplantation wieder eine Chance auf ein aktives Leben erhalten können. Wenn diese Linderung der Not vieler – die langen Wartelisten für Transplantationen sprechen eine deutliche Sprache – aber auf Kosten genauso vieler Sterbender geht, die nach der Hirntoddiagnose ihre letzte Sterbezeit verschenken, dann muß entweder jeder einzelne nach seinem Willen gefragt werden, oder ein demokratisches Verfahren muß den Willen der Allgemeinheit gesetzlich so regeln, daß immer auch den Anliegen der Minderheit genügend Rechnung getragen wird.

Teil 3

Historische, ethische und rechtliche Hintergründe der Transplantation

*So wächst eine Schuld aus der anderen,
und wenn man lange genug nachfragt,
findet man schließlich auch die eigene.
Auf irgendeine Weise hat man immer
Teil an den Dingen,
deren Zeuge man ist.*

Bemmann, p. 438

Kurzer Abriß zur Geschichte der Transplantation

Organverpflanzung: Die Faszination des Unmöglichen

Schon in den alten Legenden, Mythen und Dramen hat die Idee der Organverpflanzung immer zwei Gesichter. Der Mensch blickt in die Sphäre des Wunders und verliert sich im nächsten Moment in den Tiefen der Angst. Das scheint der Stoff, aus dem die Faszination gewoben wird.

In seinem Buch *Ajaib Al Makhloukat and Gharai'b Al Maoujoudat* (Wunderbare Kreaturen und fremdartige Objekte) beschreibt der Qadi Zakariya Al Kazouini die Eigenschaften, die Schweineknochen aufweisen müssen, um in menschliche Knochen eingepflanzt gut zu passen und schnell zu heilen (Sellami 1993).

Eine chinesische Legende aus dem dritten Jahrhundert berichtet vom Arzt Pien Ch'iao, der zwei Soldaten mit narkotischem Wein betäubt und, ermutigt durch seine persönliche Fee (mit deren Hilfe Ch'iao Krankheiten diagnostizierte und behandelte), mehrere innere Organe einschließlich des Herzens vom einen Soldaten zum anderen verpflanzt habe. Nach drei Tagen seien die Soldaten aufgewacht und hätten sich in guter Gesundheit befunden (Duin u. a. 1993).

Im 19. Jahrhundert schuf Mary Shelly die Figur des Dr. Frankenstein, und von H. G. Wells entstand *The Island of Doctor Moreau*. Beiden Geschichten gemeinsam ist die Mischung aus Faszination durch die unerhörten medizinischen Wundertaten dieser Doktoren und Grauen vor den Ungeheuern, Vertretern der Abgründe, die aus ihrer Arbeit entstanden.

Auch wenn Menschen schon vor Jahrtausenden fasziniert waren von der Idee, Körperteile zu verpflanzen, mußten viele Vorbedingungen erfüllt werden, bevor realistische Versuche mit Organtransplantationen unternommen werden konnten. Noch in Lichtenthaelers *Geschichte der Medizin* von 1975 fehlt das Stichwort Transplantation gänzlich, und die Transplantationsmedizin findet selbst im Kapitel «Medizinische Futurologie» keine Erwähnung.

Umgekehrt gibt es vor Beginn der modernen Chirurgie – Tröhler (1993) sieht deren Anfänge in der Einführung der antiseptischen/aseptischen Wundpflege in den 1860er Jahren – neben Legenden und Erzählungen aber bereits verläßlichere Berichte über frühe Gewebetransplantationen. Einen der ersten kann man in *De medicina* lesen, verfaßt von dem römischen Arzt Celsus. Er berichtet, wie Gewebe erfolgreich von einem Menschen auf den anderen übertragen wurde (Heterotransplantation). Auch Galen, der Leibarzt des Kaisers Mark Aurel, gab eine genaue Anleitung, wie Gesichtsverletzungen durch Hauttransplantationen zu behandeln seien.

Wohl noch älter ist ein Bericht aus den indischen Schriften Samhita, deren Ursprung trotz eingehender Forschungen unklar geblieben ist. Die Angaben über deren Entstehungszeiten variieren von 800 v. Chr. bis 400 n. Chr., beim Urheber Susruta kann es sich um einen indischen Arzt handeln, um eine Gruppe von Autoren oder eine medizinische Schule. In jedem Fall sind die Berichte außergewöhnlich fortschrittlich für ihre Zeit. Die chirurgische Technik war bereits so weit entwickelt und wurde so sorgfältig ausgeübt, daß mittels einer Hauttransplantation – ein Hautlappen von der Stirn des Patienten wurde dabei verwendet (= Autotransplantation) – Nasenrekonstruktionen möglich waren. Dies entsprach deshalb einem Bedarf, weil das Abschneiden der Nase eine übliche Strafe für Diebstahl war (Haeger 1988).

Das mittelalterliche Europa kannte andere Gründe für die Anwendung der plastischen Chirurgie. Einer der häufigsten war wohl die kongenitale Syphilis, die unter anderem die typische, häßliche «Sattelnase» verursachte. Andere Gründe waren wohl die vielen kleineren und größeren Kriege und die zahlreichen Duelle von heißblütigen Adligen. Ein Mitglied der sizilianischen

Ärztefamilie Branca in Catania entwickelte eine Methode, bei der er die Nase mit einem dem inneren Oberarm des Patienten entnommenen Hautlappen rekonstruierte. Diese Methode vererbte sich über andere Familien auf den «Vater der plastischen Chirurgie» Gasparo Tagliacozzi (1546–1599), der sie als Professor in Anatomie und Medizin in Bologna in seinem Werk *De Chirurgia Curorum Per Insitionem* eingehend beschrieb.

Tagliacozzis Werk wurde zwar von seinem Schüler Cortesi in Bologna weitergeführt, aber aus unbekannten Gründen gibt es über die Rekonstruktionschirurgie in den nächsten zwei Jahrhunderten in Europa nichts zu berichten. In Frankreich waren Nasenplastiken in dieser Zeit sogar verboten (Haeger, pp. 95 ff.).

Die Voraussetzungen der modernen Chirurgie

Als Grundlagen für den chirurgischen Fortschritt im 20. Jahrhundert nennt Eckart (1994) in seiner *Geschichte der Medizin* den Übergang zu aseptischen Operationsverfahren die neuen Möglichkeiten der Anästhesie und die wachsenden physiologischen Kenntnisse, insbesondere auf den Gebieten der Gefäß- und Neurophysiologie. Tröhler (pp. 1006 ff.) unterscheidet in seiner Geschichte der modernen Chirurgie drei Perioden:

1. Die «lokalistische Periode», die dominiert wird durch das Triumvirat von Anästhesie, Asepsis und pathologische Anatomie. In dieser Zeit wurde Heilung von Tumoren, Entzündungen, Verletzungen oder Anomalien vor allem erreicht durch Resektion, das heißt Entfernung eines krankmachenden Herdes oder Körperteils.

2. Die «funktionale Periode», in der die Errungenschaften der Pathophysiologie und der Pharmakologie in die Chirurgie Eingang fanden. Methoden wurden entwickelt, bei denen auf die Erhaltung der Funktionen geachtet wurde, und Vorgehensweisen wurden entwickelt, um eingeschränkte oder gefährdete Funktionen wiederherzustellen.

3. Die «systemische Periode» bringt neben der Resektion (re-

section, Entfernung) der ersten und der Restauration (restoration, Wiederherstellung) der zweiten Periode das Ersetzen (replacement) von Geweben oder Organen.

Das setzte ein bisher ungeahntes Maß an technologischen Mitteln sowie biochemischem und immunologischem Wissen voraus, zudem war diese Periode gekennzeichnet durch einen zunehmend ganzheitlichen – das heißt den ganzen Organismus betreffenden – Zugang zu Diagnose, Behandlung, Risiko und Prognose, der oft die traditionellen Grenzen zwischen der Chirurgie und anderen Disziplinen verwischte.

Als Wegbereiter der modernen *Antisepsis/Asepsis* nennt Schipperges (1990) den Wiener Geburtshelfer Ignaz Philipp Semmelweis (1818–1865) und den Londoner Chirurgen Joseph Lister (1827–1912). Semmelweis machte 1847 die Beobachtung, daß das gefürchtete Kindsbettfieber gehäuft in jenen Abteilungen auftrat, in denen Ärzte ausgebildet wurden, nicht aber in den nur durch Hebammen versorgten Abteilungen. Die Hebammen achteten peinlich genau auf persönliche Sauberkeit, im Gegensatz zu den weniger sorgfältigen Ärzten, und deshalb schloß Semmelweis auf die große Bedeutung der durch die Pflegenden beachteten Hygiene. Er konnte erreichen, daß nur schon durch gründliche Säuberung der Hände mit Chlor und Seifenwasser rasch eine Senkung der Fieberfälle erreicht werden konnte. Von ganz anderen Überlegungen ließ sich zwanzig Jahre später Lister leiten. Er erkannte, daß die meisten Komplikationen chirurgischer Behandlungen mit Infektionen zu tun hatten, und machte sich die Entdeckung der Mikroorganismen durch Louis Pasteur zunutze. In Analogie zur Hitzesterilisation der Geräte wandte er deshalb bei der Behandlung von offenen Wunden und komplizierten Knochenbrüchen konsequent antiseptische (desinfizierende) Mittel an. Der deutliche Rückgang der Wundinfektionen gab ihm eindeutig recht.

Der Kampf gegen die Infektionen wurde noch ergänzt durch die Entdeckung der antiinfektiösen Chemotherapeutika und Antibiotika. Salvarsan wurde als erstes antiinfektiöses Mittel durch Paul Ehrlich und seinen japanischen Mitarbeiter Sahachiro Hata im Jahre 1910 zur Bekämpfung der Syphilis eingeführt. Ein Vierteljahrhundert später gelang es Gerhard Domnagk, der in den Forschungslaboratorien der I.G. Farbenindustrie in Wuppertal und als Pathologieprofessor an der Universität Münster in Westfalen wirkte, mit Prontosil, dem ersten Sulfonamid, 1935 einen Wirkstoff zu synthetisieren, der sich zur breiteren antiinfektiösen Behandlung eignete. Beide Stoffe, Salvarsan und Prontosil, entstanden aus der Erforschung synthetischer Farbstoffe. Ein neues Kapitel der antiinfektiösen Therapie schrieb der englische Bakteriologe Alexander Fleming, der 1928 das Penizillin entdeckte und in den folgenden Jahren planmäßig erforschte, bis es mit seinen klinischen Veröffentlichungen 1940 und 1941 als klinisch erprobtes Mittel gelten konnte.

Schon im Mittelalter kannte man mit Mandragora (Alraun), Opium, Haschisch, Kokain und Atropin potente Betäubungsmittel. Als eigentlicher Durchbruch in der Geschichte der modernen Chirurgie gilt aber die Entdeckung der *Ätheranästhesie* (Tröhler, p. 1007). Nicht von ungefähr waren es Zahnärzte, die als erste die eigentlichen modernen schmerzbetäubenden Mittel bei ihren Behandlungen einsetzten. Nachdem der Zahnarzt Horace Wells (1815–1848) bei einer Wanderschau die schmerzbetäubende Wirkung des Lachgases entdeckt und sie bei Zahnextraktionen genutzt hatte, wurde die Äthernarkose erstmals öffentlich durch den Zahnarzt Thomas William Green Morton (1819–1868) in Boston angewandt. Nach Koelbing (1986) begann die Anästhesiologie um 1930 in Großbritannien und den USA ihre Entwicklung zum eigenständigen wissenschaftlich-medizinischen Spezialfach. Führend war besonders die Mayo-Klinik unter der Leitung von John S. Lundy. Die Anästhesiologen «sorgen dafür, daß der Patient das Trauma der Operation überleben kann» (Koelbing. p. 1322). Während die Arbeitsweise im Operationssaal bis dahin bestimmt war durch eine militärisch-hierarchische Ordnung, änderte sich dies unter anderem durch die Bedeutung der Anästhesiologie, und es kam zur gleichwertigen Zusammenarbeit zwischen zwei Spezialisten beziehungsweise ihren Equipen.

Eine weitere Voraussetzung der modernen Chirurgie ist der

Ausbau des Blut- und Plasmaersatzes. Die entscheidende Grundlage für eine sichere Praxis der *Bluttransfusion* legte Karl Landsteiner in Wien mit der Entdeckung der ABo-Blutgruppen schon um 1900/01. Doch erst in der Kriegschirurgie des Ersten Weltkrieges erwies sich der Nutzen dieser Erkenntnis. O. H. Robertson (1886–1966) installierte ein erfolgreiches System, mit dem die amerikanischen und die britischen Streitkräfte eine Blutbank betreiben konnten.

Während bis dahin für Frischoperierte kein spezieller Raum zur Verfügung stand, wurde für die Pflege der Patienten nach der Operation in der Zwischenkriegszeit die Einrichtung von speziellen *Intensivpflegestationen* bedeutsam. Den ersten Überwachungsraum für Frischoperierte richtete der Neurochirurg Walter E. Dandy am Johns Hopkins Medical Center in Baltimore 1923 ein.

Pioniere der Transplantationsmedizin

Schon im 19. Jahrhundert wurden an vielen Orten schwere Verbrennungen oder andere große Hautdefekte durch die Transplantation von Hautgewebe behandelt. Eingehende Beschreibungen darüber verfaßte der Genfer Chirurg J. L. Reverdin 1869. Eine systematische Weiterentwicklung der Methode der Autotransplantation (Transplantation von Gewebe des gleichen Patienten) verdanken wir dem Leipziger Chirurgen C. Tiersch (1822–1895).

Zu Beginn des 20. Jahrhunderts waren verschiedene Bedingungen erfüllt, um die Weiterentwicklung der Organtransplantation aus der Gewebetransplantation zu ermöglichen: Die Anatomie und die wesentlichen Funktionen der verschiedenen Organe konnten als erklärt gelten. Es war bekannt, daß jedes Organ mit einem gewissen Grad an Autonomie funktioniert. Über den Tod des Organismus hinaus konnten einzelne Organe – als erstes Muskeln, dann das Herz – in ihrer Funktion aufrechterhalten werden, indem die Durchblutung weiter gewährleistet wurde.

Als eigentlicher Begründer der Transplantation lebender Organe gilt der Wiener Chirurg E. Ullmann (1861–1937), der mit der Autotransplantation von Eingeweideteilen experimentierte und 1902 vor der Wiener Medizinischen Gesellschaft über die erste Nierentransplantation in den Hals eines Hundes berichtete (Ullmann 1905). A. Carrel (1875–1944) zeigte etwas später in Lyon, daß Gefäße unter definierten Laborbedingungen während Tagen lebend erhalten werden konnten. Eine für die Transplantation von ganzen Organen entscheidende Voraussetzung war die Entwicklung einer Methode zur Vernähung von Gefäßen. Die Transplantation von Gefäßen und in der Folge von ganzen Organen wurde zu einem bedeutenden Gebiet der experimentellen Forschung. In den folgenden Jahren wurde die Technik der Nierentransplantation im Tierexperiment in Wien, Berlin, Lyon und New York perfektioniert. Bereits 1906 beziehungsweise 1910 führten Jaboulay (1860–1913) – ein großer Pionier in der Gefäßchirurgie – und E. Unger (1875–1938) in Berlin je eine Nierentransplantation beim Menschen durch. Aber wegen der Mißerfolge durch die Abstoßungsreaktionen wurden nur wenige derartige Operationen bis nach dem Zweiten Weltkrieg durchgeführt. So versorgte Williamson in der Mayo Clinic in den frühen 20er Jahren ein dreijähriges Kind nacheinander mit den Transplantaten von drei verschiedenen Spendern, die aber alle innert Tagen wieder abgestoßen wurden. Seinen Beobachtungen sind Einsichten über die immunologischen Prozesse bei der Abstoßungsreaktion zu verdanken. Zu erwähnen sind auch die Arbeiten von Voronoy (1896–1961) in Kiew (Nierentransplantation 1933 bei einer 26jährigen Frau) und Serge Voronoff (1866–1951) am Collège de France in Paris (Transplantation von Sexualdrüsen von Affen in Menschen, um die präsenile Demenz zu bekämpfen).

Auffällig ist, wie sehr die Geschichte der Transplantation in den Anfängen geschrieben wird als Erfolgsgeschichte der medizinischen Wissenschaften. Eigentlich ist es aber eine Geschichte des unendlichen Leidens von Patienten, denen in den Anfangszeiten durch die Versuche der Medizin nur noch zusätzliches Leid zugefügt wurde.

Während des Zweiten Weltkrieges entwickelte der holländische Internist W. Kolff die sogenannte künstliche Niere, eine Maschine zur Blutreinigung. Diese erlaubte es zum Beispiel durch Schock geschädigten Nieren, sich zu erholen. Patienten mit chronischem Nierenversagen konnten auf diese Weise auch über Jahre am Leben erhalten werden, allerdings mit dem Nachteil, für den Rest ihres Lebens von einer – anfänglich riesigen – Maschine abhängig zu sein. Der Wunsch, sich von der Maschine zu befreien, motivierte den erneuten Anlauf, *Nierentransplantation* zu einer praktikablen Methode zu entwickeln. Am Mary-Hospital in Chicago wurde 1950 eine Niere einer verunglückten Spenderin durch den Chirurgen Lawler erfolgreich in eine menschliche Empfängerin transplantiert. Ihr Überleben verdankte die Patientin aber der Restfunktion ihrer eigenen, verbliebenen Niere, stellte doch die eingepflanzte Niere schon kurze Zeit nach der Transplantation aufgrund der akuten Abstoßungsreaktion ihre Funktion ein. Die ersten längerdauernden Erfolge waren dem Team von Murray, Merill und Harrison in Boston aber bereits in den 50er Jahren beschieden, weil Murray den verheerenden Folgen der Abstoßungsreaktion dadurch entgehen konnte, daß er Nieren von einem eineiigen Zwilling auf den anderen transplantierte.

Erste Versuche einer *Herztransplantation* wurden bereits 1912 von Alexis Carrel in New York unternommen. 1949 gelang V. P. Demichov in Moskau die Herz-Lungen-Transplantation im Tierexperiment.

Am 3. Dezember 1967 verpflanzte der bis dahin völlig unbekannte Chirurg Christiaan Barnard (geb. 1922) in Cape Town das Herz von Denise Darvall, die bei einem Verkehrsunfall ums Leben gekommen war, dem Patienten Louis Washkansky, der 18 Tage überlebte. Die Ausgangsidee sowie die Technik hatte Barnard von N. Shumway, Stanford, entliehen, dem Wegbereiter der Herztransplantation, der mit seinem Kollegen Richard Lower bereits 1959 einem Hund ein fremdes Herz eingepflanzt hatte. Der sensationelle Erfolg von Barnard führte zu einem weltweiten Boom weiterer Transplantationen: Bis 1971 hatten sich 56 Teams mit 180 Operationen profiliert. Die meisten gaben in der Folge aber wieder auf, weil die Überlebensquote wegen der häufigen Abstoßungsreaktionen sehr niedrig war.

Vor der Anwendung an Menschen wurden Lebertransplantationen zuerst an Hunden erprobt. 1955 publizierte C. S. Welch die erste Beschreibung einer vollständigen *Lebertransplantation* bei einem Hund. Moore in Boston und Starzl in Chicago gelangen die ersten erfolgreichen orthotopen Lebertransplantationen bei Hunden in den Jahren 1959/60. Starzl selbst bezieht sich auf eine Publikation von J. Cannon aus dem Jahr 1956 über den Leberaustausch. Cannon arbeitete im Chirurgiedepartement der Universität von Californien in Los Angeles, UCLA (Starzl 1990). Interessant ist der Kommentar von Starzl zu Cannons Publikation: «Sogar für Nicht-Historiker dürfte der einseitige Artikel von Cannon nicht ohne Faszination sein, zeigte er sich doch wie ein einsamer Punkt auf einer nahezu leeren Leinwand, auf der innert kurzer Zeit ein komplexes Bild unerwartet entstand. Es gab 1956 keinen nennbaren Grund zu hoffen, daß irgendein ganzes Organ erfolgreich transplantiert werden könnte, sei es eine Niere, aber noch viel weniger komplizierte Transplantate wie Leber, Herz oder Lunge.» (Starzl, p. 3)

Die Natur schien eine unüberwindlich scheinende Barriere errichtet zu haben, indem jeder Organtransplantation durch die Abstoßungsreaktion Grenzen gesetzt waren. Trotzdem arbeiteten die Teams von Moore in Boston und Starzl in Chicago unbeirrt weiter, um die technischen Probleme der Leberverpflanzung bei Hunden in den Griff zu bekommen.

Die ersten Erfahrungen mit Lebertransplantationen bei Menschen beschrieben Thomas Starzl und sein Assistent Charles Putnam 1969. Starzl führte 1963 die erste orthotope Lebertransplantation bei einem Menschen an der University of Colorado durch. In den vier Jahren danach folgten weitere sieben Lebertransplantationen. Keiner der Transplantierten überlebte länger als 23 Tage. Auch die klinischen Versuche von F. D. Moore in London und J. Demirleau in Paris in den frühen 60er Jahren hatten nicht mehr Erfolg. Viele Faktoren wurden als verantwortlich bezeichnet für diese kurze Überlebenszeit: der schlechte, oft dem Tode nahe Allgemeinzustand der operierten

Patienten; die ungenügenden Möglichkeiten, das gespendete Organ aufzubewahren; ungeeignete Dämpfung der Immunabwehr; ungenügende Kontrolle der Infektionen; noch unterentwickelte chirurgische Techniken.

Trotzdem arbeitete Thomas Starzl weiter, entwickelte neue Konzepte, die er in Tierexperimenten erprobte und anschließend in waghalsigen, immer wieder auch tragisch endenden Operationen an Menschen ausführte. So wurde er zum eigentlichen Begründer der Lebertransplantation, zuerst an der Universität von Colorado mit seinem Team Halgrimson, Brettschneider, Putnam, Groth, Terasaki und von Kaulla, dann an der Universität von Pittsburgh.

Außerhalb der USA wurde die erste Lebertransplantation am Cambridge-King's College Hospital in England von Calne durchgeführt, der später auch als erster das das Immunsystem dämpfende Medikament Cyclosporin einsetzte.

Die Situation der Transplantationsmedizin Ende der 70er Jahre wird in der 1983 publizierten mehrbändigen *Illustrierten Geschichte der Medizin* wie folgt beschrieben: «Die beiden ersten Versuche [einer Herztransplantation] scheiterten, doch ihnen folgte eine Serie gelungener Transplantationen in der ganzen Welt. Ihren Nutzen hat man oft in Frage gestellt, und ihre Wirksamkeit hat man mit der Implantation eines Kunstherzens gleichgesetzt. Auch die Lebertransplantation dürfte zahlreiche Indikationen kennen, und man könnte denken, daß sie eines Tages bei akuter oder terminaler Insuffizienz dieses Organs am Erwachsenen Dienste leisten wird, eventuell auch bei Gallengangsverschlüssen beim Kind. Die ersten Versuche waren schüchtern, und die Resultate geben noch keinen Anlaß zum Optimismus.» (Bouchet 1983)

Die Schritte vom Experiment zur chirurgischen Methode

Obwohl die wichtigsten chirurgischen Voraussetzungen, um Organe einem Spender zu entnehmen und einem ausgewählten Empfänger einzupflanzen, durch das Üben an vielen Tieren geschaffen worden waren, erwiesen sich die ersten noch äußerst waghalsigen Operationen an Menschen – wie dargestellt – in den meisten Fällen als Fiasko. In den 60er und 70er Jahren zeigten sich als die größten Problembereiche die Abstoßung des eingepflanzten Organs und die kurze Überlebensdauer der verpflanzten Organe. Neben der gezielteren Auswahl von Spender und Empfänger, um eine größtmögliche Übereinstimmung der Gewebefaktoren bei beiden zu erreichen (Histokompatibilität), richteten sich die Anstrengungen der Forschung besonders auf die Entwicklung von Medikamenten zur Kontrolle der Abstoßungsreaktion.

Die Entwicklung von Medikamenten zur Kontrolle der Abstoßungsreaktion

Die frühe Transplantationsmedizin sah sich in der natürlichen Abwehr des Organismus einem unüberwindlich scheinenden Problem gegenüber: Der Körper identifiziert das eingepflanzte Organ als Eindringling und stößt es innert kürzester Zeit ab. Aus dem Überblick über zwei Jahrhunderte Experimente in Tiertransplantationen ziehen Küss und Bourget (p. 22) die Schlußfolgerung: «Experimentelle Wissenschaft und Science-fiction haben gespürt, daß autologe Transplantate angenommen, homologe hingegen abgestoßen werden außer unter sehr speziellen Bedingungen. [...] Am Ende des letzten Jahrhunderts wurden aufgrund von Arbeiten von Metchnikoff (1845–1916) bereits Verbindungen hergestellt zwischen immunologischen Mechanismen... und der Zerstörung von fremden Geweben.» Es bedurfte jahrzehntelanger Forschung, um diese Abstoßungsreaktion besser zu verstehen. Die ersten wichtigen Beiträge zur Erkenntnis der Bedeutung immunologischer Prozesse bei der Abstoßung von fremdem Gewebe stammen von M. Burnet (1899–1985) in Melbourne und P. B. Medawar (1915–1987) in London.

Sehr anschaulich wird im *Roche Magazin* (1995) das Problem beschrieben, das die sonst sinnvolle Immunabwehr für die Transplantation darstellt:

«Der Körper verfügt über ein empfindliches System zur Abwehr von Molekülen, die als ‹nichtkörpereigen› erkannt werden: das Immunsystem. Es ist lebenswichtig, denn es sorgt beispielsweise (wenn auch nicht immer mit Erfolg) dafür, daß Eindringlinge wie Viren, Bakterien und Parasiten oder auch Krebszellen wirksam bekämpft und gefährliche, nicht selten tödliche Infektionskrankheiten verhindert werden. Die wichtigsten Zellen, die an der Abwehr körperfremder Moleküle beteiligt sind, sind die Lymphozyten. Dies sind kleine weiße Blutkörperchen, die im Kreislauf zirkulieren und ununterbrochen nach körperfremden Molekülen, sogenannten Antigenen, Ausschau halten. Es gibt zwei Hauptgruppen von Lymphozyten. Die Vertreter der ersten Gruppe, die T-Lymphozyten, lagern sich direkt an körperfremde Zellen und Gewebe an und beginnen sie zu zerstören. Ihr Lebenszyklus zeichnet sich dadurch aus, daß sie sich rasch zu teilen beginnen, wenn sie mit fremdem Gewebe in Kontakt gekommen sind. Die Vertreter der zweiten Gruppe, die B-Lymphozyten, lagern sich nicht an das körperfremde Material an, sondern produzieren Antikörper gegen dieses Material. Diese Antikörper versuchen ebenfalls, körperfremdes Gewebe zu zerstören. B-Lymphozyten können deshalb aus der Entfernung wirken. Sowohl T- als auch B-Zellen sind außerdem mit einem bemerkenswerten Gedächtnis ausgestattet: Sie erkennen alle Antigene, die bereits einmal in den Blutkreislauf des Wirtes eingedrungen sind, bei einem späteren Kontakt wieder und können deshalb deren Bekämpfung rasch und effizient in die Wege leiten.

Das Immunsystem greift alles Fremde an. Auch Transplantate. Alle Zellen tragen an ihrer Oberfläche eine Vielzahl kennzeichnender Moleküle, in der Fachsprache Antigendeterminanten genannt, die überwiegend aus Proteinen bestehen. An diesen Erkennungsstellen docken T-Lymphozyten oder Antikörper an, binden sich damit an die Zelle und leiten in der Folge deren Zerstörung ein. Dieser Dock- und Bindevorgang, der im Fall infektiöser Erreger erwünscht ist, hat aber im Fall von Transplantationen unerwünschte Auswirkungen, denn er führt zur

Abstoßung eingepflanzter Organe. Diese Abstoßung kann akut oder chronisch sein. Eine akute Reaktion erzeugt innert Tagen Entzündungen am Transplantat, macht es rasch funktionsunfähig und zerstört es schließlich. Eine chronische Reaktion erstreckt sich über eine längere Zeitspanne; die Funktion des Transplantats wird allmählich reduziert und schließlich zum Erliegen gebracht. [...]
Gibt es einen natürlichen Weg, um ein Organ zu transplantieren, ohne diese fatale Immunreaktion auszulösen? Ja, es gibt ihn: Die Transplantation eines Organs zwischen eineiigen Zwillingen nämlich. Denn für solche Empfänger gilt das transplantierte Organ als ‹körpereigen›, und verläuft der Eingriff zufriedenstellend, so funktioniert das Organ auch in seiner neuen Umgebung. Diesen Umstand machte sich Dr. John Murray aus Boston in den Vereinigten Staaten 1954 zunutze: Er fand 29 Patienten mit einer schweren Niereninsuffizienz, die alle auch einen eineiigen Zwilling hatten. Dieser eineiige Zwilling stellte eine Niere zur Transplantation zur Verfügung. Murrays Erfolg war bemerkenswert: Zwanzig Jahre nach dem Eingriff waren mehr als die Hälfte der Patienten noch am Leben.

Wie verhindert man Abstoßreaktionen?
Da nur wenige Patienten das Glück haben, einen eineiigen Zwilling zu haben, war es klar, daß irgendein anderes Verfahren zur Dämpfung der Immunabwehr und damit zur Verhinderung der Abstoßreaktion vonnöten war. Der erste erfolgreiche Schritt war die Anwendung des Wirkstoffs Azathioprin im Jahre 1963, eines ursprünglich zur Behandlung von Krebskrankheiten eingesetzten Mittels. Azathioprin verhindert die Teilung und Vermehrung von Lymphozyten genauso wirksam wie diejenige von Krebszellen. Bei alleiniger Verabreichung schädigt Azathioprin allerdings das Knochenmark des Empfängers; wird das Mittel jedoch in einer niedrigeren Dosierung und in Kombination mit Kortikosteroiden (Arzneimittel, die ebenfalls die Teilung von Lymphozyten verhindern) verabreicht, läßt sich die Abstoßreaktion verzögern. Nebenwirkungen schränkten jedoch die Anwendung dieser Kombinationstherapie ein, und in den sech-

ziger und siebziger Jahren waren nur wenige Transplantationen für eine solche experimentelle Unterdrückung des Immunsystems (Immunsuppression) geeignet.»

«Am 31. Januar 1972 schaute sie [die Laborantin Sibylle Stutz] routinemäßig auf das mit Schafsblutkörperchen vermengte Serum der mit dem Stoff 24-556 behandelten Mäuse – und stutzte: Die Mischung zeigte bei größerer Verdünnung keine Verklumpung auf, was auf eine starke Immununterdrückung schließen ließ. Sie notierte in der fraglichen Rubrik des Testformulars die Ziffer 2, gleichbedeutend mit ‹sehr auffällig›. Damit hatte die Laborantin Stutz und niemand sonst die Immunsuppression des *Cyclosporin* registriert», schreibt Haller (1992).

Die weiteren Prüfungen der Substanz erbrachten in den folgenden Jahren den Nachweis durch die Wissenschafter der Firma Sandoz in Basel (Mediziner und Mikrobiologe Hartmann Stähelin, Mediziner Beat von Graffenried, Jean F. Borel, ursprünglich Agronom ETH), daß die Pilzsubstanz Cyclosporin die Abwehrreaktion des Körpers auf fremde Blutkörperchen unterdrückt, ohne Knochenmarkschädigungen hervorzurufen. Im April 1976 stellte Jean Borel am Kongreß der British Society for Immunology im Londoner Middle Sex Hospital das Cyclosporin vor. 1983 wurde das Cyclosporin auf den Namen Sandimmun zugelassen. Damit begann die eigentliche moderne Ära der Transplantationsmedizin. Die Überlebenszeit der Transplantierten stieg stark an, die Einjahres-Überlebensrate für Nierentransplantierte von 50 % auf 85 %, für Herztransplantierte von 25 % auf 85 %, für Lebertransplantierte von 25 % auf 75 %. Allerdings zeigten sich neue Probleme durch die Nebenwirkungen des Cyclosporins, vor allem eine Nierenschädigung und Bluthochdruck. Um die Nebenwirkungen möglichst klein zu halten, wird deshalb Cyclosporin kombiniert mit anderen Immunosuppressiva (Prednison, Azathioprin) gegeben. Trotzdem können die Langzeitschäden des medikamentösen Schutzes vor Abstoßung nicht vermieden werden.

Ausgehend von der Beobachtung, daß die Lymphozyten eine wesentliche Rolle bei der Reaktion des Empfängers auf ein

Spenderorgan spielen, stellte sich der Mediziner und Pathologe Tony Allison, der in den siebziger Jahren in London arbeitete, die Frage, ob es Unterschiede zwischen der Teilung von Lymphozyten und der anderer Körperzellen gibt. Er fand in der Folge beim Vergleich der vielen Teilungsschritte einen für die Lymphozyten spezifischen Teilungsschritt, für den das Enzym IMPDH notwendig ist. Allison machte die Annahme, daß ein Molekül, das dieses Enzym zu hemmen vermochte, eine spezifische Wirkung auf die Zellteilung der Lymphozyten haben und deshalb ein spezifisches Immunsuppressivum darstellen müßte. Auf der Suche nach einem solchen Wirkstoff wurde Allison fündig, nachdem er in die USA zur Pharmafirma Syntex gewechselt hatte, die 1994 von Hoffmann–La Roche übernommen wurde. Das Präparat mit dem Wirkstoff *Mycophenolat Mofetil* erhielt den Namen CellCept und ist im Juni 1995 in den Vereinigten Staaten eingeführt worden. Die Registrierung in der Schweiz erfolgte ebenfalls 1995.

Konservieren von Geweben und Organen

Zu Beginn der Transplantationsmedizin mußte die Transplantation so schnell wie möglich nach dem Tod des Spenders am selben Ort durchgeführt werden. Diese Bedingung ergab sich aus der kurzen Zeit, die nach der Diagnose des Todes zur Verfügung stand, weil keine Möglichkeiten bestanden, die zu transplantierenden Organe zu konservieren. Zeit wurde dadurch gewonnen, daß die Hirntoddiagnose durch die Gehirnstrommessung (EEG) und andere Methoden erleichtert wurde, was frühzeitigere Vorbereitungen des zu Transplantierenden erlaubte. Zusätzliche Zeit wurde dadurch gewonnen, daß an der Universität von Wisconsin eine sogenannte «cold-storage-solution» (Kalt-Lager-Lösung) entwickelt wurde. Diese Lösung, angeglichen an die Zellflüssigkeit, erlaubt das Aufbewahren der zur Transplantation bereiten Organe bis zu 24 Stunden. Nun konnten die Organe irgendwo gewonnen und dann in das in Frage kommende Transplantationszentrum transportiert werden (Schaffner 1992).

Einrichtung von Vermittlungsorganisationen

Die ungeheure Zunahme der Häufigkeit von Transplantationen seit 1980 führte bald zu einem zunehmenden Engpaß verfügbarer Organe. Gleichzeitig erkannte man immer mehr, wie wichtig die möglichst genaue Übereinstimmung nicht nur der Blutgruppe, sondern auch verschiedener Gewebefaktoren für das Überleben der verpflanzten Organe ist.

Für die Zuteilung von verfügbaren Organen brauchte es deshalb eine gute Koordination der Transplantationszentren; zu diesem Zweck bildeten sich in verschiedenen Regionen oder Ländern eigene Organisationen, die sich miteinander in einem immer dichteren Netzwerk verbunden haben.

Ihre Aufgabe ist das Sammeln der Informationen über den Bedarf an Organen und über verfügbare Organe, das Führen der Wartelisten von möglichen Empfängern und das Verteilen der Organe nach den medizinischen Kriterien. Die Auswahl eines Empfängers erfolgt heute zum Beispiel für Nieren nach dem sogenannten HLA-System entsprechend der Übereinstimmung von Gewebemerkmalen von Spender und Empfänger.

In den USA wurde diese Aufgabe von privaten Non-profit-Organisationen, den *Organ Procurement Organizations* (OPOs), übernommen. Im Mai 1988 gab es 71 anerkannte, unabhängige oder mit einem Spitalzentrum verbundene OPOs. Jede OPO bedient eine umschriebene geografische Region. Die OPOs sind seit 1984 zusammengeschlossen im nationalen *Organ Procurement and Transplantation Network,* das Koordinations- und Kontrollaufgaben wahrnimmt.

1967 wurde *Eurotransplant* im niederländischen Leiden als gemeinnützige Organisation von J. J. van Rood gegründet. Angeschlossen an Eurotransplant sind die Transplantationszentren der Benelux-Staaten, Österreichs und der Bundesrepublik Deutschland. Eine sehr enge Kooperation besteht mit den weiteren nationalen europäischen Transplantationsorganisationen wie zum Beispiel *France Transplant* oder *Scanditransplant*.

In Deutschland zeichnen das Kuratorium für Heimdialyse (KFH) sowie die Deutsche Stiftung Organtransplantation

(DSO) für die Organisation von Organspende und -transplantation verantwortlich. In den einzelnen Transplantationszentren sind über die DSO sogenannte Organisationszentralen eingerichtet, die wiederum mit Eurotransplant in direktem Kontakt stehen (Erhard u. a. 1992). Die deutschen Transplantationszentren sind in der *Deutschen Transplantationsgesellschaft* zusammengeschlossen.

Transplantationszentren in Österreich gibt es in den Universitätskliniken Wien, Graz, Innsbruck und Linz. Die regionale Koordination erfolgt über *OeBIG-Transplant* (Österreichisches Bundesinstitut für Gesundheitswesen), das zum Gesundheitsministerium gehört. Dort wird das Widerspruchsregister, die Bedarfsplanung, Kostenrechnung, Statistik usw. geführt. OeBIG-Transplant ist Eurotransplant angeschlossen.

Ausgehend von bereits seit längerer Zeit bestehenden Arbeitsgruppen für die Nieren- und Knochenmarkstransplantationen wurde eine schweizerische nationale Stiftung für Organspende und Transplantation *Swisstransplant* am 4. März 1985 in Genf gegründet. Die Organisation setzt sich laut einer Broschüre, mit der zur Organspende aufgerufen wird, zusammen aus einem Präsidenten, einem Stiftungsrat, einem Exekutivausschuß, einzelnen Organ-Arbeitsgruppen, einem Transplantationsclub, einer Koordinationszentrale und einer Verwaltung. (Die Informationsbroschüre «Von einem Leben zum anderen» kann bestellt werden bei der Koordinationsstelle von Swisstransplant am Kantonalen Universitätsspital, 24, rue Micheli-du-Crest, 1211 Genf 14). Eine enge Zusammenarbeit besteht insbesondere mit den Schwesternorganisationen Eurotransplant und France Transplant.

Woher kommen die gespendeten Organe?

Was in der Unfallmedizin tragisch endet, kann in der Transplantationsmedizin zu einem Neubeginn werden.

In den 70er und 80er Jahren rekrutierte sich der Großteil der Organspender aus mehrfachverletzten (polytraumatisierten)

Patienten vor allem mit Schädel-Hirn-Beteiligung, die an ihren schweren Verletzungen verstorben sind. Daher lag das durchschnittliche Alter der Spender zwischen 30 und 40 Jahren (Angaben des Transplantationszentrums in Essen). Das hat sich laut Erhard u. a. (1995, pp. 28–29) verändert: «Heute ist der Anteil polytraumatisierter Patienten auf unter 30 % zurückgegangen. Bei mehr als zwei Dritteln aller Organspender haben andere Ursachen zum irreversiblen Ausfall aller Hirnfunktionen geführt. Die größte Gruppe stellen Patienten mit einer intrazerebralen Blutung (60 %) oder einem Hirninfarkt (25 %) dar. Zugenommen haben aber auch Patienten, bei denen der Hirntod nach einer sekundären Hirnschädigung (13 %) wie nach Schock oder passagerem Herz-Kreislauf-Stillstand eingetreten ist. Das Spenderalter ist entsprechend auf über 45 Jahre angestiegen.»

Einstellung in der Bevölkerung zur Organspende und zur Transplantationsmedizin

Nach Zinberg (1992) glauben die Amerikaner nicht, «daß es besser ist zu geben als zu nehmen». Umfragen zeigen, daß 93 % der Amerikaner über die Organspende Bescheid wissen, 75 % finden Transplantationen gut, aber nur 27 % gaben ihrer Bereitschaft Ausdruck, selbst Organe zu spenden. Doch weniger als 10 % tragen einen Organspendeausweis bei sich und zeigen so auch konkret, daß sie bereit wären, im Todesfall Organe zu spenden. Übereinstimmend positiv sind die Erhebungen in verschiedenen europäischen Ländern in bezug auf die Leistungen und das Angebot der Transplantationsmedizin und den Willen, selbst im Todesfalle seine Organe als Spende zur Verfügung zu stellen. So zeigt auch eine neuere Studie in der Schweiz einen hohen Bekanntheitsgrad der Möglichkeiten von Organtransplantationen (besonders von Nieren und Herz), eine hohe Akzeptanz der Organtransplantation und eine hohe Bereitschaft zur Organspende. Tatsächlich um einen Organspendeausweis bemüht hat sich allerdings bis heute ein vergleichsweise enttäuschend kleiner Teil der Befragten, nämlich wie in den USA nur etwa jeder zehnte (Gutzwiller 1995).

Trotzdem schwanken die Zahlen der wirklich zur Verfügung stehenden Spender in verschiedenen Ländern beträchtlich, bleiben weltweit unter den effektiven Bedürfnissen der Transplantationszentren und sind praktisch überall im Sinken begriffen, was überall zu großen Wartezeiten für Transplantationen und zu langen Wartelisten führt.

Das medizinische Fachpersonal

Als bedeutsam für die Transplantationsmedizin und ihre Entwicklung zeigte sich auch die Haltung des medizinischen Fachpersonals. Wie direkt und einschneidend betroffen jede am Transplantationsgeschehen beteiligte Person ist, können Erfahrungsberichte zeigen. So schreibt eine Operationsschwester: «Er liegt da mit ausgebreiteten Armen. Mein Blick wandert von den Füßen über den Brustkorb, der sich immer noch hebt und senkt [durch die maschinelle Beatmung, Anm. v. H. M.-N.], zu seinem Gesicht. ‹Er ist ja noch so jung, so unglaublich jung! Warum hat er sterben müssen?› Und wieder fängt diese Maschinerie in meinem Kopf an: ‹Warum haben sie ihm nicht helfen können mit dieser ganzen Technik, mit ihrem Wissen? Haben sie versagt? Wer?› Ich weiß es nicht. Ich weiß nur: Er liegt hier als toter Beweis dafür, daß nicht alles machbar ist, und zeigt uns die Grenzen dieser Medizin. Trotzdem lassen sie ihn noch immer nicht in Ruhe – selbst als Toten nicht. Nein, hier wird mit allen Mitteln gekämpft – nicht um den Menschen, der hier liegt, sondern um Teile seines Körpers, die Fremden zugute kommen sollen. Fremden, die fern sind. Er aber ist so nah, so wehrlos ausgeliefert.» (Grosser, p. 59)

Oder das Zeugnis einer Anästhesieschwester: «Ich denke, es sind die eigenen unverarbeiteten Todesängste, die mir während einer Organspende ins Bewußtsein dringen und eine unspezifische Unsicherheit in bezug auf das eigene Leben auslösen. Es gibt viele Mechanismen, um diese Gefühle zu verdrängen. Ich persönlich neige dazu, mich rational auf das in der Situation medizinisch-technisch Notwendige zu konzentrieren. Andere Kollegen neigen vielleicht zu Sarkasmus, oberflächlichem ‹Darüber-Hinweggehen› oder zu tiefen Gefühlsausbrüchen, die eine weitere Mitarbeit unmöglich machen.» (Jetschmann, p. 90)

In verschiedenen Ländern sind Bemühungen im Gange, Ärzte und Intensivpflegepersonal für die speziellen Anforderungen und Belange der Transplantationsmedizin weiterzubilden.

Einige statistische Angaben über Transplantationen

Im Jahre 1968 wurden in Europa 7 Lebertransplantationen durchgeführt. Bis 1975 wurden nicht mehr als 10 Lebertransplantationen jährlich gezählt. Von 1975 bis 1980 stieg diese Zahl auf ungefähr 20. Das exponentielle Wachstum begann 1981 (mit der Einführung von Cyclosporin) mit 49 Lebertransplantationen und erreichte 1990 die enorme Anzahl von 1879 (Delmont u.a., p. 2).

Die Vermittlungsaktivität von Eurotransplant (für die Benelux-Staaten, Deutschland und Österreich) ist aus der folgenden Tabelle ersichtlich:

	1969	1980	1990	1994
Herz	0	1987: 384	686	696
Lungen	0	1987: 10	50	138
Leber	0	1987: 273	576	892
Nieren	102	1231	3171	2997
andere u. mehrfach	0	1987: 76	91	138

Tabelle 1: Transplantationsaktivitäten von Eurotransplant

Die Vermittlungsorganisation für die Schweiz, Swisstransplant, begann 1986 die Koordination der bereits seit einigen Jahren begonnenen Aktivitäten der schweizerischen Transplantationszentren (die großen Universitätskliniken und St. Gallen).

	1980	1985	1990	1994
Herz	0	2	40	49
Lungen	0	0	0	24
Leber	0	0	21	60
Nieren	160	213	224	232
andere u. mehrfach	0	2	7	16

Tabelle 2: *Transplantationsaktivitäten in der Schweiz (seit 1986: Swisstransplant)*

Wartelisten

	1. Jan. 1994	1. Jan. 1995	1. Jan. 1996
Herz	16	14	25
Lungen	6	4	18
Leber	17	5	20
Nieren	382	409	427
andere u. mehrfach	23	12	10

Tabelle 3: *Warteliste von Swisstransplant*

	1. Jan. 1994	1. Jan. 1995	1. Jan. 1996
Herz	402	933	868
Lungen	46	164	243
Leber	220	344	334
Nieren	10 124	11 217	12 849
andere u. mehrfach	229	277	291

Tabelle 4: *Warteliste von Eurotransplant*

Die Zukunft: Xenotransplantation?

Bei der Xenotransplantation (Xeno... gr. fremd) dient ein Tier als Spender. Gewebeteile von zu diesem Zweck gezüchteten Schweinen werden heute schon in Menschen verpflanzt, so beispielsweise Herzklappen, Hornhaut oder Zellen aus der Bauchspeicheldrüse. Alle bisherigen Versuche, ganze Organe aus Tieren in Menschen zu verpflanzen, sind aber bisher an den Abstoßungsreaktionen gescheitert, keiner der Patienten überlebte längere Zeit. Der Berliner Chirurg Ernst Unger war nicht nur der erste, der eine Nierentransplantation beim Menschen versuchte, er verpflanzte 1910 auch als einer der ersten eine Affenniere in einen Patienten, der allerdings 32 Stunden später tot war. Ähnlich war es vorher einem Kind mit terminalem Nierenversagen ergangen, dem Princeteau 1905 die Niere eines Hasen eingepflanzt hatte, und auch zwei Menschen, denen Jaboulay 1906 die Niere eines Schweines beziehungsweise eines Schafes implantiert hatte. Erst in den 60er Jahren folgten weitere Versuche, die aber ebenso erfolglos blieben. Am längsten lebte 1963/64 eine Frau in New Orleans (neun Monate) mit der Niere eines Schimpansen.

Eine heterologe Herztransplantation wurde erstmals 1964 von J. Hardy an der Universität von Mississippi mit einem Schimpansenherzen bei einem 68jährigen Mann durchgeführt. Nur wenige weitere Versuche folgten an verschiedenen Orten, bis am 26. 10. 1984 dem Neugeborenen Fae in Loma Linda im US-Bundesstaat Utah ein Pavianherz eingepflanzt wurde. Das Baby überlebte zwanzig Tage, wobei sein Tod nicht Folge der Abstoßung des Pavianherzens, sondern Folge der Blutunverträglichkeit mit dem Affenblut war. Auch der von Thomas Starzl in Pittsburgh operierte Patient, dem 1992 eine Pavianleber eingepflanzt wurde, starb nicht an der Abstoßung der Leber, sondern als Folge von nicht mehr beherrschbaren Infektionen.

Um jederzeit genügend Organe zur Transplantation zur Verfügung zu haben, sind zur Zeit Forscher – zum Beispiel unter der Leitung von Thomas Starzl in Pittsburgh oder bei der englischen Firma Imutran – im Auftrag der Firma Sandoz, deren Medikament Sandimmun die entscheidenden Erfolge der Transplantationsmedizin erst ermöglichte, daran, mit gentechnologischen Mitteln Affen beziehungsweise Schweine zu züchten, deren Organe vom menschlichen Immunsystem nicht abgestoßen werden. Dabei stoßen sie auf vielfältige Probleme. So besteht die Befürchtung, mit den verpflanzten Organen könnten auch Viren oder andere Keime von Tieren auf die Menschen übertragen werden, gegen die der Mensch keine oder nur eine ungenügende Abwehr zur Verfügung hat. Auch die ethische Frage, ob Tiere überhaupt als «Ersatzteillager» für Menschen benutzt werden dürfen, ist nicht schlüssig beantwortet. Wie bei der Gentechnologie überhaupt bleibt auch das Problem der Rechtfertigung von Patenten für gentechnisch veränderte Lebewesen offen.

Die aktuellen Schlußfolgerungen der Transplantationsmedizin zur Xenotransplantation fassen die Genfer Morel, Bühler, Deng, Mentha und Rohner zusammen (1993, p. 1748; Übersetzung aus dem Französischen durch H. M.-N.):

«Damit die Xenotransplantation eine anwendbare Behandlungsmöglichkeit in der Humanmedizin werden kann, müssen die folgenden Etappen überwunden werden:

1. Für jedes Organ muß die ideale Tierart bestimmt werden, auf die zurückgegriffen werden kann. [...]

2. Ein immunologischer Status muß erreicht werden, der durch F. Bach als ‹Akkommodation› bezeichnet wurde. Diese wird gekennzeichnet durch das Überleben des Xenotransplantates bei normalen Werten der Antikörper und des Komplements [also ohne Zeichen der Abstoßung (Anm. von H. M.-N.)]. [...]

3. Für die neu-vaskularisierten Xenotransplantate gibt es experimentelle Argumente, die den Schluß erlauben, daß die zelluläre Abstoßung weniger aktiv ist als bei den Homotransplantaten. Es wird deshalb leichter sein, diese zweite Art der Abstoßung durch spezifische Immunosuppression zu kontrollieren.

4. Wenn einmal die physiologischen, biochemischen und immunologischen Mechanismen der Xenotransplantation unter Kontrolle gebracht sind, wird es notwendig sein, daß der Mensch die Xenotransplantation auch grundsätzlich akzeptiert; es wird nötig sein, daß unser ethisches Verständnis das Opfer eines Tieres für die Rettung und das Überleben eines Menschen rechtfertigt.»

Andere Alternativen zur Transplantationsmedizin

Die immer breitere Kluft zwischen dem angemeldeten Bedarf (Wartelisten) und den effektiven Möglichkeiten der Transplantationsmedizin (verfügbare Organe) führt neben der Verstärkung der Bemühungen um das Nutzbarmachen der Xenotransplantation auch dazu, daß andere technische Alternativen weiterentwickelt werden. Bis anhin stellten künstliche Organe nur eine Übergangslösung bis zur Transplantation dar (Troellner, p. 13). Im Gegensatz dazu wurde die Einpflanzung einer Linksherzpumpe 1995 im Deutschen Herzzentrum Berlin bei einem 50jährigen Patienten von den Medien als «eine neue Ära in der Behandlung von Herzkranken» gefeiert (Schattenfroh 1995) und als echte, dauerhafte Alternative zur Herztransplantation dargestellt. Die unter dem Herzen im Bauchraum implantierte Pumpe wird elektrisch betrieben, und der Patient trägt aufladbare Batterien auf sich, die einen Betrieb von sechs Stunden unabhängig vom Stromnetz garantieren.

Auch an der Verbesserung der Dialyse wird kontinuierlich weitergearbeitet. Dagegen sind Versuche, die Leberfunktion maschinell, das heißt mit technischen Mitteln, zu imitieren, bisher an der Komplexität der Aufgabe gescheitert.

Zu den ethischen und rechtlichen Grundlagen der Organtransplantation

Heute sind Organtransplantationen bereits so zahlreich, daß sie zum Standard einer hochentwickelten Medizin in der Behandlung von Krankheiten gehören, die ein, manchmal auch mehr als ein Organ zerstört haben. In der Öffentlichkeit überwog in den 60er Jahren – der Anfangszeit der Nieren-, Herz- und Lebertransplantationen – die Faszination. Jeder Erfolg wurde von den Medien gefeiert. Wenn in den letzten Jahren immer mehr auch kritische Stimmen sich zu Wort melden, müssen dafür verschiedene Gründe angeführt werden.

1. Die Organtransplantation, und die Lebertransplantation wohl in besonderem Maße, stellt außerordentlich hohe Anforderungen an ethische und moralische Grundsätze, an rechtliche und politische Regeln, an materielle und personelle Ressourcen.
2. Durch die Organtransplantation entsteht ein besonderer Zwiespalt zwischen dem Bedarf an lebensfrischen Organen für die Transplantation und dem Recht jedes Menschen auf seinen eigenen Tod, mit anderen Worten der Notwendigkeit, den Sterbenden so zu schützen, daß er in seiner ihm angemessenen Art Abschied nehmen kann von dieser Welt.
3. Der Erfolg der Transplantationsmedizin führt zu immer größeren Wartelisten von Patienten, die für ihr Weiterleben auf eine Transplantation angewiesen sind. Das erhöht den Druck auf die gesellschaftlichen und ethischen Regeln, die den Sterbenden schützen.

Was ist Ethik, was ist Recht?

Ethik befaßt sich als philosophische Disziplin mit den Normen für menschliches Handeln und deren Rechtfertigung (nach *Meyers Neues Lexikon*. Mannheim 1993). Die allgemeine Ethik beginnt bei Sokrates und Platon mit der Frage nach der Lehrbarkeit von Tugend und dem Versuch, dazu eine allgemeingültige Theorie aufzustellen. Die medizinische Ethik beginnt im Westen mit dem Hippokratischen Eid, der das westliche Modell der ärztlichen Profession begründet als einer «moralisch sich selbst regulierenden Disziplin». Die einer Disziplin zugehörigen Professionellen verpflichten sich, das in einem Fachgebiet enthaltene Wissen zum Wohle anderer einzusetzen. Nach Sells (1993b) bilden drei soziale Werte das Konzept einer Profession: das Wissen, das Handeln und das Helfen. Dabei seien Wissen und Handeln in der medizinischen Ethik dem Helfen untergeordnet. Wenn sich auch die westliche Medizin mit ihrem Hippokratischen Eid schon seit dem Altertum auf ethische Grundlagen beruft, bestehen doch erst in neuerer Zeit – wohl unter dem Druck der rasanten technischen Entwicklungen in der Medizin – Bemühungen um einen eigentlichen Platz der medizinischen Ethik in der ärztlichen Ausbildung (s. Müller u. a. 1990).

Ethische Grundsätze und Normen können durch politische Entscheidung zu Verfassungs- und Gesetzesbestimmungen sowie zu anderen Rechtsnormen werden. Zwischen Ethik und Recht steht der Begriff Moral: Nach Meyers Lexikon ist Moral (lat. mos = Sitte, Gewohnheit, Charakter) die Sammelbezeichnung für die der gesellschaftlichen Praxis zugrunde liegenden, als verbindlich akzeptierten und eingehaltenen ethisch-sittlichen Normen des Handelns.

Die rechtlichen Grundlagen in Deutschland, Österreich und in der Schweiz

In Deutschland ist ein Transplantationsgesetz in Vorbereitung. Der Entwurf einer Arbeitsgruppe, die im Jahre 1990 beim Niedersächsischen Ministerium für Wissenschaft und Kunst in Hannover tätig war, setzt grundsätzlich das Einverständnis des Verstorbenen für eine Organentnahme voraus und sieht für Notfallsituationen, in denen das Einverständnis fehlt, eine präzise formulierte Regelung vor. Im Entwurf sind auch Gesetzesformulierungen für die Entnahme bei lebenden Personen enthalten, und der Handel mit Organen, Organteilen oder Geweben wird ausdrücklich verboten (Toellner 1991). Die Rahmenbedingungen für die Transplantationsmedizin wurden vom Arbeitskreis Medizinischer Ethik-Kommissionen der Bundesrepublik Deutschland umschrieben (Toellner, p. 155). Der Wissenschaftliche Beirat der Bundesärztekammer hat die Kriterien des Hirntodes definiert und hat die dazugehörigen Empfehlungen von 1982 in den Jahren 1986 und 1991 den neueren wissenschaftlichen Gegebenheiten angepaßt (Wiss. Beirat 1991). Ganz allgemein sind die Ärzte der «Berufsordnung für die deutschen Ärzte» verpflichtet. Verstöße werden bei der für den Arzt zuständigen Landesärztekammer angezeigt, die in ihren Gremien über die zu treffenden Maßnahmen entscheidet.

In Österreich wurde 1982 das Transplantationsgesetz verabschiedet. Es ist im Krankenanstaltengesetz (KAG) § 62a-c niedergelegt. Es legt den Grundsatz fest, daß eine Organentnahme bei jedem Verstorbenen zulässig ist, es sei denn, es liege eine Widerspruchserklärung vor. Die Angehörigen des Verstorbenen haben kein Mitspracherecht und müssen daher nicht um Erlaubnis zur Organentnahme gefragt werden. In einem Kommentar der Transplantzentren heißt es dazu: «Diese Regelung hat sich außerordentlich bewährt, da eine Belastung der Verwandten mit der gerade für Laien häufig schockierenden Frage vermieden wird. In manchen Fällen sind die Angehörigen ohnehin informiert, oder sie fragen nach einer eventuellen Organentnahme. Wenn in einem solchen Fall keine Zustimmung erreicht werden kann, so bemühen wir uns, die Gesprächspartner von der Wichtigkeit der Organspende zu überzeugen. [...] Wir haben es uns zur Regel gemacht, auf eine Organentnahme zu verzichten, wenn es nicht gelingt, die Angehörigen zu überzeugen, obwohl dies vom Gesetz her nicht vorgesehen ist.» Für im Gesetz nicht geregelte Verstöße von Ärzten gegen die Standesregeln ist das Schiedsgericht der Ärztekammer des jeweiligen Bundeslandes zuständig.

In der Schweiz bestehen, wie vielfach bei Fragen des Arztrechts, keine bundesrechtlichen Regeln.[60] Die meisten Rechtsgrundsätze betreffend das Gesundheitswesen sind in kantonalen Spital- und Gesundheitsgesetzen sowie in Patientenverordnungen festgeschrieben (Sutter 1995). Für die Ärzteschaft in erster Linie verbindlich gelten die medizinisch-ethischen Richtlinien der Schweizerischen Akademie der Medizinischen Wissenschaften (SAMW).[61] Für Verstöße gegen die Richtlinien sind in erster Linie die Standesgerichte der kantonalen Ärztegesellschaften (Ehrenräte, Standeskommissionen usw.) zuständig, Rekursinstanz ist der Schweizerische Ärztliche Ehrenrat, ein Organ der Schweizerischen Ärztegesellschaft FMH. Zur Zeit wird zur Regelung der Organtransplantation an einem Entwurf für ein Bundesrecht gearbeitet.

Der Körper als Rechtsgut

Der Frage, ob der Körper beziehungsweise einzelne Körperteile als Eigentum im Sinne des Gesetzes angesehen werden können, gehen an einer Tagung der Transplantationsmediziner die Philosophen Childress (1992) und Andrews (1992) nach. Es gilt zu unterscheiden zwischen Besitz (property = Besitz, Eigentum) und Besitzrecht (ownership). Etwas zu besitzen kann mit verschiedenen Rechten verbunden sein: dem Verfügungsrecht, dem Gebrauchsrecht, dem Verkaufsrecht, dem Recht zu zerstören. Beim meisten privaten Besitz kann der Verkauf als eine angemessene Form der Handänderung betrachtet werden. Im Gesetz gibt es aber auch den Begriff des «Quasi-Besitzes», über den zwar jeder persönlich die Verfügungsgewalt hat, bei dem aber ein Verkauf verboten ist. Dies gilt in den Gesetzestexten der westlichen Länder für den eigenen Körper.

Im Zusammenhang mit der Transplantation wird bezeichnenderweise von Organ-*Spende* gesprochen, damit wird der Unterschied zwischen einer Gabe und einem Verkaufsgegenstand deutlich gemacht. Dieser Unterschied wird auch bedeutsam sein für die Art und Weise, wie die Organspende praktisch geregelt wird (s. u.).

Die Organspende

Drei Arten von Organspenden werden im allgemeinen unterschieden:

1. Gewebespende von Lebenden

Die Spende von Geweben, die der Körper selbst laufend regeneriert, wie z. B. Blut oder Samen, gestaltet sich zwar technisch einfach, ist aber nicht so unproblematisch, wie das auf den ersten Blick scheinen mag. So wurde in den USA seit den 60er Jahren eine teilweise heftige öffentliche und rechtliche Auseinandersetzung darüber geführt, ob menschliches Blut als ein «Produkt oder eine Ware» anzusehen sei und damit der freie Handel mit menschlichem Blut und mit Blutserum gewährleistet sein müsse. Nach Kimbrell gehört die USA mit einem Exportmarkt von zwei Milliarden Dollar zu den führenden Produzenten von Blut- und Plasma-«Produkten». Die meisten Länder Europas haben den freien Handel mit Blut gesetzlich verboten.

Die künstliche Besamung ist schon seit dem Ende des 18. Jahrhunderts bekannt. Die ersten künstlichen Inseminationen mit Spendersamen, der nicht vom Ehemann stammte, nahm der amerikanische Arzt Robert L. Dickinson in den 1890er Jahren vor (Kimbrell, p. 75). Im Gegensatz zum Bluthandel hat die Kommerzialisierung des Samenspendens kaum Widerspruch gefunden.

2. Organspende von Lebenden

Bei paarigen Organen (Nieren) ist die Lebendspende möglich. Die ersten erfolgreichen Nierentransplantationen wurden von einem eineiigen Zwilling auf den anderen durchgeführt (siehe S. 256). Aus Gründen der Gewebe-Übereinstimmung gibt es Lebendspenden vor allem unter nahen Verwandten. Die Organspende durch Nicht-Verwandte wird auch aus ethischen Gründen als nicht unproblematisch angesehen (siehe z.B. Spital 1992). Das größte ethische Problem ergibt sich aus der Frage – die auch von ernstzunehmenden Fachleuten aufgeworfen wird –, ob die Organspende durch materielle Anreize gefördert werden soll.

3. Die Leichenspende
Die zur Organtransplantation benötigten Organe sind in der Regel sogenannte Leichenspenden, d.h. sie werden «von Toten nach entsprechenden ethischen, medizinischen und juristischen Grundsätzen bei nur noch durch intensivmedizinische Maßnahmen aufrechterhaltenem Kreislauf entnommen» (Erhard u.a. 1995). Zur Problematik des «Hirntodes» siehe Seite 292.

Rechtliche Grundlagen der Leichenspende

Die Organspende ist im deutschsprachigen Raum nur in Österreich gesetzlich geregelt. In Deutschland und in der Schweiz müssen die allgemeinen Rechtsgrundsätze herangezogen werden. Einem Lebenden darf ohne seine Einwilligung weder Gewebe noch ein Organ entnommen werden. «Erst nach dem Tode eines potentiellen Spenders kann an Organentnahme gedacht werden. Als Grenze für die Zulässigkeit einer Organentnahme gilt nach allgemeiner Überzeugung der Hirntod, der unwiderruflich den Tod des Menschen bedeutet.» (Drees und Scheld, p. 28) Für die Totenspende gilt der Grundsatz der Unversehrbarkeit des Leichnams und das postmortale Persönlichkeitsrecht.

Zur gesetzlichen Regelung der Organentnahme werden zur Zeit in der Schweiz und in Deutschland verschiedene Modelle diskutiert:

1. Widerspruchslösung:
Der potentielle Spender entscheidet zu Lebzeiten über seine Bereitschaft, seine Organe im Falle seines Todes zur Verfügung zu stellen. So schlägt der Basler Transplantationsmediziner G. Thiel (1994) vor, zum Zeitpunkt der Mündigkeit jedes Mit-

glied einer Krankenversicherung zur Entscheidung aufzufordern und den Entscheid im Ausweis festzuhalten. Liegt eine solche Entscheidung nicht vor, können Organe im Todesfall entnommen werden. Dieses Modell wurde bereits 1979 vom Europarat vorgeschlagen und wird in Österreich sowie in der Mehrzahl der Schweizer Kantone (AG, AI, AR, BE, BS, GR, LU, NE, NW, SG, TG, TI, ZG und ZH) praktiziert. Als Nachteile des Widerspruchsmodells gilt, daß es «mit einer gesetzlichen Verpflichtung zur Aufklärung über das Widerspruchsrecht verbunden sein müßte, mit dem Risiko der Uninformiertheit in der Bevölkerung verknüpft ist und offenläßt, welche Aussage das Schweigen des Verstorbenen beinhaltet» (Bockenheimer-Lucius 1995). Ausdrücklich vorgesehen ist zum Beispiel im Kanton Basel-Stadt, daß die Angehörigen über ihr Widerspruchsrecht informiert werden müssen.

Prof. Thiel verbindet in seinem Diskussionsbeitrag zur Gestaltung eines Transplantationsgesetzes «das Recht, [...] nein zu sagen zur Leichenorganspende» mit dem Verzicht, im Bedarfsfalle sich mit den Möglichkeiten der Transplantationsmedizin behandeln zu lassen, das heißt, ein Organ zu bekommen. Er begründet das wie folgt: «Die Ethik sollte nicht ausgetauscht werden, sobald man selber ein Organ benötigt.» (Thiel 1994) Wie sehr dieser Vorschlag dem ethischen Grundverständnis widerspricht, daß jeder Mensch jene ärztliche und medizinische Hilfe erhalten soll, die sein Gesundheitszustand erfordert, ungeachtet irgendwelcher persönlicher, sozialer oder anderweitiger Vorbehalte, war ihm wohl dabei nicht bewußt.

Der Theologieprofessor Hans Grewel (1992) nennt die Widerspruchslösung einen «Schritt zur totalitären Gesellschaft», weil damit ein Rechtsanspruch der Gesellschaft in einem Bereich vorausgesetzt wird, der ohne Not nicht angetastet werden darf: das Recht auf den eigenen Leib. Er geht dabei von der Überlegung aus, daß «das Recht auf die Organe eines anderen Menschen, wenn überhaupt, nur unter dieser Zuspitzung formuliert werden kann, daß wir ein Recht der Gesellschaft auf Verfügung über die Organe der gestorbenen, genauer: der für hirntot erklärten Bürger zugestehen. Ein privates, allein in der Person des potentiellen Organempfängers liegendes Recht auf die Organe eines anderen Menschen kann es nicht geben.» (Grewel, p. 397) Das Recht der Gesellschaft, über die Organe sterbender oder toter Menschen zu verfügen, sieht Grewel in Analogie zum Recht der Gesellschaft, über die Tötung von vermeintlich nur noch kostenträchtigen – pflegeabhängigen, geistesverwirrten – Menschen zu entscheiden, wie es vom australischen Philosophen und Bioethiker Peter Singer (pp. 188 ff.) vertreten wird.

Die Widerspruchslösung wird in den USA «angenommene Zustimmung» (presumed consent) genannt. Als gewichtigstes Argument für dieses Modell wird angeführt, daß die großen Probleme mit den langen Wartelisten nur gelöst werden können, wenn routinemäßig bei jedem Hirntoten die benötigten Organe entnommen werden dürfen, falls nicht ein gegenteiliger Bescheid vorliege. Den Gegnern einer Widerspruchslösung wird das Argument entgegengehalten, in vergangenen Jahrhunderten seien gegen die routinemäßige Autopsie in gleicher Weise moralische Einwände gemacht worden, und heute sei dieses Vorgehen zur wissenschaftlichen Erfassung der Todesursachen überall üblich. Daneben gibt es auch besorgte Stimmen, die das Modell aus den folgenden Gründen als unmoralisch bezeichnen: Der Tote werde dadurch als ein Reservoir von Einzelteilen behandelt, und die Spitäler würden zu Selbstbedienungsläden gemacht; die Familie verliere ihre Funktion als Sachwalterin der Verstorbenen; die Sinngebung und die Gefühle, die einen Leichnam umgeben und auf das Leben der Menschen ebenso wie auf den Gehalt der Institutionen zurückwirken, würden entleert; die Bedeutung der Organspende aus altruistischen Gründen mit ihren stärkenden Auswirkungen auf die Gemeinschaft würde verlorengehen (May 1972 u. 1985).

Mit dem Hinweis auf die äußerst ungenügende Zahl von aktiven Spendern in den USA begründet Zinberg (p. 21) seine Unterstützung für den «presumed consent». Er meint, Großzügigkeit und Altruismus würden bei weitem nicht dazu führen, daß der Bedarf an Organen auch nur annähernd gedeckt werden könnte. Das Modell «presumed consent» würde dazu führen, daß aus allen potentiellen Spendern passive Altruisten gemacht und daß auch in anderen Gebieten Altruismus angebahnt würde. Aber vor allem sei es völlig unaltruistisch, Patienten zum Tode zu verurteilen, nur weil sie durch die Freiwilligkeit der Spende nicht mit einem benötigten Organ versorgt werden können.

Was Zinberg unterschlägt, ist eine Beschreibung des Weges, auf dem der Entscheid für dieses – oder auch ein anderes – Modell zustande kommen soll. Auf keinen Fall darf nur eine Minderheit von Fachleuten, eine wie auch immer zusammengesetzte Kommission oder eine Regierung diesen Entscheid im Alleingang fällen. Nur ein demokratisch gefällter Entscheid nach eingehender öffentlicher Auseinandersetzung könnte als Grundlage gelten.

Auf jeden Fall haben wir uns der Frage zu stellen, wie weit Altruismus gesellschaftlich gefordert werden kann. Dazu schreibt der Philosoph Hans Jonas (1987, p. 126):

«Aber kann die Gesellschaft wirklich, für irgendein öffentliches Interesse, den Beitrag meines innerleiblichen Seins verlangen? Der sogenannte ‹Sozialvertrag› legitimiert nur Ansprüche an unsere sichtbaren, öffentlichen Handlungen, nicht solche an unser unsichtbares, geheimes, sogar uns selbst verborgenes Sein. Unsere Fähigkeiten, nicht ihr Ursprung in der Person, liegen im Geltungsbereich öffentlicher Rechte. An unser welthaftes Verhalten und unseren weltlichen Besitz dürfen Forderungen des Allgemeinwohls gestellt werden, bis zur Requirierung von Leistungen und Eigentum: beide sind abtrennbar von der Person, ihre äußeren Erstreckungen sozusagen, offen dem Zugriff öffentlicher Rechte, die das Äußere, in die Welt aller Reichende durch Gesetz und Sitte regeln. Aber an der Grenze zwischen der gemeinsamen, mit anderen geteilten Außenwelt und dem ureigenen Leibesinneren, an unserer Haut, macht jedes öffentliche Recht halt. So wie niemand, weder der Staat noch der notleidende Nächste, ein Anrecht auf eine Niere von mir hat; und so wenig, wie die Organe des im irreversiblen Koma Liegenden gesetzlich zur Rettung anderer requirierbar sind, so wenig hat das öffentliche Interesse oder Gemeinwohl ein Recht an meinem

Stoffwechsel, meiner Zirkulation, inneren Sekretion, Neuroaktivität oder irgend etwas von meinem innerleiblichen Geschehen.»

2. Informationslösung:
Die «Medizinisch-ethischen Richtlinien für die Organtransplantationen» der Schweizerischen Akademie der Medizinischen Wissenschaften, verabschiedet vom Senat der SAMW am 8. Juni 1995, stützen sich namentlich auf die Arbeiten des Europarates und der Weltgesundheitsorganisation:

«Eine Entnahme von Organen kann bei einer verstorbenen Person im Zustand des Herz- oder Hirntodes ausgeführt werden, sofern alle Bedingungen der Gesetzgebung und der Rechtsprechung erfüllt sind und wenn der Verstorbene zu Lebzeiten keine ausdrückliche gegenteilige Anordnung getroffen hat. Der für einen potentiellen Organspender zuständige Arzt bespricht mit den nächsten Angehörigen die Möglichkeiten und die Art einer Organentnahme und erklärt ihnen das Vorgehen. Diese Mitteilung muß auch dann erfolgen, wenn die verstorbene Person ihr Einverständnis zur Organentnahme schriftlich hinterlassen hat.»

Wesentlichster Unterschied dieser neuesten Fassung der «Richtlinien» zu den bisher geltenden ist – offenbar unter dem Druck einer zunehmend auch in der Öffentlichkeit stattfindenden Diskussion über kritische Fragen zur Organtransplantation – die Forderung, ohne Einschränkungen die Angehörigen zu informieren.

In Deutschland wurde 1990 von einer Arbeitsgruppe der Deutschen Transplantationszentren e.V. und der Deutschen Stiftung Organtransplantation der «Seehofer-Entwurf» erarbeitet, der bei Fehlen einer ausdrücklichen Zustimmung zu Lebzeiten ebenfalls eine Einbeziehung der Angehörigen vorsieht. Allerdings müssen die Angehörigen keinen Entscheid treffen, sondern können nach Information durch den Arzt innerhalb eines vereinbarten Zeitraumes Zustimmung oder Widerspruch äußern. Die Organentnahme darf erfolgen, wenn ein Widerspruch innerhalb dieses Zeitraumes ausbleibt. Bockheimer-Lucius meint dazu: «Dieser Vorschlag für eine Regelung der Organentnahme will die Angehörigen von der harten Entscheidung zu einem Zeitpunkt entlasten, zu dem sie oftmals schockartig mit dem plötzlichen Tod eines geliebten Menschen konfrontiert sind. Gerade in der Flucht vor einem Gespräch liegt jedoch auch der entscheidende Mangel dieses Modells.» Der jüngste Gesetzesentwurf des Bundesgesundheitsministers sehe daher eine Regelung vor, bei der der Arzt und die Angehörigen *ausdrücklich* darüber sprechen müssen, daß das Fehlen einer Äußerung innerhalb einer vereinbarten Frist als Zustimmung zu werten sei. Darüber hinaus sei die Frage zu stellen, ob die Informationslösung die Sicherung von Persönlichkeitsrechten tatsächlich gewährleisten könne.

3. Erweiterte Zustimmungslösung:
Organentnahme nach dem Tode ist erlaubt entweder aufgrund der Zustimmung des Spenders zu Lebzeiten (z. B. durch einen Spenderausweis) oder aufgrund der Zustimmung seiner Angehörigen nach dem Tode ihres Familienmitgliedes. Dieses Modell wird zur Zeit in den meisten europäischen Staaten und in einigen Schweizer Kantonen (BL, JU, NE, OW, UR) praktiziert. In den USA gilt aufgrund der «Uniform Anatomical Gift Act» von 1968, die in irgendeiner Form in praktisch allen 50 Gliedstaaten angewendet wird, eine erweiterte Zustimmungslösung (Virnig u.a. 1992: required request). Die Schwierigkeit des Modells liegt darin, daß den Angehörigen in einer emotionalen Ausnahmesituation ein Entscheid abverlangt wird, der eigentlich eine Überforderung darstellt. Allerdings ist hier eine Differenzierung notwendig, die oft übersehen wird. Eigentlich geht es nicht um die Zustimmung der Angehörigen zu einer Organentnahme. Die Frage an die Angehörigen muß vielmehr lauten: «Wissen Sie, ob der Verstorbene oder im Sterben Liegende einer Organentnahme zugestimmt hätte? Oder haben Sie Anhaltspunkte dafür, daß er sich zu Lebzeiten dagegen ausgesprochen hat?»

Die erweiterte Zustimmungslösung bedingt, daß sich die Lebenden viel mehr als bisher mit dem Tod befassen. Besonders die Mediziner, aufgrund des modernen Verständnisses Kämpfer an vorderster Front gegen den Tod, sind aufgerufen, «Friedensgespräche» mit dem Tod zu führen. Daniel Callahan, Präsident des Hastings Center für Ethikforschung in New York, wendet sich genauso gegen einen bedingungslosen Kampf der Medizin gegen den Tod wie gegen Euthanasie und unterstützten Suizid bei unheilbar Kranken. Er begründet beides mit den verheerenden Folgen, die aus der Grundhaltung der modernen Medizin erwachsen,

«ihr größter Sieg könne die Kontrolle über Leben und Tod sein. Ihre größte Ambition ist es, unser Leben und Sterben so zu gestalten, daß wir es menschlich akzeptabel und tolerabel finden. Dahinter steckt der mächtige Wunsch nach umfassender Kontrolle und der Glaube, unser biologisches Schicksal beherrschen zu können. [...] Damit sind jedoch enorme soziale Gefahren verbunden.» (Callahan 1995)

Auf der einen Seite werden immer größere Mittel zur Erforschung und Bekämpfung von tödlichen Krankheiten (Krebs, Herz-Kreislauf-Krankheiten) eingesetzt, während der Forschungseinsatz für den Umgang mit chronischen Krankheiten und Behinderungen sowie für ihre Verhütung (Präventivmedizin) vergleichsweise bescheiden bleibt. Auf der anderen Seite «möchten manche durch Euthanasie und assistierten Freitod alles beenden, eine weitere Kontrolle zulassen, nämlich der endgültigen Art. Dies ist der letzte Schritt in der Mission, Leben und Tod zu kontrollieren.» «Friedensgespräche» zwischen Medizin und Tod müßten sich Fragen widmen wie zum Beispiel: «Welche Art von Tod sollte die Medizin bekämpfen?» oder «Wie bedeutend ist der Kampf gegen den Tod im Vergleich zu anderen medizinischen Zielen?» oder «Welches Verhältnis besteht zwischen Altwerden und Krankheit, zwischen Kranksein und Sterben?»

4. Enge Zustimmungslösung:
Eine Organentnahme nach dem Tode ist nur bei explizitem Einverständnis des potentiellen Spenders zu Lebzeiten möglich.

«*Dieses Modell der Zustimmung wird eindeutig den mit dem Hirntodkonzept verbundenen Bedenken am ehesten gerecht. Geht man davon aus, daß weder Medizin noch Theologie oder Philosophie verbindliche Aussagen machen können über das Phänomen des Todes, in der Grauzone zwischen eingetretenem Hirntod und den uns bekannten sicheren Todeszeichen aber ein hilfreiches ärztliches Handeln möglich ist, so ist die Legitimation eines Eingriffs ohne unumstößliche wissenschaftliche Aussagen und bei konkurrierenden Wertvorstellungen nur auf der Basis von informierter, ausdrücklicher Einwilligung durch den Patienten möglich.*» *(Bockenheimer-Lucius, p. 20)*

Die enge Zustimmungslösung stützt sich als einzige auf eine schriftlich gegebene Gewißheit, daß der mögliche Spender selbst sich mit Sterben und Tod soweit befaßt hat, daß er in der Lage ist, auf jene Sterbezeit zu verzichten, die ihm zur Vollendung seines Lebens zusteht, zugunsten eines anderen, der auf diese Art Nutznießer seiner Solidarität über den Tod hinaus wird.

Dieses Modell wurde 1995 vom Schweizerischen Nationalrat gutgeheißen.

5. Kommerzielle Anreize zur Organspende:
Am meisten abgelehnt werden in den USA wie auch in Europa sicher alle Bestrebungen, Körperteile gegen Entgelt auf einem eigens dafür geschaffenen Markt zu handeln. In den USA wird in der «National Organ Transplant Act» von 1984 jede Transaktion als kriminell erklärt «for any person to knowingly acquire, receive, or otherwise transfer any human organ for valuable consideration for use in human transplantation if the transfer affects interstate commerce».[62] In einem Grundsatzreferat zur Konferenz über die Beschaffung von Organen an der Universität von Michigan 1991[63] wägt Sells die legalen, ethischen und medizinischen Gesichtspunkte gegeneinander ab und kommt zum

Schluß, daß jeglicher kommerzielle Anreiz zur Organspende die Gesellschaft zweiteilen würde, indem die «Spender» eher arm im Vergleich zu den Empfängern wären; im offenen Markt bestehe darüber hinaus ein hohes Risiko der Übertragung von Infektionskrankheiten; materielle Anreize oder Bezahlung für den Erwerb von paarigen Organen (wie z. B. Nieren) könnten zum willentlichen oder ungewollten Verkauf lebenswichtiger Organe durch Personen führen, deren Familie in extremer Armut lebt; ein offener Organmarkt würde die Beteiligten anfällig für Erpressung machen; im weiteren würde die Bereitschaft zur freiwilligen Organspende abnehmen. Sells spricht von breiter Übereinstimmung unter den Transplantationsmedizinern, daß ungeachtet aller legalen Argumente und bei noch so eindeutiger Informationslage jedes Organangebot auf einem offenen Markt in allen jenen Situationen verdächtig wäre, in denen extrem arme Leute sich durch ihre Armut gezwungen fühlen könnten, ein Organ zu verkaufen (Sells 1993 a).

Unter dem Druck der Wartelisten (siehe S. 269) fand in den letzten Jahren in den USA der Begriff des «materiellen Anreizes für die Organspende» (rewarded gifting) Eingang in die Diskussion. Berichte aus Indien und aus den arabischen Ländern über den Verkauf von Organen hatten bis dahin bei einer breiten Mehrheit der Transplantationsmediziner dazu geführt, daß sie sich eindeutig für die Organspende und gegen den Organmarkt stellten. G. M. Abouna von der Division of Transplantation der Universität in Philadelphia berichtet in den renommierten *Transplantations Proceedings* über das große Ausmaß des «Transplantations-Tourismus» vor allem aus den Ländern des Nahen Ostens nach Indien. Er beklagt sich über die ungenügende medizinische Behandlung sowohl der Spender wie der Empfänger unter dem Druck der Kommerzialisierung und weist darauf hin, daß sicher auch wegen des Indien-Marktes für Transplantationen in den arabischen Ländern die Bereitschaft für Leichenspenden praktisch nicht existent ist. Am Starzl-Symposium von 1987 in Pittsburgh wagte sich aber der indische Transplantationsmediziner Patel (1988) mit dem Argument vor, in einem Land wie Indien, praktisch ohne Leichenspende und mit kaum existierenden Möglichkeiten der Hämodialyse, sei die durch den Staat organisierte Bezahlung der Lebendspender von Nieren notwendig, um das Überleben von Nierenkranken zu ermöglichen. US-amerikanische Autoren (z.B. Daar 1992) folgten Patels Argumenten in den folgenden Jahren, indem sie darauf hinwiesen, daß es keinen logischen Grund gegen einen Organmarkt geben könne, weil Mißbrauch und Ausbeutung mit legalen Mitteln, das heißt mit der Regulierung des Marktes, zu bekämpfen seien und nicht mit einem absoluten Verbot. Der Hinweis auf die speziellen moralischen und rechtlichen Risiken eines Organmarktes wird gekontert, indem ein Vergleich gezogen wird zu anderen gesellschaftlichen Großrisiken (Autofahren, Luftfahrt, Alkoholkonsum, Atomwaffen), die auch nicht zu einem absoluten Verbot, sondern zu einer Regulierung geführt hätten.

Dabei wird von diesen Autoren aber wohl übersehen, daß gerade die Risiken der Atomwaffen erst mit der Zeit wirklich erkannt worden sind und deshalb auch erst in den letzten Jahren die öffentliche Meinung zunehmend zu einem absoluten Verbot von Atomwaffen tendiert. Es ist deshalb sicher wichtig, einer Aufweichung der grundsätzlichen Ablehnung jeglicher Kommerzialisierung der Organspende entschieden entgegenzuwirken, um die schon jetzt absehbaren Risiken eines Handels mit Organen zu vermeiden.

Das Problem der Rationierung in der Medizin

Unter dem Eindruck der immer weiter wachsenden Kosten im Gesundheitswesen und der knapper werdenden öffentlichen Mittel in den letzten zwanzig Jahren gewann die Diskussion über eine Rationierung in der Medizin immer mehr Bedeutung. Auch hier entstehen komplexe ethische und rechtliche Probleme, die zur Zeit wohl noch nicht absehbar sind. Gerade die Transplantationsmedizin steht im Kreuzfeuer der Argumente um eine Rationierung, einerseits wegen der Kostenfrage, aber auch wegen der Wartelisten. So meint der Gesundheitspolitiker G. Kocher in einem Interview: «Eine Rationierung besteht [...]

bei der Verpflanzung gewisser Organe. Das ist der ‹Tod auf der Warteliste›: Hunderte von Menschen sterben jedes Jahr, weil sie auf ein Spenderorgan und auf eine solche Operation warten müssen.» (Spöndlin 1995)

Das immer stärkere Auseinanderklaffen zwischen den steigenden Gesundheitskosten und den beschränkten Mitteln in unserer Gesellschaft führte auch den Präsidenten der Schweizerischen Ärztegesellschaft dazu, für die Schweiz eine politische Auseinandersetzung über die Rationierung in der Medizin zu fordern ähnlich wie im amerikanischen Bundesstaat Oregon, in dem ein nach 17 Prioritäten geordneter Katalog von Leistungen erarbeitet wurde, die vom Versicherungsplan (Health Plan) übernommen werden. Das Projekt wurde vom Parlament abgesegnet und reguliert damit in einer transparenten Art, welche Leistungen im Gesundheitswesen von den öffentlich anerkannten Versicherungen übernommen werden und welche nicht (Köchlin 1995).

Die Position der Kirchen zur Organtransplantation

1. Die Position der christlichen Kirchen
Die beiden großen Kirchen Deutschlands haben in einer gemeinsamen Schrift 1990 die Bereitschaft von Christen zur Entnahme von Organen als «Zeichen der Nächstenliebe» bezeichnet und zugleich von einer «Notwendigkeit der Organspende» gesprochen (Erklärung der Dt. Bischofskonferenz und des Rates der Ev. Kirche in Deutschland). Diese offizielle Haltung der Kirchen ist aber nicht unwidersprochen geblieben.

So stellen beispielsweise Jörns und Kernstock (1993) in ihren «Thesen zur Ethik der Organtransplantation und zu einem Transplantationsgesetz» fest, daß aus christlicher Sicht nur eine gesetzliche Regelung in Frage komme, die eine zu Lebzeiten schriftlich abgegebene persönliche Zustimmung zur Voraussetzung für Organexplantationen mache (enge Zustimmungslösung, siehe S. 285), «weil die Organtransplantation einen Eingriff ins Sterbegeschehen darstellt und den Glauben der Menschen berührt». Sie gehen davon aus, daß der christliche

Glaube und die psychosomatische Medizin den Menschen als leib-seelische Einheit sehen und ihn vor Vergegenständlichung schützen. Eine «Bringschuld», wie sie von beiden großen Kirchen in Deutschland im Namen der christlichen Nächstenliebe moniert wird, lehnen sie ab, weil Nächstenliebe nicht zur Christenpflicht verkommen dürfe.

Die Schweizerische Bischofskonferenz stützt sich in ihrer Haltung bezüglich Organtransplantationen auf die Ansprache von Johannes Paul II. an den 1. Internationalen Kongreß der Gesellschaft für Organverpflanzung[64], in der der Papst die Erfolge der Transplantationsmedizin ausdrücklich begrüßte. Vom Schweizerischen Evangelischen Kirchenbund liegt eine eigene Stellungnahme vor, die vom Institut für Sozialethik erarbeitet wurde (Germann 1994). Danach werden Organtransplantationen «sozial-ethisch positiv beurteilt», wenn folgende Bedingungen erfüllt sind: 1. Organspenden müssen freiwillig sein. 2. Die Entscheidungsfreiheit von möglichen Organempfängerinnen und -empfängern ist zu respektieren. 3. Für alle Patientinnen und Patienten müssen die gleichen Bedingungen gelten.

2. Die jüdische Position
Die medizinische Ethik aus jüdischer Sicht bezieht sich auf die Halacha, das jüdische Gesetz. Das Wort Halacha bedeutet «gehen», «Weg des Lebens» (Levinger 1990). Das Leben hat nach Levinger[65] einen sehr hohen Rang in der jüdischen Religion. Dem Leben übergeordnet sind die Religion, das Leben von anderen und die Familie. So darf auch unter Lebensgefahr keine andere Religion angenommen, kein Mord ausgeübt und kein Ehebruch begangen werden. Für die Organtransplantation gilt: Man muß dem Menschen helfen, man muß ihn aber auch schützen. Jede Transplantation ist daher grundsätzlich erlaubt, wenn kein Widerspruch vom Spender oder von seiner Familie vorliegt, aber entscheidend wird die Frage der Hirntoddiagnose. Im allgemeinen wird von jüdischen Rabbinern (auch vom israelitischen Rabbinat) das Kriterium der Hirnstamm-Null-Linie für die Hirntoddiagnose und damit auch als Todesdiagnose akzeptiert, auch wenn das schlagende Herz für die jüdische Religion

ein Zeichen für Leben bedeutet. Hier wird der Unterschied zwischen der selbständigen Herzaktivität – die ja mit dem Hirntod erlischt – und der Aufrechterhaltung des Pulses durch eine Herz-Lungen-Maschine gemacht. Ein eindeutiges Verbot würde Levinger bei der – zur Zeit nur in der Science-fiction denkbaren – Transplantation des Gehirns (in Teilen oder als Ganzes) aussprechen, weil dadurch die Frage nach der Identität («Wer bin ich eigentlich?») aufgeworfen wird.

3. Die islamische Position
Das islamische Recht erlaubt sowohl die Transfusion von Blut wie auch die Samenspende oder die Verpflanzung von Knochenmark unter den üblichen medizinischen Bedingungen. Gewebe- und Hauttransplantationen sind zugelassen, soweit die Resultate nach medizinischen Kriterien gut sind. Die Lebendspende von Organen ist bei islamischen Theologen umstritten. Gegen die Lebendspende wird argumentiert, für den Islam sei der Mensch nicht Besitzer des Körpers oder eines seiner Teile. Einigkeit herrscht unter den Islamiten, daß Organe gespendet und nicht gehandelt werden sollen. «Der Mensch soll seine Organe für jenen Zweck benutzen, für den sie von Gott geschaffen wurden. Man kann sich keine größere Beleidigung der Integrität des Menschen vorstellen, als den Verkauf des Körpers in einzelnen Teilen wie ein Schaf. Sklaverei war eine Form, dem Menschen die Freiheit zu nehmen. Organhandel ist noch viel schrecklicher als Sklaverei.» (Sellami 1993)

In der Frage der Leichenspende machen islamische Theologen einen deutlichen Unterschied zwischen der Entnahme von Organen oder Geweben bei Leichen und bei Hirntoten. Ersteres betrachten sie als unbedenklich. Umstritten ist die zweite Frage, das heißt, es wird die ablehnende und die befürwortende Position vertreten. Die Befürworter betonen, daß ihr Einverständnis mit der Entnahme von Organen bei als hirntot Erklärten verbunden ist mit der Forderung, den Körper des Spenders zu respektieren und nicht zu entstellen, weil die Entstellung eines Körpers ein religiöses Tabu sei und eine Beleidigung der Menschheit.

Auf dem Weg zu einer Europäischen Charta für Transplantations-Ethik (Hors u. a. 1993)

In Europa existieren zur Zeit zehn nationale oder internationale Organvermittlungs-Organisationen. Schon in den siebziger Jahren hat sich der Europarat dafür ausgesprochen, daß die Mitgliedstaaten sich um eine Harmonisierung der Gesetze betreffend die Transplantation bemühen sollen (CMCE 1978). Verantwortliche von France-Transplant haben nun vorgeschlagen, daß in jedem Spital, in dem Transplantationen durchgeführt werden, ein ethisches Komitee gebildet werden solle, das sich auf der Grundlage einer Europäischen Charta um die Einhaltung gemeinsamer Grundsätze bemüht. Jährliche Absprachen oder Konferenzen würden den Erfahrungsaustausch und die Koordination der Bemühungen fördern. Die Charta müßte die folgenden Grundsätze umfassen:

1. Verbindliche Regeln für den Umgang mit potentiellen Spendern beziehungsweise als hirntot Erklärten und ihren Angehörigen
2. Richtlinien für die Lebendspende
3. Garantie für die vertrauliche Behandlung von Daten über Spender und Empfänger
4. Ausschluß jeder Kommerzialisierung
5. Klare und öffentliche Regeln für die Handhabung der Wartelisten
6. Transparenz in bezug auf die Verteilung von zur Verfügung stehenden Organen und Geweben
7. Registratur aller Transplantations-Aktivitäten
8. Kontrolle der Infektionsrisiken durch Transplantationen
9. Qualitätskontrolle der transplantierenden Spitäler
10. Freier Zugang für jeden Patienten, der einer Transplantation bedarf, auf eine Warteliste, ungeachtet seiner Herkunft.

Die Hirntod-Diagnose und die Diagnose des Todes

Stellungnahme des Autors zuhanden der Schweizerischen Akademie der Medizinischen Wissenschaften

Kreuzlingen, 19. August 1995

Definition und Richtlinien zur Feststellung des Todes im Hinblick auf Organtransplantationen

Sehr geehrter Herr Professor Hitzig
Sehr geehrte Kolleginnen und Kollegen

Ihr revidierter Entwurf «Definition und Richtlinien zur Feststellung des Todes im Hinblick auf Organtransplantationen» wurde in der Ärztezeitung vom 24.5.1995 publiziert mit der Einladung, Änderungsvorschläge bis zum 31. August 1995 schriftlich bekanntzugeben. Ich mache Gebrauch von dieser Einladung einerseits als Arzt und Psychotherapeut, andererseits als direkt Betroffener insofern, als ich vor zwei Jahren von einer Lebertransplantation selbst profitieren konnte.

Meine Stellungnahme bezieht sich auf die Definition des Todes, wie sie im Entwurf zu den «Richtlinien» umschrieben wird:

«Der Mensch gilt als tot, sobald einer der folgenden Zustände eingetreten ist:

a) Irreversibler Herzstillstand, der die Blutzufuhr zum Gehirn beendigt *(Herztod)*
b) Vollständiger und irreversibler Funktionsausfall des Hirns und des Hirnstamms *(Hirntod)*.
Herztod und Hirntod gelten als Tod schlechthin.»

Gegenüber dieser neuen Formulierung wurde in den «Richtlinien für die Definition und die Diagnose des Todes» der SAMW von 1989 noch behutsamer formuliert:

«Ein Mensch *wird als tot betrachtet*, wenn eine oder beide der folgenden Bedingungen erfüllt sind:

a) irreversibler Herzstillstand mit dadurch unterbrochener Blutzirkulation im Organismus und damit auch im Gehirn;
b) vollständiger irreversibler Funktionsausfall des Gehirns.»

Die eingehende Liste von klinischen Kriterien zuhanden des zuständigen Facharztes zur zuverlässigen Diagnose von Herztod und Hirntod wird mit dem neuen Entwurf nach den neuesten wissenschaftlichen Erkenntnissen vervollständigt und präzisiert.

Bereits in den «Richtlinien» von 1989 wird in einem Kommentar speziell darauf hingewiesen, «daß der Tod kein zeitlich genau definiertes Ereignis ist, sondern daß es sich um einen Entwicklungsprozeß handelt. Es geht deshalb darum, den Zeitpunkt zu bestimmen, in welchem im Ablauf dieser Entwicklung der unwiderrufliche Zustand des kompletten, andauernden und irreversiblen Versagens des Gehirns und des Hirnstammes eingetreten ist.» Im jetzigen Entwurf heißt es dazu: «Der Tod ist kein punktuelles Ereignis, sondern entspricht vielmehr einem im Laufe einer gewissen Zeit sich entwickelnden Prozeß. Wenn die *Herzfunktion* versagt, erlöschen sehr bald und endgültig alle Lebenszeichen. Der *Hirntod* dagegen tritt aufgrund versagender Aktivität des Hirnstamms und beider Hemisphären ein. Er kann Folge zahlreicher Affektionen sein, wie Schädel-Hirn-Verletzung, Hirnschlag, Anoxie usw. – Hirntod führt zwangsläufig auch zum Herztod.» Zusätzlich wird im Kommentar zum vorliegenden Entwurf noch einmal festgehalten: «Es entspricht dem heutigen Stand des Wissens, daß die Feststellung des Hirntodes mit dem Tod des Menschen gleichzusetzen ist.»

Meine persönliche Erfahrung mit einer posthepatitischen Leberzirrhose führte mich an den Rand des Todes und ließ mich das Angebot für eine Lebertransplantation ergreifen. Natürlich hatte ich mich vor der Transplantation so eingehend wie möglich mit den verschiedenen Fragen auseinandergesetzt, die einen Entscheid in dem Für und Wider dieser höchstentwickelten Behandlungsmethode beeinflußten. Meine behandelnden Ärzte standen mir für das Gespräch über medizinische ebenso wie psychologische, soziale und ethische Fragen zur Verfügung. So konnte ich einen Entscheid treffen, der mir jetzt, etwas mehr als zwei Jahre nach der Transplantation, eine vorher nicht mehr denkbare oder erträumbare Lebensqualität verschafft hat. Gleichzeitig führte mich die persönliche Erfahrung der Transplantation auch zu einer intensiven Auseinandersetzung mit allen Aspekten dieses in den letzten Jahren immer bedeutenderen Zweiges der modernen Spitzenmedizin.

Erst nach der Transplantation hatte ich die Kraft und die Bereitschaft, mich auch der Seite des Spenders richtig zuzuwenden. Einige neuere Publikationen, die sich mit Sterben und Tod beziehungsweise mit den ethischen Dimensionen ärztlichen Handelns im Umfeld von Sterben und Tod befassen, kamen mir in dieser Auseinandersetzung zu Hilfe. Dabei begegnete ich auch kritischen Stimmen zur Transplantationsmedizin, die ernstzunehmende Bedenken zur Hirntod-Definition anmelden. Ich erlaube mir hier eine kurze Übersicht jener Literatur, die ich für meine Argumentation als grundlegend betrachte.

Hoff und in der Schmitten skizzieren die 25jährige «Geschichte des Hirntod-Kriteriums» wie folgt:

«Jahrtausendelang wurde ein Mensch frühestens dann für tot erachtet, wenn er kalt und steif, eben ‹leblos› war. [...] Im Jahre 1959, die künstliche Beatmung wurde bereits seit einiger Zeit praktiziert, beschrieben die französischen Ärzte Mollaret und Goulon einen neuen medizinischen Zustand. Sie hatten Patienten beobachtet, deren Gehirn nach einem längeren Atemstillstand durch Sauerstoffmangel irreversibel – unumkehrbar – zerstört war, während ihr Organismus durch künstliche Beatmung am Leben erhalten werden konnte. Diesen Zustand bezeichneten Mollaret und Goulon als ‹Coma dépassé›, also ‹jenseits des Komas› oder ‹endgültiges Koma›. [...]

Nach dem damals noch gültigen Todesverständnis galten diese Patienten aber nicht etwa als tot. Für tot erklärt wurde ein Mensch erst dann, wenn mit dem Stillstand von Kreislauf und Atmung alle seine vitalen Funktionen für immer erloschen waren. [...]
Der entscheidende Schritt zur Etablierung des ‹Hirntod›-Konzeptes wurde in dem Augenblick vollzogen, als man das Coma dépassé als Kriterium der ‹Für-tot-Erklärung› eines Menschen zu werten begann. Die Forderung nach Einführung eines derartigen ‹Hirntod-Kriteriums› wurde erstmals in einem Papier aus dem Jahre 1968 wirksam erhoben. Bei den Autoren handelte es sich um eine Ad-hoc-Kommission aus Theologen, Juristen und Medizinern der Harvard Medical School (Beecher et al.), die zum Zweck der Erarbeitung eines neuen Todeskriteriums formiert worden war. [...]
Nach Ansicht der Harvard-Kommission wird das irreversible Koma von allen Beteiligten – den irreversibel Komatösen eingeschlossen – als eine schwere Belastung (great burden) empfunden. Zugleich bedeutete die Am-Leben-Erhaltung dieser Patienten eine spürbare Inanspruchnahme knapper Ressourcen, der man ratlos gegenüberstand. Denn die Ärzteschaft schreckte damals davor zurück, die künstliche Beatmung eines irreversibel komatösen Patienten abzustellen, da sie der Meinung war, den durch den Beatmungsabbruch mittelbar eintretenden Tod im Sinne einer ‹aktiven Tötung› verantworten zu müssen. Als zweiten Grund für den Bedarf an einer neuen Todesdefinition wurde damals die Notwendigkeit der Beschaffung von Organen zu Transplantationszwecken angegeben. Das geltende Todeskriterium, so die Harvard-Kommission, sei obsolet, weil es den Fortschritt der Transplantationsmedizin behindere.» (Hoff u.a., p. 154)

«Die Harvard-Kommission sah die Notwendigkeit, Patienten im ‹irreversiblen Koma› künftig für tot zu erklären, aus zwei Gründen für gegeben: Erstens sei die Behandlung ‹Hirntoter› eine ‹Last›, und zweitens stehe das geltende Todesverständnis der Organentnahme und damit dem Fortschritt der Organtransplantation im Wege.» (Hoff u. a., p. 170)

Diese zwei Gründe sind nach Hoff und in der Schmitten (p. 175) nicht ebenbürtig: «Es ist eines, bei einem sterbenden Patienten die Behandlung (Beatmung) abzubrechen, und ein anderes, ihn für tot zu erklären, um sich dann ungehindert seiner Organe bemächtigen zu können. Im Gegenteil ist es ja so, daß die Für-tot-Erklärung hirnfunktionsloser Patienten gerade nicht zum Abbruch, sondern zur Fortsetzung der ‹lebensverlängernden› Behandlung führt, nämlich immer dann, wenn der Betroffene als Spender in Frage kommt.»

Die Diskussionen der folgenden Jahre führten 1981 durch den Präsidenten der Vereinigten Staaten zur Bildung einer Kommission zur Klärung der Todesdefinition (President's Commission), die die «Hirntod»-Kriterien verbindlich definierte.

Vergleichbar den «Richtlinien» der SAMW wurde die «Hirntod»-Konzeption auch in Deutschland vollzogen. Die Bundesärztekammer bestimmte 1982:

«Mit dem Organtod des Gehirns sind die für jedes personale menschliche Leben unabdingbaren Voraussetzungen, ebenso aber auch alle für das eigenständige körperliche Leben erforderlichen Steuerungsvorgänge des Gehirns endgültig erloschen. Die Feststellung des Hirntodes bedeutet damit die Feststellung des Todes des Menschen.»

«Mit dieser These machte sich auch die Bundesärztekammer als oberste deutsche ärztliche Standesorganisation die von der President's Commission erarbeitete Argumentation zu eigen, die das ‹Gehirn› einerseits als Träger der spezifischen, ‹geistig-intellektuellen› Wesensmerkmale des Menschen, anderseits als unersetzliches Zentrum der biologischen Integration des Organismus zu bestimmen versucht. Dem verbleibenden Organismus wird die ‹Ganzheit› abgesprochen; übrig bleibe eine ‹bloße Ansammlung von Organen›. In diesem Sinne äußern sich bis heute namhafte Transplantationschirurgen und Neurologen, Juristen und Theologen.» (Hoff u. a., p. 153)

Die Gleichsetzung des Hirntodes mit dem Tod des ganzen Organismus stützt sich damit ab auf den klassischen Leib-Seele- oder Körper-Geist-Dualismus kartesianischer Prägung, der nicht zuletzt als Resultat evolutionsbiologischer Forschung als «ebenso alte wie falsche Dichotomie» (Markl, p. 44)[66] entlarvt wurde. Nach Markl ist es zwar verständlich, wenn wir Menschen die «selbsterfahrene Dichotomie subjektiven Innenlebens und die Wahrnehmung einer als objektiv erlebten Außenwelt» zur «Theorie eines Seele-Leib-Dualismus verdichten», aber er stellt dann weiter fest, daß wir «an der Tatsache, daß wir bewußtes subjektives Erleben grundsätzlich nur von uns selbst kennen (und als vernünftig begründetes Postulat für Mitmenschen annehmen), [...] die *Tatsachenbehauptung* [aufstellten], daß Tiere solches Bewußtsein nicht haben. Aus der in Erfahrung begründeten kartesianischen Theorie des Menschenwesens wird eine auf bloße Behauptung gegründete Theorie des Tierwesens. Statt zu schweigen, wo man nicht weiß, verneint man die Existenz tierischen Bewußtseins, weil man nicht weiß.» (Markl, p. 92)

Was Markl unter Berufung auf das Fehlen wissenschaftlicher Beweise in bezug auf das Bewußtsein (den Geist, die Seele) von Tieren aussagt, muß um so mehr auch für den als hirntot diagnostizierten Menschen gelten: Die Diagnose der irreversiblen Bewußtlosigkeit berechtigt nicht eo ipso zur Sicherheit, daß der noch atmende Leib, dessen Herz noch fähig ist zur spontanen Aktivität, bereits eine Leiche sei, das heißt als tot bezeichnet werden könne.

Diese Überlegung erhält auch Unterstützung durch die Theorie des Gehirnphysiologen John C. Eccles, der sich zwar als Vertreter des Dualismus bezeichnet, der aber den Dualismus neu formuliert, indem er das Gehirn nicht mehr einfach als Sitz des Bewußtseins oder des menschlichen Geistes bezeichnet. Unter Berücksichtigung aller denkbaren wissenschaftlichen Ergebnisse der Gehirnforschung formuliert er seine Theorie von der Wechselwirkung zwischen «selbstbewußtem Geist und Gehirn» (Popper u. Eccles, pp. 428 ff.). Danach wird die Hirnrinde als «neurale Maschinerie» verstanden, in der viele Hunderte von Neuronengruppen – sogenannte Moduln – in einer musterförmigen Anordnung zusammenspielen, wobei ein Modul «bis zu einem gewissen Grad ein selbständiges, kollektives Leben mit etwa

10000 Neuronen verschiedener Arten und mit einer funktionellen Anordnung von feed-forward und feed-back, Erregung und Hemmung besitzt. Bisher haben wir wenig Kenntnis über das innere dynamische Leben eines Moduls, doch wir dürfen vermuten, daß es mit seinen komplex organisierten und intensiv aktiven Eigenschaften einen Bestandteil der physischen Welt verkörpern könnte, der offen gegenüber dem selbstbewußten Geist sowohl hinsichtlich des Empfanges von ihm als auch des Vermittelns zu ihm ist.» (Popper u. Eccles, p. 441) Eccles' Abhandlung des selbstbewußten Geistes in Beziehung zum Gehirn «bietet Gelegenheit für eine Interpretation von Schlaf und Träumen und auch der bewußtlosen Zustände, die sich aus Narkose, Komata verschiedener Arten und schließlich beim Gehirntod ergeben» (Popper u. Eccles, p. 429). Im Falle des Gehirntodes stellt sich nach Eccles die Frage, «ob der selbstbewußte Geist während dieser ernsten Zustände von Bewußtlosigkeit immer noch versucht, abzutasten und einen kleinen Herd zu finden, der eine Erfahrung vermitteln könnte oder nicht». Er stellt dann bescheiden fest: «Was geschieht, liegt außerhalb unseres Verständnisses und mag unerkennbar sein.» (Popper u. Eccles, p. 447)

Hoff und in der Schmitten halten der Gleichsetzung von Hirntod und Tod des Menschen entgegen: «Richtig ist vielmehr, daß der Organismus mit dem Eintritt des ‹Hirntodes› an Integrationsfähigkeit erheblich verliert: er ist ‹viel weniger integrativ›, seine Fähigkeit, auf Veränderungen in seiner Umwelt durch die Wiederherstellung eines stabilen Gleichgewichts zu reagieren, nimmt ab. Doch damit hat das System Organismus seine Einheit noch nicht völlig verloren. Solange es der für ein totes desintegriertes System charakteristischen Entwicklungsdynamik in Richtung eines thermodynamischen Gleichgewichts noch etwas entgegenzusetzen hat, ist das System noch lebendig. Es befindet sich in einem Zustand, den man gemeinhin als ‹Sterben› bezeichnet.» (Hoff u. a., p. 186)

Aus diesen Überlegungen leiten Hoff und in der Schmitten ihr *«Plädoyer für ein menschenwürdiges Todesverständnis»* ab:

«Auf der Suche nach einem menschenwürdigen Todesverständnis gehen wir zuerst der Frage nach, ob es möglich ist, zur

Klärung des Todesverständnisses das ‹Wesen des Menschen› zu bestimmen. Wir werden finden, daß – allen Versuchen zum Trotz – eine solche Wesensbestimmung weder naturwissenschaftlich noch philosophisch zu leisten ist. In Ermangelung eines metaphysischen Konsenses müssen wir uns bei der Bestimmung des Todesverständnisses vielmehr darauf beschränken, den ‹Tod des Menschen› aus unserer praktischen Erfahrung, aus unserem Umgang mit dem menschlichen Gegenüber, dem ‹Anderen› zu erschließen.

Was verpflichtet uns der Würde eines anderen Menschen? Viele Ethiker verweisen bei der Beantwortung dieser Frage auf die Notwendigkeit, seine spezifischen Interessen zu achten oder seine autonomen Handlungsabsichten zu respektieren. In der Konsequenz dieser Logik werden dann spezifische Bewußtseinsleistungen – als Grundbedingung für die Verfolgung von Interessen oder als Voraussetzung für die Fähigkeit selbständigen Handelns – zum Grund ethischer Anerkennung erklärt. Wir halten das für einen elementaren Irrtum. *Vor* jeder Berücksichtigung seiner Interessen und *vor* jeder Beurteilung seiner Handlungskompetenz steht vielmehr die leibliche Begegnung mit dem Anderen, die uns dazu verpflichtet, ihn in seiner Würde und Unverletzbarkeit zu achten. Daher kann vom Tode des Anderen so lange nicht die Rede sein, wie er uns als leibliche Einheit entgegentritt.

Damit bieten wir die philosophische Grundlage für ein Todesverständnis, das auch seitens vieler überzeugter Befürworter des ‹Ganzhirntod›-Kriteriums in Anspruch genommen wird: daß der Mensch erst mit der Zerstörung seines Organismus als eines Ganzen als tot gelten darf. Dieser Todesbegriff findet seine naturwissenschaftliche Entsprechung aber nicht in dem Absterben des Gehirns, sondern in dem irreversiblen Zusammenbruch der Vitalfunktionen des Gesamtorganismus. Die Medizin hat diagnostische Verfahren zu entwickeln, diesen Zeitpunkt frühestmöglich zu bestimmen.» (Hoff u. a., pp. 199–200)

Nach Hoff und in der Schmitten «weiß die traditionelle ärztliche Standesethik noch sehr genau zu differenzieren zwischen dem Verbot, einen Menschen zu töten, und dem Gebot, einem notleidenden Menschen Hilfe zu leisten, beziehungsweise der Verpflichtung, die Durchführung einer medizinischen Maßnahme abzubrechen, wenn diese für den Patienten eine unzumutbare Belastung darstellt» (Hoff u. a., p. 209).

«Weil das Tötungsverbot als Ausdruck der Unverletzlichkeit des Anderen zu verstehen ist, müssen wir selbst dort, wo wir einen normalen medizinischen Eingriff an seinem Leib vornehmen, von einer Mißachtung seiner Unverletzbarkeit sprechen. Die Achtung des expliziten oder mutmaßlichen Lebens- und Überlebenswillens eines Patienten läßt einen derartigen Eingriff aber nicht nur als legitim, sondern sogar als geboten erscheinen. Wir sind verpflichtet, einem Menschen zu helfen, solange die Schwere des medizinischen Eingriffs durch eine im Urteil des Patienten realistische Heilungschance aufgewogen wird. Unter keinen Umständen aber ist die Tötung eines Menschen zu rechtfertigen, da dies einer absoluten Verfügung über seinen Leib entspricht, die durch das zukünftige Wohl des Patienten niemals aufgewogen werden kann. Umgekehrt aber kann von einer ‹absoluten Verfügung› über den Leib eines Menschen nicht die Rede sein, wo die ärztliche Handlung sich darauf beschränkt, einen vor dem betreffenden Patienten nicht mehr zu rechtfertigenden Eingriff zu beenden, wie das beim Abbruch der künstlichen Beatmung eines irreversibel komatösen Patienten der Fall ist.» (Hoff u. a., pp. 213–214)

«...es geht uns bei der Ausstellung eines Totenscheines ja nicht um einen naturwissenschaftlich-empirischen Konsens über die Eigenschaften des Körpers. Es ist uns vielmehr um die Beantwortung der Frage zu tun, wie wir mit dem Körper eines Menschen umgehen: ob wir uns zu ihm verhalten, weil wir uns ihm gegenüber verantwortlich fühlen, oder ob wir über ihn wie über einen uns zum Gedächtnis anvertrauten Gegenstand verfügen, den man feierlich begräbt oder verbrennt oder unter Umständen sogar seziert. Die Für-tot-Erklärung dient einem ethischen Zweck.» (Hoff u. a., p. 214)

«Zur Definition des Leibesbegriffs müssen wir uns deshalb mit einer Rückbesinnung auf das Prinzip der Leibeseinheit begnügen, das – als Prinzip der Unteilbarkeit – den lebendigen Leib des Anderen von einem teilbaren, toten Körper unterscheidet. Wenn wir einen toten Körper zerteilen, erhalten wir zwei Körper. Wenn wir einem Menschen den Arm abschneiden, erhalten wir empirisch gesehen auch zwei Körper, aber wir erfahren diesen Menschen immer noch als einen einzigen Leib. Für die Frage nach dem Todeszeitpunkt genügt es zu fordern, daß der Körper eines Menschen nie wieder als eine Einheit erfahren werden kann.» (Hoff u. a., p. 219)

«*Todesverständnis*
Ab wann können wir einen Menschen als tot behandeln?

Der Tod ist ein kontinuierlicher Prozeß. Legt man der Bestimmung des Todeszeitpunkts ein Todesverständnis zugrunde, das sich an der leiblichen Erfahrung des Anderen (am ‹Phänomen der Fremdleiblichkeit›) als einer unteilbaren Einheit orientiert, so fällt der Tod eines Menschen mit dem Zusammenbruch seines Organismus zusammen. Das klingt trivial, ist aber angesichts des ‹Hirntod›-Kriteriums alles andere als selbstverständlich: Der Sterbeprozeß eines menschlichen Organismus ist erst in dem Augenblick abgeschlossen, da dieser *sämtliche* Vitalfunktionen verloren hat und von Lebensprozessen nur noch auf der Ebene einzelner Organe oder Zellen gesprochen werden kann.» (Hoff u. a., p. 221)

«*Naturwissenschaftliche Entsprechung*
Welcher physiologische Zustand entspricht dem Zeitpunkt, an dem wir einen menschlichen Körper als tot behandeln, und wie läßt sich dieser Zustand diagnostizieren?

Die Lebensäußerungen eines ‹Hirntoten› (Reflexe, Herzschlag und anderes mehr) sind so lange als Manifestation seines leiblichen Daseins zu bewerten, wie sein Körper als ein in sich regenerationsfähiges System erhalten bleibt. Entscheidend ist dann nicht die Funktionsfähigkeit bestimmter Organe (etwa des Gehirns oder Herzens), sondern die Fähigkeit des Gesamtorganismus, über die Blutzirkulation ein funktionales Gleichgewicht zwischen den verbleibenden Organen aufrechtzuerhalten. [...]

Der Eintritt des Todes ist mit demjenigen Zeitpunkt gleichzusetzen, an dem die Interaktion zwischen Gesamtorganismus und

Organen unumkehrbar zusammenbricht (also entsprechend Mollaret und Goulon). Dieses Überleben geht wirklich zu Ende, wenn der Herzstillstand definitiv geworden ist und jeder Rückgriff auf eine Wiederbelebung auszuschließen ist.» (Hoff u. a.. pp. 223-224)

«Diagnose des eingetretenen Todes
Es gibt grundsätzlich verschiedene Möglichkeiten, den endgültigen Zusammenbruch der Wechselbeziehung zwischen Gesamtsystem Organismus und seinen Teilen diagnostisch zu erfassen. Die Diagnose der ‹klassischen Todeszeichen› (Leichenstarre, Leichenflecken, Verwesung) ist sicherlich eine davon. Wir schlagen den irreversiblen Kreislaufstillstand vor als die nach derzeitiger Erkenntnis früheste Möglichkeit, diesen Zusammenbruch zu diagnostizieren.» (Hoff u. a., p. 225)

«Die Entnahme von Organen wie Herz, Leber oder Lunge stellt strenggenommen einen tödlichen Eingriff dar. [...] Die ausdrückliche Einwilligung des Patienten ist gemäß Paragraph 216 StGB als ‹Tötung auf Verlangen› zu interpretieren [in der Schweiz handelt es sich um den Paragraphen 114 StGB, Anm. v. H. M.-N.]. Denn es besteht ein fundamentaler Unterschied zwischen dem rechtlich erlaubten Abbruch lebensverlängernder Maßnahmen, der unmittelbar zum Tode des Patienten führt, und der Tötung dieses Patienten etwa durch eine tödliche Spritze oder eben die Entnahme seines Herzens. Eine Organentnahme wird sich nur dann rechtfertigen lassen, wenn hier eine Ausnahme von dem Verbot der Tötung auf Verlangen gefunden wird, mit allen Konsequenzen und Gefahren, die mit einer Aufweichung dieses Grundsatzes verbunden sind.

Die Entwicklung der letzten drei Jahrzehnte zeigt, daß die Gesellschaft die Organtransplantation gewollt und gefördert hat. [...]

Ein allgemeines Verbot der Organtransplantation, um dem Prinzip des Tötungsverbots die Treue zu halten, erscheint uns heute weder durchsetzbar noch erstrebenswert. Solange sich Menschen dazu bereit finden, einer Organentnahme unter der Bedingung des irreversiblen Komas zuzustimmen, begründen die Möglichkeiten der Organverpflanzung einen unlösbaren ethischen Konflikt. Durch ein Verbot der Organtransplantation könnte der Gesetzgeber dieser Situation, die potentielle Organempfänger mit einer existentiellen Bedrohung konfrontiert, kaum gerecht werden. Unter juristischen Gesichtspunkten betrachtet erinnert dieser Konflikt an das Problem der Tötung ungeborenen Lebens. Die Suche nach einem entsprechenden juristischen Kompromiß könnte sich deshalb an den Erfahrungen orientieren, die man in der Diskussion um eine konsensfähige Regelung des Paragraphen 218 gewonnen hat [Das entspricht dem Paragraphen 120 im schweizerischen StGB, Anm. v. H. M.-N.]. In keinem Fall ist es zu verantworten, der Schärfe dieses Konflikts durch eine Manipulation des Todeskriteriums auszuweichen.» (Hoff u. a., pp. 228–229)

Hoff und in der Schmitten stützen sich in ihrer Argumentation auf das Werk des Philosophen Hans Jonas, der den Begriff des «Hirntodes» als unzulässige Konstruktion zurückweist:

«Beim irreversiblen Koma, wie die Harvard-Gruppe es definierte, ist der springende Punkt natürlich genau der, daß es ein Zustand ist, der die Reaktivierung irgendeines Gehirnteils in *jedem* Sinne ausschließt. Das Gehirn, so müssen wir dann sagen, ist tot. Wir haben dann einen ‹Organismus als ganzen› minus Gehirn, der in einem Zustand partiellen Lebens erhalten wird, solange die Lungenmaschine und andere Hilfsmittel am Werke sind. Und hier ist meinem Dafürhalten nach die richtige Frage nicht: Ist der Patient gestorben?, sondern: Was soll mit ihm – immer noch ein Patient – geschehen? *Diese* Frage nun kann gewiß nicht durch eine Definition des Todes, sondern muß mit einer ‹Definition› des Menschen und dessen, was ein menschliches Leben ist, beantwortet werden. Mit anderen Worten, die Frage kann nicht einfach umgangen werden, indem man dekretiert, der Tod sei bereits eingetreten und der Körper daher im Bereich bloßer Dinge; sondern die Antwort, die sie heischt, kann etwa die sein, daß es menschlich nicht recht – geschweige denn, geboten – ist, das Leben eines hirnlosen Leibes künstlich zu verlängern. Das würde meine Antwort sein. Ist sie richtig, dann ist sie auch zum Besten des Patienten, das ja des Arztes erste

Pflicht ist. Mit diesem philosophischen Grund, der kaum bestritten werden wird – der Sinnwidrigkeit bewußtlosen Fortvegetierens für ein Menschenwesen –, darf, ja soll der Arzt das Atemgerät abstellen und es dem Tod überlassen, sich selbst zu definieren durch das, was dann unweigerlich geschieht. (Die spätere Nutzung des Leichnams ist eine Sache für sich.)» (Jonas. p. 230).

Andere Autoren, wie z.B. Dieter Birnbacher, führen Gründe an, die Hirntoddefinition in dem Sinne zu akzeptieren, daß der «Hirntod» mit dem Tod des Menschen gleichgesetzt werden kann:

«1. Das Subjekt des Todes ist das menschliche Individuum als leiblich-seelische Ganzheit, als (in der Regel) bewußtseins- und selbstbewußtseinsfähiges Lebewesen. [...]

2. Für den Menschen als leiblich-seelisches Säugetier gibt es nur *einen* Tod. [...]

3. Der Tod eines Menschen als leiblich-seelischer Ganzheit bedeutet den irreversiblen Verlust sowohl seiner Bewußtseinsfähigkeit als auch seiner Körperfunktionen, soweit diese von ihm zentral gesteuert werden. [...]

4. Ein Mensch ist nicht erst dann tot, wenn alle Organe oder Einzelkomponenten seines Organismus zu funktionieren aufgehört haben. Die Grenze zwischen Leben und Tod wird nicht durch den Funktionsausfall einzelner Organe oder Organsysteme markiert, sondern durch den Verlust der Fähigkeit zu ihrer zentralen Steuerung und Integration zu einem Ganzen. Die physische Seite des Todes ist nicht das Aufhören von Lebens- und Wachstumsprozessen in allen Teilen und Subsystemen des Organismus, sondern seine Desintegration als Ganzes. [...]

Wenn ein Mensch mit dem vollständigen und unumkehrbaren Ausfall der Gehirnfunktionen (‹Hirntod›) tot ist, ist er wie ein Toter, ein Mensch, auf den keines der Todeskriterien (einschließlich des Hirntodkriteriums) zutrifft, wie ein Lebender zu behandeln. Ergeben die Tests, daß das Hirntodkriterium erfüllt ist, darf nicht nur die Behandlung abgebrochen werden, sondern muß sie auch abgebrochen werden, es sei denn, die mit einer

Weiterbehandlung verbundene ‹Störung der Totenruhe› wäre durch ethisch höherrangige Güter wie die Rettung eines anderen Menschen durch Transplantation von Organen gerechtfertigt.» (Birnbacher 1994)

Diagnose «Hirntod»: Irreversibles Koma, das heißt unumkehrbarer Beginn des Sterbens

Durch die Gleichsetzung des als «Hirntod» definierten Zustandes mit dem Tod überhaupt wird aber der Tatsache ausgewichen, daß es, um den Zustand des Todes zu erreichen, auch nach dem irreversiblen Ausfall des Gehirns einer manchmal langwierigen Fortsetzung des Sterbeprozesses bedarf. Deshalb darf mit dem «Hirntodkriterium» eigentlich nur der Zeitpunkt bezeichnet werden, an dem das Sterben unwiderruflich begonnen hat. «Jedoch ist nicht die Anerkennung des Hirntodes als irreversibler Ausfall aller Hirnfunktionen und damit sowohl von Bewußtsein wie auch Integration zerebraler Steuerungsvorgänge der Ansatzpunkt für die Kritik am Hirntodkonzept, sondern die damit verbundene Forderung nach der Gleichsetzung von Hirntod und Individualtod. Versteht man Beginn und Ende des menschlichen Lebens als teleologisch verfaßte Prozesse und das Personsein als Seinsmodus, so vollendet sich das Sterben als kontinuierlicher Prozeß im Tode des ganzen Körpers. Auch muß man sich bewußtmachen, daß man mit der Normativität des Hirntodes eine Trennung von Leib und Geist in Kauf nimmt und mit dieser Einengung des Personbegriffs eine wesentliche Tradition der leiblich-seelischen Einheit des Menschen verläßt.» (Bockenheimer-Lucius 1995)

Vom ethischen Standpunkt aus gesehen gibt es noch einen weiteren Grund, den Hirntod als frühestmöglichen Zeitpunkt zu erkennen, an dem der Sterbeprozeß unwiderruflich auf den Tod hin sich wendet: Nur dann anerkennen wir den Sterbeprozeß in seinem vollen Umfang. Gerade indem wir akzeptieren, daß der eigentliche Todeszeitpunkt mit dem Herztod gleichzusetzen ist und dem Spender damit nicht nur eines oder mehrere

Organe – für die er als unwiderruflich dem Tode Zustrebender keine Verwendung mehr hat – abgefordert werden, sondern ganz eigentlich Zeit von seinem eigenen Sterben, erst wenn wir das akzeptieren, dann können wir die Bedeutung und Größe dieses Aktes der Solidarität auch in seinem vollen Umfang würdigen. Dieser Akt der Solidarität ist notwendigerweise gebunden an die vollständige Information und Freiheit des Entscheides durch den Spender, weil Solidarität ja nicht aus drängender Verpflichtung oder gar verstecktem Zwang entstehen kann.

Hans Jonas formuliert das wie folgt: «Nirgends ist das melioristische Ziel dem Wesen der Sache inhärenter als in der Medizin. Für den Arzt ist es alles andere als fakultativ. Heilen, d.h. Besserung des Patienten, ist sein Beruf, und damit ist auch die Verbesserung der Fähigkeiten zu heilen ein Teil *seiner* Pflicht. Wie weit verpflichtet das *andere*, an sich nicht Beteiligte? Als *gesellschaftliches* Ziel, so sagten wir, ist das stete Verbessern wahlfrei. Es muß sich auf seinen inneren Adel berufen. Beides, Wahlfreiheit und Adel, muß daher auch die Art bestimmen, wie im medizinischen Felde der Opfersinn Außenstehender im Dienste des Fortschritts aufgerufen und angenommen wird. Freiheit ist sicher die erste Bedingung, die hier beobachtet werden muß. Die Überlassung des eigenen Leibes für medizinische Versuche steht gänzlich außerhalb des erzwingbaren ‹Gesellschaftsvertrags›.» (Jonas, 1987, p. 128) Für den Arzt gilt umgekehrt das für uns selbstverständliche Gebot des «nil nocere», d.h. der ersten und unzweideutigen Verpflichtung für den Patienten: «Der Patient muß unbedingt sicher sein, daß sein Arzt nicht sein Henker wird und keine Definition ihn ermächtigt, es je zu werden. Sein Recht zu dieser Sicherheit ist unbedingt; und ebenso unbedingt ist sein Recht auf seinen eigenen Leib mit allen seinen Organen. Unbedingte Achtung dieses Rechtes verletzt keines anderen Recht. Denn niemand hat ein Recht auf eines anderen Leib.» (Jonas, 1987, p. 223)

Vom Gesichtspunkt jenes Kranken und seines ärztlichen Vertreters, der für sein Weiterleben auf ein gespendetes Organ angewiesen ist, mag der Einwand gegen die Gleichsetzung von Hirntod und Tod des Menschen als Zwängerei erscheinen. Aus meiner eigenen persönlichen Erfahrung hätte dieser Schluß aber gerade für uns Organempfänger eine höchst fatale Folge. Für unser (Weiter-)Leben sind wir ja nicht nur angewiesen auf ein gesundes Organ, sondern auf das gesunde Ganze eines Organismus, das sich in der Würde des eigenen Lebens sicher fühlen kann. Diese eigene Würde ist durch die Transplantation unauflöslich verknüpft mit der Würde des Spenders und damit der vollen Anerkennung seiner Solidarität mit uns Lebenden, durch seine Organgabe ebenso wie durch seinen Verzicht auf den allerletzten Zeitabschnitt seines Sterbens.

Wie sehr alle, neben dem Spender selbst und dem Empfänger auch viele weitere Beteiligte, wie die Angehörigen, das Pflegepersonal und die Ärzte, auf einen eindeutigen und klaren Umgang gerade mit diesem letzten Abschnitt des Sterbens angewiesen sind, wird durch einen Beitrag aus ärztlicher Sicht in der in Deutschland aktuell stattfindenden Debatte um die Schaffung eines Transplantationsgesetzes deutlich: «Der ‹Hirntod› ist eben nicht identisch mit dem biologischen Tod des menschlichen Organismus. Im Gegenteil, durch intensivmedizinische Maßnahmen wird ja gerade das Absterben des Organismus hinausgezögert, um lebensfrische, noch funktionstüchtige Organe gewinnen zu können. Der hirntote Organismus ist zwar kein ‹Patient› mehr, er wird aber auf der Intensivstation wie ein Patient weiterbehandelt, ein Interimszustand, der in der Praxis bei den Angehörigen, ja selbst bei vielen Ärzten und Pflegekräften immer wieder zu semantischen und damit auch psychologischen Schwierigkeiten führt und das [...] Mißtrauen fördert.» (Opderbecke 1995)

Den Bedenken, daß durch restriktivere Bestimmungen zur Organtransplantation der medizinische Fortschritt behindert werde, hält Hans Jonas entgegen: «Wenn der Eindruck entstanden ist, daß manche meiner Überlegungen, ins Praktische übersetzt, auf eine Verlangsamung des medizinischen Fortschritts hinauslaufen, so sollte das Unbehagen darüber nicht zu groß sein. Vergessen wir nicht, daß Fortschritt ein fakultatives, kein unbedingt obligatorisches Ziel ist, und daß insbesondere sein Tempo, so zwanghaft es historisch-faktisch geworden ist, nichts

Heiliges an sich hat. Bedenken wir ferner, daß ein langsamerer Fortschritt in der Krankheitsbezwingung die Gesellschaft nicht bedroht, so schmerzlich er für diejenigen ist, die beklagen müssen, daß gerade ihre Krankheit zu ihrer Zeit noch nicht bezwungen ist: daß aber die Gesellschaft in der Tat gefährdet würde durch die Erosion jener sittlichen Werte, deren möglicher Verlust durch eine zu rücksichtslose Betreibung wissenschaftlichen Fortschritts dessen blendendste Erfolge des Besitzes unwert machen würde. Bedenken wir zuletzt, daß es nicht Ziel des Fortschritts sein kann, das Los der Sterblichkeit abzuschaffen. An dieser oder jener Krankheit wird jeder von uns sterben. Unsere sterbliche Verfassung liegt auf uns mit ihrer Härte, aber auch Weisheit, denn ohne sie gäbe es nicht die ewig neue Verheißung der Frische, der Ursprünglichkeit und des Eifers der Jugend; noch gäbe es für jeden von uns den Antrieb, unsere Tage zu zählen und sie zählen zu machen. Bei all unserm Bestreben, der Sterblichkeit abzuringen, was wir können, sollen wir ihr Gewicht mit Geduld und Würde zu tragen wissen.» (Jonas, 1987, p. 145)

Gerade die drängende und oft verzweifelte Situation von Kranken, deren einzige Heilungschance in der Organtransplantation liegt, erfordert sorgfältiges Bedenken jedes einzelnen Schrittes und sorgfältiges Abwägen der Interessen und Bedürfnisse aller Beteiligten. «Das Ziel der Steigerung von Organspenden zur Rettung von Menschenleben muß verbunden sein mit einem offenen Dialog über das Problem der Hirntoddefinition, über Ablauf und Ziele von Organentnahme und -übertragung, über die ethische Problematik von Lebendspenden und die Verwerfung des Organhandels.» (Bockenheimer-Lucius, p. 21)

Zusammenfassung

An der Todesdiagnose darf es aus medizinisch-ärztlichen, ethischen und rechtlichen Gründen keinen Zweifel geben. An der Berechtigung, den Hirntod mit dem Tod des Gesamtorganismus gleichzusetzen, müssen erhebliche Zweifel angebracht werden.

Das Interesse der modernen Medizin, zugunsten von Schwerstkranken, die für ihr Überleben auf eine Organtransplantation angewiesen sind, funktionsfähige Organe von toten Menschen zu erhalten, darf nicht dazu führen, daß solche Zweifel quasi per Dekret zum Schweigen gebracht werden. Der Zeitraum zwischen der zuverlässigen Diagnose des Hirntodes und dem Tod des Gesamtorganismus muß aufgrund der aktuellen Erkenntnislage als letzter Akt im Sterbeprozeß betrachtet werden. Die Interessenkollision zwischen dem Sterbenden und dem auf eine Organtransplantation wartenden Kranken bedarf einer ethischen und rechtlichen Regelung, die analog der Schwangerschaftsunterbrechung aus medizinischen Gründen getroffen werden könnte. Die Akzeptanz der Organspende in der Bevölkerung kann nicht nur erhöht werden durch die Darstellung der Notlage der vielen wartenden unheilbar kranken EmpfängerInnen. Ebenso wichtig ist das offene Gespräch über das unlösbare Dilemma zwischen Wissen um das baldige Eintreten des sicheren Todes nach der Hirntoddiagnose und Zweifel an der Berechtigung der Organentnahme in diesem Zeitraum. Gerade das Ernstnehmen dieses Zweifels ist Voraussetzung für die wirkliche Würdigung des Spenders/der Spenderin, heißt das doch, daß er/sie neben der Spende des Organs auch einen Verzicht auf den letzten Akt des Sterbeprozesses leistet.

In diesem Sinne bitte ich Sie inständig, den aktuellen Entwurf der «Richtlinien» noch einmal in die breite öffentliche Diskussion zu bringen und entsprechend in Neubearbeitung zu nehmen.

Mit freundlichen Grüßen

Dr. med. H. R. Müller-Nienstedt

Nachwort

Die Transplantation ist ein so schwerwiegender und besonderer Eingriff, daß der Mensch in seiner Ganzheit auch in besonderer Art betroffen und gefordert ist. Voraussetzungen, die an sich für das Gelingen eines jeden chirurgischen Eingriffs entscheidend sind, zeigen sich hier als besonders wichtig:

- Der zu erwartende Eingriff mit allen seinen Konsequenzen braucht eine durchdachte Vorbereitung aller Beteiligten.
- Das Gespräch über den Gesundheitszustand resp. die Krankheit, über Chancen und Risiken des Eingriffs und über die Veränderungen in der weiteren Lebensführung muß offen und direkt geführt werden.
- Die Angehörigen sind entsprechend der Schwere der Erkrankung und der Größe des Eingriffs mitbetroffen. Deshalb müssen die Auswirkungen auf das familiäre System sorgfältig bedacht werden. Gleichzeitig lohnt es sich, die Ressourcen, die Mithilfe der Familie, die aktive Unterstützung des Patienten durch die Familie zu erkennen und zu aktivieren.
- Das Vertrauen zwischen Behandlungsteam und Patient bedarf sorgfältiger Pflege.

Bei Transplantationen muß darüber hinaus den folgenden Punkten besondere Beachtung geschenkt werden:

- Die Begegnung mit dem Tod ist unausweichlich. Die Erkrankung, die eine Transplantation notwendig macht, führt ja eigentlich innert Kürze zum Tod oder läßt, wie bei Patienten, die einer Nierentransplantation bedürfen, nur ein Leben mit dauernder Todesbedrohung zu. Es gilt, Abschied zu nehmen von jenem Organ, das tödlich betroffen ist durch die Krankheit. Gleichzeitig ist die Transplantation als Lebensrettung nur möglich, weil ein anderer sein Leben gelassen hat.

– Die Abhängigkeit des Patienten vom Behandlungsteam wird speziell groß, und die «Loslösung», das heißt die erneute Übernahme des selbständigen Lebens, bedarf deshalb besonderer Aufmerksamkeit.

– Der Chirurg vermittelt zwar das unschätzbare Geschenk, die Leihgabe, eines leistungsfähigen Organs, und das ganze Team ermöglicht den «Anschluß» dieses neuen Organs. Die innere Arbeit des Neuerwerbs dieses Organs muß aber der Patient selbst leisten.

– Diese innere Arbeit kann als Integration des erhaltenen Organs in das eigene Körperselbst verstanden werden. Dem Prozeß der Integration kann Vorschub geleistet werden durch das Anregen von Ritualen, das heißt das Finden von eigenen Bildern, von eigenen Akten der Aufnahme des Fremden, der Entgegennahme des Geschenks, der Würdigung des Spenders.

– Das empfangene Organ versetzt den Empfänger in eine Schuld dem Spender, dem Behandlungsteam und der Krankenkasse als Zahlstelle gegenüber, die nicht abgetragen werden kann. Der Empfänger muß das Geschenk, die Leihgabe, als lebensnotwendig akzeptieren können, um von dieser Schuld nicht erdrückt zu werden.

– Auch wenn die Transplantation als überlebensnotwendige Maßnahme begründet und akzeptiert werden kann, kann es kein Recht auf Transplantation, kein Recht auf das Organ eines anderen geben.

Die Vorbereitungszeit zur Transplantation ist gekennzeichnet durch besondere Widersprüche, die es auszuhalten und durchzustehen gilt:

– Die Todeserwartung erfordert konkrete Vorbereitungen in bezug auf die eigene Person, in bezug auf die Familie und in bezug auf die betroffene soziale Umgebung. Gleichzeitig gilt es, den eigenen Lebenswillen zu stärken, um die nicht absehbare Wartezeit zu überbrücken.

– Die ungewisse Dauer der Wartezeit steht im Gegensatz zur Gewißheit, daß der Abruf plötzlich, bedingungslos, unwiderruflich sein wird.

– Die Hoffnung auf das eigene Überleben ist gekoppelt mit dem Wunsch, daß möglichst bald ein Organ «frei» werde, und damit dem – mehr oder weniger eingestandenen – Todeswunsch für einen anderen Menschen. Das bedeutet einen unausweichlichen Tabubruch mit der Notwendigkeit, sich der Schuldfrage auf eine existentielle Art zu stellen.

Die Transplantationsmedizin führt an die Grenzen menschlicher Handlungsfreiheit. Es gilt deshalb, besonders achtzugeben auf die folgenden Punkte:

– Der Respekt vor der Unversehrtheit des Körpers ist untrennbar verbunden mit der Achtung vor dem menschlichen Leben.

– Das Sterben ist ein Prozeß, der nicht nur naturwissenschaftlich zu begreifen ist, sondern der Achtung und Beachtung durch die Umgebung bedarf.

– In einer Gesellschaft, in der die Medizin dem Tod den bedingungslosen Krieg erklärt hat, sind tröstliche Rituale des Sterbens schwierig, oft unmöglich geworden. Wir brauchen neue Bemühungen um einen «Frieden» zwischen Medizin und Tod.

– Die aktuelle Position der Transplantationsmedizin bezüglich Hirntod-Definition birgt große Gefahren für die Aufgaben des Arztes als eines Heilenden, Helfers und Trösters und auch große Gefahren für die Empfänger von lebensrettenden Organen, u. a. weil dadurch die Gabe des Spenders nicht genügend gewürdigt wird.

– Der «Hirntote» und der «Transplantierte» sind wie siamesische Zwillinge der High-Tech-Medizin. Ohne Respekt und fürsorgliche Pflege des ersten gibt es keine Hoffnung für den zweiten.

Dank

Für die Entstehung dieses Buches bin ich vielen, die mir entscheidend geholfen haben, zu großem Dank verpflichtet.

Durch alle Fährnisse des Buchschreibens begleitet hat mich meine Frau, und meine Kinder mußten das Buch während einer langen Zeit immer wieder als eher lästigen Bestandteil ihres Alltags ertragen. Meine Freunde Dieter Glaus und Uli Zulauf, meine Schwägerin Tuula Nienstedt-Wegner und mein ältester Sohn Miikka haben das Manuskript aufmerksam durchgelesen und mir wichtige Hinweise gegeben.

Die medizinischen Fachinformationen hat mein Arzt und Kollege Peter Fröhli, die rechtlichen Aspekte der Organtransplantation Dr. Thomas Sutter-Somm vom Bundesamt für Justiz überprüft. Schon vom Entscheid an, mich mit meinem Tagebuch in das Abenteuer des Buchschreibens zu stürzen, hat mir die Lektorin des Walter-Verlags, Frau Marianne Schiess, Mut gemacht und hat dann maßgebende Anregungen für die Gestaltung des Buches gegeben. Von vielen Stellen wurde mir bereitwillig Material zur Verfügung gestellt, das vor allem für die Arbeit am dritten Teil des Buches notwendig war, so von der Kantonsbibliothek Frauenfeld, von der SAMW Basel, vom Schweizerischen Institut für das Gesundheitswesen Aarau, vom Zentrallaboratorium Bern, von Swisstransplant Genf, von Eurotransplant Leiden, von der Bundesärztekammer Köln, von Univ. Doz. Dr. B. Bunzel, Wien, von Dr. E. Wiskott, Basel, von Rabbi Dr. I. M. Levinger, Basel, vom Büro der Schweizerischen Bischofskonferenz und vom Büro des evangelischen Kirchenrates. Besonders für das Verständnis meiner Träume war mir die begleitende Unterstützung von Prof. G. Groeger eine wichtige Hilfe.

Mein großer Dank gilt auch Dr. G. Mentha und seinem Team

in Genf sowie allen Fachpersonen, die mir in Münsterlingen und in Genf zur Verfügung standen.

Gedenken will ich des Spenders und seiner Angehörigen. Ihm, dem mir unbekannten Spender, habe ich mein Leben zu verdanken.

Ende Dezember 1995 *Hans-Rudolf Müller-Nienstedt*

Anhang

Glossar

Aldacton
Medikament zur Senkung des Blutdrucks und zur Entwässerung.

Antikoagulation
Blutverdünnung durch Medikamente.

Antisepsis
Hemmung bzw. Zerstörung von Infektionskeimen in Wunden mit chemischen Mitteln.

Arteriografie
Röntgenuntersuchung der arteriellen Blutversorgung der Leber. Dabei wird ein Kontrastmittel von der Beinarterie her eingespritzt, das sich kurz danach in den Leberarterien verteilt und in dieser Verteilung röntgenologisch festgehalten werden kann.

Asepsis
Keimfreiheit zur Vermeidung einer Infektion durch Desinfektion oder Sterilisation.

Aszites
Bauchwassersucht: Ansammlung von Flüssigkeit in der Bauchhöhle durch den Rückstau des Blutes in der zirrhotischen Leber. In der Folge rapide Gewichtszunahme und später Rückgang der Urinausscheidung. Schließlich entwickelt sich ein zunehmendes Spannungsgefühl über der Bauchdecke. In Spätstadien kommt, bedingt durch die verminderte Zwerchfellbeweglichkeit und durch manchmal gleichzeitig bestehende Pleuraergüsse, eine Beeinträchtigung der Atmung hinzu.

Atelektasen
Nicht belüfteter Lungenabschnitt, in dem die Wände der kollabierten (zusammengefallenen) Lungenbläschen aneinanderliegen.

Auto-Transplantation (autologe T.)
Austausch von Organen innerhalb desselben Individuums, auch autogene T. genannt.

Azathioprin
Wird – unter anderem – als immunsuppressives Medikament verwendet.

Bilirubin
Abbauprodukt des Blutfarbstoffes, das in der Leber entsteht und dann über die Galle oder die Niere ausgeschieden wird. Die Bilirubinkonzentration im Blut ist also ein Maß für die Leberfunktion, die Abnah-

me des Bilirubins im Blut weist auf eine gute Leberfunktion hin.

Blutgerinnungsstörung
Die Leber ist Lieferantin von wichtigen Eiweißfaktoren, die für die Blutgerinnung unerläßlich sind. Durch die Zerstörung von Lebergewebe werden diese Faktoren nur noch in ungenügender Menge produziert. Für die Blutgerinnung außerdem notwendig sind die Blutplättchen, die durch ein Gleichgewicht von Aufbau und Abbau normalerweise immer in genügender Menge im Blut vorhanden sind, um bei Bedarf an der sofortigen Bildung eines Blutgerinnsels teilnehmen zu können. Der Abbau der Blutplättchen erfolgt in der Milz, die bei einer Leberzirrhose gestaut wird, stark vergrößert ist und den Abbau der Blutplättchen beschleunigt.

Cholangiografie
Radiografische Darstellung der Gallenwege.

Cipape
Beatmungsmaske zur forcierten Atemtherapie.

Cyclosporin
Cyclosporin ist das wichtigste unter den Medikamenten, die ich täglich zu bestimmten Zeiten einnehmen muß, um das Abstoßen der mir eingepflanzten «fremden» Leber zu verhindern. Es muß zwei- bis dreimal täglich genommen werden, um einen genügenden und möglichst konstanten Blutspiegel dieser Substanz zu gewährleisten.

Cytomegalie
Viruskrankheit der Speicheldrüsen.

dekompensiert
Aus dem Gleichgewicht geraten.

EEG (Elektroenzephalographie)
Methode zur Feststellung von Potentialschwankungen im Gehirn mittels Elektroden, die an der Kopfhaut befestigt werden.

Folie à deux
Beziehungsstörung, die dadurch gekennzeichnet ist, daß zwei oder mehrere Personen gemeinsam alles Erdenkliche unternehmen, um etwas Ernsthaftes, Bedrohliches, Gefährliches zu verdrängen.

Haemokultur
Untersuchung, bei der eine Blutprobe auf einem Nährboden ausgestrichen wird, der während der folgenden Tage auf das Wachstum von Bakterien geprüft wird. Als positiv wird sie bezeichnet, wenn das Wachstum von Bakterien anzeigt, daß Verdacht auf Bakterien im Blut besteht. Das ist gleichbedeutend mit dem Verdacht auf Blutvergiftung.

Hepatitis, chronisch aggressive
Man unterscheidet zwischen einer chronisch persistierenden und einer chronisch aggressiven Hepatitis. Die erstere kann jahrelang bestehen, ohne die Leber wesentlich zu schädigen und ohne irgendwel-

che Symptome oder Beeinträchtigungen der Lebensweise zu verursachen. Sie kann aber aus unbekannten Gründen zu irgendeinem Zeitpunkt in eine chronisch aggressive Hepatitis übergehen, die dann innert kurzer Zeit zu einer Leberzirrhose führen kann.

Hetero-Transplantation (heterologe T.)
Austausch von Organen, wobei Spender und Empfänger Individuen verschiedener Spezies sind, auch xenogene T. genannt.

Homo-Transplantation (homologe T.)
Austausch von Organen, wobei Spender und Empfänger genetisch unterschiedliche Individuen der gleichen Spezies sind, auch allogene T. genannt.

Hyperaldosteronismus
Überfunktion von Teilen der Nebenniere.

Hyperkaliämie
Erhöhtes Kalium im Blutserum.

hypertensiv
Hoher Blutdruck.

Immunsuppression
Unterdrückung oder Abschwächung der Immunantwort, um z. B. die Abstoßungsreaktion nach einer Transplantation zu vermeiden.

Intervisionsgruppe
Gruppe von Fachleuten, die durch Fallvorstellungen im kollegialen Gespräch gegenseitig ihre Arbeit überprüfen.

Intima
Innerste Schicht der Gefäßwand der Venen, Arterien und Lymphgefäße.

intrathorakal
Innerhalb des Brustraumes.

intravenöse Leitung
In eine Vene führendes Schläuchlein.

IPS
Intensivpflegestation.

irreversibel
Nicht mehr rückgängig zu machen.

Iso-Transplantation (isologe T.)
Austausch von Organen bei genetisch identischen Individuen, auch syngene T. genannt.

Kerr-Drain
Plastikschlauch, der, in den Gallengang eingelegt, bei seinem Austritt aus der Bauchdecke mit einer Naht in der Haut fixiert ist und dazu dient, bei Bedarf mittels Injektion eines Kontrastmittels die Gallengänge radiologisch darzustellen. Das etwa 20 cm lange Stück Schlauch, das sich aus der Bauchdecke herausschlängelt, ist mit einem Plastikpfropfen verschlossen und wird mit Hilfe eines Deckverbandes auf dem Bauch festgemacht.

Koagulum
Blutgerinnsel.

Kollateral-Kreislauf
Umgehungskreislauf. Infolge des venösen Rückstaus bildet der Organismus Gefäßverbindungen aus, die die Leber umgehen, wodurch nicht mehr alles Blut aus dem Magen-Darm-Gebiet durch das reinigende Gewebe der Leber passieren kann. Während der Operation wurde das Blut über einen künstlichen Umgehungskreislauf von den Gefäßen der Achselhöhle in die Gefäße der Leiste geleitet, um den Bauchraum möglichst blutfrei zu halten.

kongenitale Syphilis
Angeborene Syphilis.

Lasix
Medikament zur Ausschwemmung von krankhaft angesammeltem Körperwasser.

Leberparenchym
Lebergewebe.

Leberpunktion oder Leberbiopsie
Gewebeproben werden mit einer Nadel aus der Leber entnommen, um dann mikroskopisch untersucht zu werden.

Leberzirrhose
Fortschreitende narbig-bindegewebige Umwandlung der Leber infolge Zerstörung des Lebergewebes. Bekannte Ursachen sind in erster Linie langdauernder Alkoholmißbrauch, dann Leberentzündungen und Stoffwechselstörungen.

neu-vaskuliert
Mit neuen Gefäßen versorgt.

Oesophagusvarizen
Erweiterung und Schlängelung der Venen der Speiseröhre.

Orthotope Lebertransplantation
Einpflanzung der Spenderleber am Orte der vorher entnommenen kranken Leber des Empfängers.

perfundieren
Durchströmen z. B. des Körpers oder einzelner Organe mit Flüssigkeit, z. B. Blut.

Pleuraraum
Spalt zwischen den beiden Blättern des Brustfells. Er bildet die Begrenzung zwischen den Lungen und der Innenseite der Brusthöhle.

Portaler Hochdruck
Durch die Leberzirrhose und die damit verbundene Verödung der Blutgefäße in den betroffenen Leberarealen kann das Blut nicht mehr frei durch die Leber zirkulieren und wird zurückgestaut. Die Stauung führt zu erhöhtem Blutdruck im vor der Leber liegenden Portalvenensystem, d. h. der Abfluß des Blutes aus den Venen, die das Magen-Darm-System, die Milz und die Nieren versorgen, ist behindert. Diese gestauten Venen führen v. a. in der Speiseröhre (Oesophagusvarizen) zu erhöhter Blutungsgefahr.

Durch Medikamente kann der Blutdruck allgemein – aber der Portalvenen-Hochdruck nur bedingt – vermindert werden.

Prednison
Cortisonähnliches synthetisches Medikament.

resorbieren
Aufnehmen von Stoffen, z. B. Nahrungsmitteln oder Medikamenten, über die Haut oder über die Schleimhäute im Magen und im Darm.

Shunt-Operation
Operation, durch die unter Umgehung der Leber der venöse Abfluß aus dem Magen-Darm-Gebiet besser gewährleistet wird, d. h. der Rückstau operativ aufgehoben wird.

spastisch
Verkrampft.

systemisch (im med. Sinn)
Zu einem Organsystem gehörig.

Tachykardie
Beschleunigter Herzschlag.

Xenotransplantation
s. Hetero-Transplantation.

Zirrhose
s. Leberzirrhose.

Wichtige Adressen

Transplantationszentren

Für Deutschland und Österreich:

EUROTRANSPLANT
P. O. Box 9600, 2300 RC Leiden, Holland

Für die Schweiz:

SWISSTRANSPLANT
Kantonales Universitätsspital, 24, rue Micheli-du-Crest, CH-1211 Genf 14

Vereinigungen von Transplantationspatienten

In Deutschland:

Bundesverband der Organtransplantierten e. V., Geschäftsstelle, Unter den Ulmen 98
D-47137 Duisburg-Meiderich

Regionalgruppen des Bundesverbandes gibt es in den verschiedenen bundesdeutschen Ländern und in größeren Städten

Verein zur Förderung von Lebertransplantationen e. V.
Monika Kracht, Graf-Engelbert-Straße 73, D-40489 Düsseldorf

Aktion «Spende eine Niere e. V.»
Forstwaldstraße 8, D-47804 Krefeld

Verband Organtransplantierter Deutschlands e. V.
Wielandstraße 28 a, D-32545 Bad Oeynhausen

In Österreich:

Club HTx (Herz-Lungen)
Josef Wiesbauer, Neubaugürtel 18/1, A-1070 Wien

Verein leberkranker und lebertransplantierter Kinder
Favoritenstraße 29–31, A-1040 Wien

In der Schweiz:

Les As de Cœur (Herz-Lungen)
Werner Loosli, Eissweg 93, CH-3233 Tschugg

ASGREP (Niere-Bauchspeicheldrüse)
Jean-Claude Ruckterstuhl, Postfach 2103, CH-1211 Genf 2

ASPIR (Niere)
Yvonne Guerini-Brunner, rte de Founex 7, CH-1291 Commugny

TRANS-HEPAR (Leber)
Peter Flubacher, Spyriweg 8, CH-3400 Burgdorf

AEMF (Eltern leberkranker Kinder)
Elisabeth Hersig, Bel-Air 11, CH-2000 Neuenburg

VENK (Eltern niereninsuffizienter Kinder)
Meona Löpfe, Auf Salenrain 4, CH-8712 Stäfa

Anmerkungen

1 Bei dieser Art der Traumnutzung stütze ich mich auf Erich Fromm, der die Träume ähnlich den Mythen und Märchen als «vergessene Sprache» bezeichnet, um deren Verständnis sich zu bemühen deshalb lohnenswert ist, weil «Träumen ein schöpferischer Prozeß ist, der Zugang schafft zu dem großen Reservoir von Erfahrungen und Erinnerungen, von dessen Existenz wir tagsüber nichts wissen» (Fromm 1981).

2 Seit meiner Studienzeit hatte ich mich nicht nur mit den Ideen der psychosomatischen Medizin, sondern auch mit den psychosozialen Aspekten von Gesundheit und Krankheit intensiv auseinandergesetzt. Dazu gehörte für mich selbstverständlich auch die teilweise heftige Kritik am herkömmlichen medizinischen Betrieb, wie sie z.B. von Ivan Illich formuliert wurde.

3 Bergsommerhonig von Yano – der Rufname meines Bruders – und seinen Bienen.

4 Es entspricht einer frühen Erkenntnis der psychosomatischen Medizin, daß Krankheit als Spaltung von Körper und Seele oder als Abspaltung von einzelnen Teilen des Organismus aus dem Ganzen verstanden werden kann. Normalerweise ist jede Handlung eines lebendigen Wesens Teil einer Gesamthandlung und ist damit eingefügt in einen harmonischen Handlungsablauf. So ist normalerweise auch jeder «Körperteil» harmonisch eingefügt in den ganzen Organismus und wird als einzelner Teil nur wahrgenommen, wenn wir ihm direkt unsere Aufmerksamkeit zuwenden. Unsere Wahrnehmung wird auf einzelne Teile unseres Organismus gezogen, wenn dieser Teil krank ist und z.B. durch Schmerzen oder gestörte Funktion aus dem Handlungsablauf des Ganzen «herausfällt» (Thure von Uexküll, p. 124 ff.).

5 Über die Anatomie und Physiologie der Leber sowie ihre Erkrankung siehe:
B. Wohlgemuth: *Leber, Galle, Bauchspeicheldrüse*. Birkhäuser Ratgeber, Basel 1988
Friedrich G. Renger: *Erkrankungen der Leber und der Gallenwege*. Fischer, Jena 1989

6 Die hepatische Enzephalopathie (Verwirrtheit) wird vor allem in Zusammenhang gebracht mit einer Überladung des Organismus durch Ammoniak, einem Ungleichgewicht zwischen verzweigtkettigen und aromatischen Aminosäuren bzw. einer Überleitungsstörung im Zentralnervensystem durch das Auftreten atypischer Aminosäuren. Patienten mit hepatischer Enzephalopathie klagen über vielfältige neurologisch-psychiatrische Symptome, die von Merkfähigkeitsstörungen über kurzfristige Verwirrtheitszustände bis hin zur tiefen Bewußtlosigkeit reichen. Die Frühform dieser Komplikation ist nicht durch diese Symptome gekennzeichnet und lediglich durch spezielle psychometrische Tests zu erfassen.

In allen Fällen von hepatischer Enzephalopathie ist es wichtig, die auslösenden Ursachen frühzeitig zu erkennen: Sedativa (Beruhigungsmittel) und Diuretika (Medikamente zur Wasserausscheidung) sind die hauptsächlichen Ursachen für die Entwicklung dieses Syndroms. Daneben kommt einer eiweißreichen Kost, einer zusätzlichen Infektion oder aber lediglich einer hartnäckigen Verstopfung mit Ansammlung von Giftstoffen im Darminhalt auslösende Funktion zu.

7 Das ist der – inhaltlich – erste einer Reihe von Briefen, die meine Frau nach meiner Abreise zur Transplantation an mich geschrieben hat. Ich habe sie mit ihrer Erlaubnis wenig gekürzt wiedergegeben. Ihre eigenen Worte können viel stärker die Bedeutung eines großen medizinischen Eingriffs – oder einer schweren Erkrankung – für die Angehörigen des direkt Betroffenen darstellen, als ich das mit eigenen Worten hätte beschreiben können. Nicht übereinstimmende Datierungen zwischen den Briefen meiner Frau und meinen Tagebucheintragungen kommen vor, weil meine Wahrnehmung zu der Zeit offensichtlich teilweise verschoben war.

8 Otto Wolff in *Lebenshilfen 1* (Verlag Urachhaus) über die Bedeutung der Leber: «Aus einem Urempfinden wurde das größte Organ des menschlichen Organismus, die Leber, nach ihrer wirklichen Bedeutung benannt. Im deutschen Sprachgebrauch wird, wer etwas herstellt, also zum Beispiel der Handwerker, nach seinem Produkt oder der Tätigkeit benannt: der Bäcker bäckt, der Tischler macht Tische und so weiter. Somit bedeutet der Name *Leber* die Tätigkeit, Leben zu machen. [...] Heute sind die stofflichen Umsetzungen, die in der Leber stattfinden, weitgehend bekannt. Vor allem die Erzeugung von Eiweiß, und zwar vom richtigen individuellen Eiweiß, ist eine Grundfunktion der Leber. Da unsere lebendige Substanz des Organismus aus Eiweiß besteht, kann man hier eine zentrale Bedeutung der Leber erkennen. Aber auch die Verarbeitung von Fetten und ihre Neubildung aus Kohlenhydraten ist eine Aufgabe der Leber. [...] Darüber hinaus ist die Leber ein Zentralorgan

des ganzen Wasserhaushalts und, damit zusammenhängend, des Salzstoffwechsels. Auch der Hormonhaushalt wird von der Leber reguliert, so daß man mit Recht sagen kann, die Leber ist das Zentralorgan des gesamten, besonders des aufbauenden Stoffwechsels.»

9 «*Wer sind die Kandidaten für eine Lebertransplantation?*» (G. Mentha, C. LeCoultre, O. Huber, P. Meyer, D. Belli, C. Klopfenstein, M. Kowalski, A. Rohner in *Schweizerische Rundschau für Medizin* (Praxis) 80, Nr. 49, 1380–1387 (1991).

Während der letzten zwölf Jahre haben die Fortschritte in der Behandlung von Abstoßungsreaktionen, die Weiterentwicklung in der Intensivmedizin und der Anästhesie und nicht zuletzt eine verfeinerte chirurgische Technik die Indikationen zur Lebertransplantation erweitert und zugleich die Überlebenszeiten verbessert.

In drei großen Krankheitsgruppen (cholestatische, metabolische und parenchymatöse Leberkrankheiten) sind die Ergebnisse der Transplantation hervorragend (80 bis 90 % aktuelle Überlebensrate nach ein bis zwei Jahren), und das Risiko, nach einem Jahr zu sterben, ist gering, mit Ausnahme des Rezidivs der Hepatitis-B-Virus-Infektion.

Allgemeine Kontraindikationen der Lebertransplantation:

Die orthotope Lebertransplantation (OLT) ist ein großer chirurgischer Eingriff mit einer mittleren Operationsdauer von 10 Stunden. Beim Organempfänger wird die erkrankte Leber entfernt und danach das Lebertransplantat mit fünf Anastomosen eingesetzt. Während der Intervention treten häufig starke hämodynamische Schwankungen auf, die das Herz-Kreislauf-System stark belasten. Allgemeine Kontraindikationen sind
 – ein Alter über 65 Jahre, wobei das physiologische Alter wichtiger ist als das reale
 – eine schwere Beeinträchtigung eines anderen Organs als der Leber
 – ein extrahepatisches Karzinom
 – respiratorische, kardiovaskuläre oder renale Probleme, die die starken hämodynamischen Schwankungen des Eingriffs nicht erlauben
 – eine schwere, sich entwickelnde extrahepatische Infektion
 – eine schwere psychiatrische Erkrankung
 – mangelnde Mitarbeit des Patienten oder
 – ein ungünstiges psychologisches und sozio-familiäres Klima, das den postoperativen Verlauf und die Einnahme der immunsuppressiven Medikamente ungewiß läßt.

10 In der schweiz. Krankenkassenzeitung *Helvetia* vom Nov. 1992 lese ich: «Gesundheitskosten explodieren, die Ausgabenbremse versagt, neue Einnahmenquellen nicht in Sicht. Vor dieser, auch hier nicht unbekannten, Situation sehen sich die Behörden des Staates Oregon.

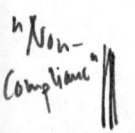

Ein Aidspatient mit einer Lebenserwartung von sechs Monaten, soll der noch in den Genuß der kostenlosen, staatlichen Medizinversorgung kommen? Soll, wer an Krebs leidet und eine Überlebenschance von weniger als zehn Prozent hat, gratis behandelt werden? Wer seine Leber mit Alkohol ruiniert hat, soll der ohne eigenen finanziellen Einsatz in den Genuß eines neuen Organs kommen? Nein, lautet die Antwort der Behörden im amerikanischen Bundesstaat Oregon auf jede dieser drei Fragen. Positiv hingegen der Bescheid für eine Organtransplantation ohne Kosten für den Patienten bei einem Fall von Leberzirrhose ohne Einwirkung von Alkohol. Ebenso klar, daß Aidskranke nach Ausbruch der Immunschwäche grundsätzlich medizinische Hilfe erhalten.»

11 Im Zusammenhang mit den vielen Flüchtlingen, die im Herbst 1989 im Grenzort Kreuzlingen um Asyl nachsuchten, dort nicht mehr Aufnahme fanden, in immer größerer Zahl im Freien nächtigten, kam es in der Kreuzlinger Bevölkerung zu großen Spannungen und zunehmend heftigerer Abwehr der Fremden. Deshalb fand sich eine Gruppe von Leuten zusammen, um durch das Befragen, Ernstnehmen und Annehmen der dahinterliegenden Ängste einen Beitrag zur Lösung der Spannungen zu leisten. Daraus ergaben sich Aktivitäten mit dem Ziel, Brücken zu schlagen zwischen Eigen und Fremd, die unter dem Titel «Fremde + Wir» bis heute weitergeführt werden.

12 Aus den vielen Literaturzitaten sind für mich natürlich jene wichtig, in denen über den Langzeiterfolg von Lebertransplantationen berichtet wird. Beispiele sind die folgenden:
Universität Pittsburgh: Auswertung der Daten von 2090 Patienten, die in den Jahren 1984 bis 1990 ein Lebertransplantat erhalten hatten. Überlebensrate 3 und 12 Monate nach der Operation für jene, die in gutem Allgemeinzustand operiert wurden, war 88,6 % resp. 86,5 %. Für jene in kritischem Zustand 81,9 % resp. 73,7 %. Der Großteil der nicht überlebenden Patienten starb also in den ersten 3 Monaten nach der Operation.
American Journal for Gastroenterology 1992: Die Lebertransplantation wird jetzt als die Therapie der Wahl für die terminale Lebererkrankung betrachtet. Mit dem Einsatz von effektiven Immunosuppressiva und der Verbesserung der chirurgischen Techniken können für die meisten transplantierten Patienten hohe Überlebensraten erwartet werden. Die Transplantation bei Patienten mit Virus-Hepatitis stellt einige besondere Probleme wegen der Häufigkeit der Reinfektion in der transplantierten Leber. Patienten mit aktiver Hepatitis B scheinen am häufigsten auch nach der Transplantation wieder an einer Hepatitis zu erkranken. Das Wiederauftreten einer Hepatitis D oder C scheint in der

transplantierten Leber weniger ernsthaft zu sein. Interventionen, die auf eine Verhütung von Reinfektionen zielten, scheinen bisher nur von beschränktem Erfolg gekrönt zu sein.

Scandinavian Journal for Gastroenterology 1991: Die Aussichten von Patienten, die das erste Jahr nach einer Lebertransplantation überlebt haben, werden diskutiert. Die 10-Jahres-Überlebensrate für diese Patienten ist über 80 %. Die Lebensqualität ist gut, gemessen nach Skalen der Selbsteinschätzung. Die meisten Nebenwirkungen der Medikamente, die eingenommen werden müssen, betreffen Osteoporose als Folge der Corticosteroide, Beeinträchtigung der Nierenfunktion (Cyclosporin) und medikamenten-induzierte Malignome. Ein Wiederauftreten der ursprünglichen Leberkrankheit ist von Bedeutung bei Budd-Chiari-Syndrom und Hepatitis B und D.

13 Siehe dazu die Notizen Kapitel «Das Wiedererfinden des Alltags», S. 167.

14 «Wo bin ich?» Nach Popper ist es eine erste Funktion des Bewußtseins, sich durch den Vergleich der direkten Wahrnehmung mit einer inneren Landkarte Orientierung zu verschaffen. Karl R. Popper, John C. Eccles: *Das Ich und sein Gehirn*. Serie Piper München 1982, pp. 134 ff. (Bemerkungen über das Ich).

15 In der kinder- und jugendpsychiatrischen Praxis muß meine direkte Stellvertretung durch eine Ärztin gewährleistet sein.

16 Kleine Insel in den finnischen Schären

17 Heinrich Klüver beschreibt die «halluzinatorischen Formkonstanten» als optische Halluzinationen, die unter der Einwirkung von Meskalin auftreten und häufig geometrische Formen aufweisen. «Einfache geometrische Figuren, etwa Quadrate oder Sechsecke, erscheinen dabei in vielfacher Wiederholung schachbrettartig oder bienenwabenartig nebeneinander; die einzelnen Formelemente sind oft von feinen Linien begrenzt. Diese Muster bewegen und verändern sich und wechseln einander wie in einem Kaleidoskop ab. Formkombinationen, Bewegung, die Leuchtkraft der Farben sind bei den Halluzinationen, die durch Meskalin ausgelöst werden, äußerst variabel und höchst eindrucksvoll. Der geometrisch-ornamentale Charakter dieser Halluzinationen bleibt jedoch konstant.» Nach dem amerikanischen Neurophysiologen und Psychopharmakologen Roland Fischer kennzeichnet das Auftreten geometrischer Muster all jene Bewußtseinszustände, die mit einer höhergradigen Erregung des zentralen Nervensystems einhergehen, vor allem kreative und psychotische Zustände. (Beide Autoren zit. n. Bader u. a. p. 111.)

18 Intravenöse Leitung: Bei Verdacht auf Blutvergiftung muß in erster Linie an eine Verunreinigung des in eine Vene führenden Schläuchleins gedacht werden, dessen Auswechseln dann erstes Gebot ist.

19 Die Medikamente, die eine Abstoßung verhindern, haben auch Nebenwirkungen. So werden die Nieren in einer Art belastet, daß der Salz-Wasser-Haushalt des Körpers gestört werden kann, indem weniger Salz ausgeschieden wird.

20 Das Buch ist in deutscher Sprache unter dem Titel *Prognose Hoffnung* erschienen.

21 Das Buch von Jean d'Ormesson: *Histoire du Juif errant* begleitet mich seit meinem ersten Spitalaufenthalt im Januar 1993 in Genf.

22 Vor wenigen Tagen hatte ich den Sonnengesang des Franz von Assisi in Jean d'Ormesson: *Histoire du Juif errant* gelesen. Im Anschluß daran entstand das Gebet:
Loué sois-tu Seigneur pour mon frère le corps,
qui me fait tellement mal, des douleurs, des limites, des angoisses, des soucis,
et qui me donne tellement de plaisirs, de joies, de possibilités.

23 Nach den bisherigen Erkenntnissen – der am längsten Überlebende nach einer Lebertransplantation dürfte heute etwa zwanzig Jahre mit einer fremden Leber leben – braucht es eine lebenslange Immunosuppression, d. h., der eigene Körper muß lebenslang davor bewahrt werden, das immer fremd bleibende Organ abzustoßen.

24 Meine älteste Schwester wohnt in der Nähe von Genf, was mir in der fremden Stadt etwas Familienanschluß brachte.

25 Der dünne Schlauch, der während der Operation in den Gallengang gelegt und durch den während der ersten Tage nach der Operation die neugebildete Galle «gewonnen» wurde, wurde nach Entfernung des Auffangsäckleins mit einem Stöpsel verschlossen und unter einem Verband zusammengerollt auf der Bauchdecke befestigt. Er bleibt während sechs Monaten nach der Operation so liegen, um jederzeit – z. B. bei Zeichen der Abstoßung – sofort mittels direkter Injektion eines Kontrastmittels durch den Schlauch mit einfachen Röntgenbildern die Gallengänge darstellen zu können.

26 Siegel schildert viele Beispiele von Überlebenden, denen Ärzte die Prognose gestellt hatten, sie würden nur noch eine kurze Zeit leben.

27 Ich werde keine Zeit haben, mich auszudrücken...

Oh, welch üble Hitze.
Eine Schläfrigkeit hat sich meiner bemächtigt.
Ich werde keine Zeit haben, mich auszudrücken...»
Text zu *Les lettres de Cézanne* von Thüring Bräm

28 Pascal in der Übersetzung von Ewald Wasmuth, zit. n. John C. Eccles: «Der selbstbewußte Geist und das Gehirn» in Karl R. Popper u. John C. Eccles: *Das Ich und sein Gehirn*, Serie Piper München 1989, p. 430.

29 Um das Abstoßen der mir eingepflanzten «fremden» Leber zu verhindern, bin ich auf Medikamente angewiesen, die ich täglich zu bestimmten Zeiten einnehmen muß. Das Cyclosporin ist das wichtigste unter diesen Medikamenten und muß dreimal täglich genommen werden, um einen genügenden und möglichst konstanten Blutspiegel dieser Substanz zu gewährleisten.

30 *Was muß man machen, wenn eine Dosis Sandimmun vergessen wurde? Hat dies unmittelbare Konsequenzen?*
«Ich möchte Ihnen zuerst den zweiten Teil der Frage beantworten. Es ist heute mit Sicherheit bekannt, daß das Auslassen einer Dosis keine unmittelbaren Auswirkungen auf die Funktion und Akzeptanz des transplantierten Organs hat. Dazu ist es wichtig zu wissen, daß bis zur nächsten Einnahme der Sandimmun-Dosis noch eine Restmenge des Wirkstoffes im Blut zirkuliert und daher eine gewisse Immunsuppression erhalten bleibt. Aus dieser Tatsache leitet sich auch der zweite Teil meiner Antwort ab. Wenn Sie innerhalb der ersten 3–6 Stunden bemerken, daß Sie die entsprechende Dosis vergessen haben, können Sie sie beruhigt einnehmen. Im Falle, daß am nächsten Tag die Blutkontrolle erfolgt, sollten Sie diese Tatsache dem Arzt unbedingt mitteilen, damit er den Blutspiegel richtig interpretieren kann. Sollten Sie sich erst später daran erinnern, daß Sie Ihr Sandimmun vergessen haben, können Sie diese Dosis überspringen und erst die nächste vorgeschriebene Dosis einnehmen. Auch in diesem Fall ist es wichtig, im Falle eines Bluttests Ihren Arzt von dieser Tatsache in Kenntnis zu setzen.
Es versteht sich, glaube ich, aber von selbst, daß das Auslassen einer Sandimmun-Dosis nicht eintreten sollte. Eine zuverlässige Immunosuppression ist nur dann möglich, wenn sich zu jedem Zeitpunkt eine gewisse Menge des Wirkstoffes im Blut befindet. Sinkt die Konzentration während einigen wenigen Tagen unter einen für jeden Patienten spezifischen Wert, so kann das zum Organverlust mit unter Umständen tödlichem Ausgang führen.» (Dr. M. Schröder, *re-naissance* No. 13, Okt. 1994)

31 Am IEF, dem Institut für Ehe und Familie in Zürich, hatte ich mir in den

wichtigen ersten Jahren meiner eigenen Praxis das Rüstzeug für systemische Therapie holen können.

32 Nachdem ich aus der Operation wieder aufgetaucht war, verdichtete sich zunehmend der Gedanke, daß ich mir für meine Neuorientierung im Leben auch eine besondere Gelegenheit schaffen und dafür die nötige Begleitung durch einen Analytiker beanspruchen wollte. Irgendwie wußte ich, daß es ein Mann sein mußte, mit dem ich diese «Orientierungsgespräche» führen wollte. G. war mir empfohlen worden, aber da er sich selbst noch von einem größeren chirurgischen Eingriff erholen mußte, bot mir seine Frau ein erstes Gespräch an.

33 Pauli u. a. fassen ihre Überlegungen dazu wie folgt zusammen: «Gesundheit beruht auf den internen Abläufen des Organismus und seinen Interaktionen mit der Umwelt.» (Pauli u. a. 1992).

34 In der *Schweiz. Med. Wochenschrift* Nr. 47, 1994 wird diese Zahl korrigiert. Das Genfer Transplantationsteam mit Dr. G. Mentha als Schriftführer berichtete über die im Zeitraum vom 1. 1. 92 bis 31. 12. 93 durchgeführten 32 Lebertransplantationen. Diese betrafen 29 Patienten (3 Kinder mit 2 Retransplantationen, 7 Frauen, 19 Männer mit einer Retransplantation): «Trotz der Tatsache, daß 5 Lebertransplantationen in höchster Notfallstufe durchgeführt werden mußten, leben alle diese Patienten noch. Von ihnen leben jetzt (Zeitpunkt der Veröffentlichung 1. 10. 94) 28 länger als ein Jahr, und alle leben länger als 10 Monate. Keiner der Patienten war am 1. 10. 94 hospitalisiert, und 27 waren zum selben Zeitpunkt in gutem Zustand» (G. Mentha u. a. 1994).

35 1992: 4 Nieren aus der Schweiz nach dem übrigen Europa, 5 Nieren aus Europa in die Schweiz; 1993: 8 Nieren aus der Schweiz nach Europa, 4 Nieren aus dem übrigen Europa in die Schweiz.

36 Warum ich persönlich diese als «Widerspruchs-Lösung» bezeichnete Form der rechtlichen Regelung von Organspenden als zu weitgehend und ethisch nicht haltbar betrachte, wird aus dem nachfolgenden Text ersichtlich. Ich begründe dies im 3. Teil eingehend.

37 Erfahrungen aus dem Wochenendseminar mit Bert Hellinger vom 3./4. Dezember 1994 in Ravensburg. Die Psychotherapie Hellingers wird als systemisch bezeichnet. V. a. bekannt wurden in den letzten Jahren seine Ideen und Erkenntnisse über generationenübergreifende Verstrickungen, vergleichbar den «unsichtbaren Bindungen» von Boszormenyi-Nagy.

38 Eine eingehende Beschreibung der «systemischen Psychotherapie» Bert

Hellingers findet sich in Gunthard Weber (Hrsg.): *Zweierlei Glück*. Heidelberg 1994

39 Schon von Anfang an war es für mich gefühlsmäßig klar, daß ich meine Leber von einem Mann bekommen habe. Dieses Gefühl bestätigte sich. Die bleibende Erhöhung der Bilirubinwerte in den Blutproben auch noch Monate nach der Transplantation bei gleichzeitig normalen Leberenzym-Werten führte zur Feststellung, daß die Leber, die ich erhalten habe, eine Besonderheit aufwies, die bei etwa 10 % der Männer bis 35 beobachtet wird. Diese Besonderheit wird nach ihrem Entdecker «Morbus Gilbert» oder «Morbus Meulengracht» genannt.

40 Die Ärzte in Genf versicherten mir, daß am HCUG nur Organe verpflanzt werden, die SWISSTRANSPLANT vermittelt.

41 Hellingers Arbeitskonzept und seine Arbeitsweise sind z. T. sehr umstritten. Vielen glühenden Anhängern steht eine ebenso bedeutende und heftig ablehnende Gegnerschaft gegenüber. Gunthard Weber, selbst Psychiater und systemischer Therapeut, bemerkt dazu, daß die Inhalte des Buches über die Arbeit von Hellinger auch «Anlaß zu Mißverständnissen und zu skeptischen oder empörten Distanzierungen geben. [...] Die inhaltlichen Ausführungen Bert Hellingers sind von ihm oft so formuliert, als seien sie zeitlos und absolut gültig und als hätten sie ehernen Wahrheitscharakter. Schaut man ihm länger zu, stellt man fest, daß seine Aussagen nahezu immer von seiner Lebensweisheit und seiner Intuition geleitete, kontextbezogene therapeutische Handlungen sind, die ganz auf die jeweilige Person und die jeweiligen Vorgänge bezogen sind. Verfestigt man sie pauschal zu allgemeingültigen Aussagen und Rezepten, hat man von der Frucht nur noch die Schale.»

42 «Verdammt und zugenäht.
Über den mafiosen Organhandel.
Stirbst du im Verkehr
und das Herz bleibt heil,
dann findet das der Chefarzt geil.»

«Tiefgekühlt, aufgewärmt, blutig, hart –
es gibt Leberchen nach Mafia-Art.
Ob Hirn-, ob Herztod, fett oder mager,
als Leiche bist Du das schönste Ersatzteillager.»

«Ein guter Rat, wenn Du nie willst stiften,
Mußt Du die Leber vorher vergiften –
Prost.»

43 Lorenz Kober: «Hirntod» und Transplantation sogenannter «Leichen»-Organe. Ethische Implikationen moderner medizinischer Verfahren. *Soziale Medizin* Nr. 1/95, pp. 36–40. Der Artikel war bereits in der *Basler Zeitung* Nr. 192 vom 19. 8. 1994 erschienen.

44 SAMW: *Medizinisch-ethische Richtlinien der Schweizerischen Akademie der Medizinischen Wissenschaften*, Neuauflage Basel 1989, pp. 21–25. Eine Neufassung der medizinisch-ethischen Richtlinien für die Organtransplantationen wurde als Entwurf am 2. 2. 1994 in der Schweizerischen Ärztezeitung veröffentlicht, und die Ärzteschaft wurde zur Stellungnahme aufgefordert. Meine eigene Verarbeitung des mit der Lebertransplantation Erlebten war noch nicht soweit, daß ich diese Gelegenheit wahrnahm, um selbst Stellung zu beziehen. Ich habe das erst später nachholen können. Siehe dazu auch S. 292 ff.

Die Neufassung der Richtlinien, publiziert am 30. 8. 1995 in der *Schweiz. Ärztezeitung*, bringt außer einigen Präzisierungen keine wesentlich neuen Aspekte im Vergleich zu der hier zitierten Fassung.

45 Das Kapitel 3 (S. 292 ff.) des dritten Teils befaßt sich eingehender mit der Todesdiagnose entsprechend den Richtlinien der SAMW, die zur Zeit neu revidiert werden.

46 Susan George: Nach dem Scheitern des Liberalismus. Für eine radikale Veränderung der internationalen Wirtschaftsordnung. *Le Monde diplomatique* Juli 1995 (dt. Übersetzung «Die Wochenzeitung» Nr. 3, Juli 1995).

47 «In den Augen vieler hat sich die Einführung des freien Marktes als erfolgreiches Projekt erwiesen. Mehr als jede andere Ideologie oder Theologie scheint es uns dem Paradies auf Erden nähergebracht zu haben. Unser gegenwärtiger Wohlstand und unsere technologischen Errungenschaften werden größtenteils den Profitanreizen zugeschrieben, die das Marktsystem bereithält. Und nun, da die Marktideologie auch den menschlichen Körper den Gesetzen von Angebot und Nachfrage unterwerfen will, versichern uns die Anhänger des Marktes, daß auch in diesem Fall sich alles zum Guten wenden wird. [...] Aber seine Verfechter übersehen, daß die Entstehung des freien Marktes unserem Verhältnis zur Natur und zu uns selbst einen Schlag versetzt hat, von dem wir uns noch nicht erholt haben. Und sie wollen nicht sehen, daß das Marktsystem einen Geburtsfehler hat. Die Vorstellung einer Gesellschaft von freien und nur ihrem eigenen Interesse folgenden Individuen, die miteinander Verträge eingehen, war von Beginn an in sich widersprüchlich. Wenn das Marktsystem funktionieren soll, wenn Angebot und Nachfrage als quasi-religiöse Gesetze von staatlichen Eingriffen verschont blei-

ben sollen, dann muß alles zum freien Verkauf stehen. [...] Nun ist aber nicht alles Ware. Im ökonomischen Kontext hat der Begriff der ‹Ware› eine genau bestimmte Bedeutung. Waren sind für den Verkauf hergestellte Güter. Textilien, Autos oder Computer werden von Menschen hergestellt, verkauft und schließlich verbraucht. Das ist ihr Sinn und Zweck. Offensichtlich passen zentrale Aspekte einer jeden Gesellschaft nicht in diese Definition der Ware hinein. Zum Beispiel ist die menschliche Arbeit keine Ware. [...] Auch Boden ist keine Ware, sondern ein Teil der Natur. [...] Durch ein kühnes philosophisches Manöver gelang es den Verfechtern des Marktes, den Unterschied von Waren und Nichtwaren über zwei Jahrhunderte lang einfach zu ignorieren. Sie schufen die Fiktion, daß alle Elemente menschlicher Gesellschaften und der Natur Waren seinen, daß sie verkauft und verbraucht werden könnten. [...] Die Sozialgeschichte der letzten beiden Jahrhunderte war in vieler Hinsicht das Ergebnis der Widersprüche und Spannungen, die den Scheinwaren des Marktsystems innewohnen. Bestimmte Nichtwaren als Waren zu behandeln erwies sich als zweischneidig. [...] Regierungen auf der ganzen Welt sahen sich durch die Krisen, die das Marktsystem mit sich brachte, gezwungen, den freien Markt in verschiedenen Bereichen zu begrenzen oder ganz abzuschaffen.» (Kimbrell, pp. 228 -231)

48 Auch wenn man den oft reißerisch aufgemachten Berichten über die Jagd auf Organe, über kriminelle Praktiken und über die Entstehung von Mafiaringen für den Organhandel nicht unbesehen Glauben schenken will, kommt man nicht um die seriösen Beobachtungen von Autoren herum, die sich z. B. in so anerkannten Publikationen, wie den *Transplantation Proceedings*, einem offiziellen Organ der International Transplantation Society, außerordentlich besorgt über das Ausmaß und die Auswirkungen des Organhandels in Indien Gedanken machen (z. B. G. M. Abouna: «Negative Impact of Trading in Human Organs on the Development of Transplantation in the Middle East». *Transpl. Proc.* 25: 1993, p. 2310–2313).

49 Kimbrell nennt als weitere politische Vorgaben, die notwendig sind, um das Prinzip der Gabe gegenüber dem des Marktes durchzusetzen:
«Das Blutspendesystem sollte weiterhin auf unbezahlte Spenden aufbauen. Der Verkauf von Blut für pharmazeutische und wissenschaftliche Zwecke sollte unterbunden werden. Der Verkauf fetaler Körperbestandteile sollte verboten bleiben. Gegen den Verkauf von Embryonen, von Samen- und Eizellen sollte vorgegangen werden.

Ein internationales Verbot der Leihmutterschaft sollte ausgesprochen werden, verbunden mit Strafen für die Leihmütter-Makler.

Die Patentierung von Lebensformen, vor allem von gentechnisch veränderten Tieren, von menschlichen Zellen, Genen, Embryonen, Organen und anderen Körperbestandteilen muß international verboten werden.» (Kimbrell, pp. 256–257)

50 Das menschliche Leben als etwas Zielgerichtetes, als etwas Sinnvolles im Hinblick auf ein ihm innewohnendes Ziel.

51 Siehe S. 249: Kurzer Abriß zur Geschichte der Transplantation

52 Infolge verringerter Abwehr durch die Einnahme von sogenannten Immunosuppressiva, d. h. Medikamenten, die die Abstoßungsreaktion meines Organismus dämpfen.

53 Siehe S. 292: Das Hirntod-Kriterium

54 Siehe dazu den Entwurf der Schweizerischen Akademie der Medizinischen Wissenschaften «Definition und Richtlinien zur Feststellung des Todes im Hinblick auf Organtransplantationen». *Schweiz. Ärztezeitung* 76, 1995. Meine persönlichen Bedenken als Arzt/Psychotherapeut und als Organempfänger habe ich der SAMW in einer ausführlichen Stellungnahme zukommen lassen.

55 In der Schweiz handelt es sich um den Paragraphen 114 StGB.

56 Das entspricht dem Paragraphen 120 im schweizerischen StGB.

57 Schweiz. Akademie der Medizinischen Wissenschaften: «Medizinisch-ethische Richtlinien für die Organtransplantationen». *Schweiz. Ärztezeitung* 76, 1995, pp. 1389–1391.

58 Siehe S. 268.

59 Ausführlicher dargestellt S. 229 ff.

60 Bundesrechtlich geregelt sind einzig die freie Ausübung der Medizinalberufe «im Gebiete der ganzen Eidgenossenschaft» und die für diese Berufe erforderlichen Prüfungen im «Bundesgesetz betreffend die Freizügigkeit des Medizinalpersonals in der Schweizerischen Eidgenossenschaft» vom 19. Dezember 1877.

61 Die SAMW wurde am 24. 9. 1943 in einem offiziellen Akt mit den Dekanen der Medizinischen Fakultäten Basel, Bern, Genf, Lausanne, Zürich und der Veterinärmedizinischen Fakultäten Bern und Zürich sowie dem Präsidenten, dem Vizepräsidenten und dem Sekretär der Verbindung der Schweizer Ärzte als Stiftung in Basel gegründet. Oberstes Organ der SAMW ist der Senat. Als Aufgabe umschreiben die Statuten die «Förderung der medizinischen Wissenschaften im Inland und im Ausland».

62 42 USC § 274e zit. n. Zinberg, a.a.O., p. 21: Als kriminell wird der wissentliche Erwerb, Empfang oder anderweitige Transfer von menschlichen Organen mit dem Zweck des Gebrauchs für Transplantationen erklärt, insofern dieser Transfer geschäftlich ist.

63 Proceedings of a Conference on Organ Procurement: Supply, Demand, and Ethics. *Transpl. Proc.* 24: 1992.

64 *L'Osservatore Romano* (Wochenausgabe in deut. Sprache), 18. Okt. 1991.

65 Die folgenden Informationen erhielt ich von Rabbi Levinger in einem persönlichen Gespräch.

66 Nach Hubert Markl, einem der bedeutendsten Biologen Deutschlands, hat «das Bild, das wir uns vom Menschen machen, [...] zwei Aspekte. Nicht etwa die Unterscheidung von ‹Außen› und ‹Innen›, zwischen Leib und Seele, zwischen Körper und Geist, von der so oft die Rede ist. [...] Sondern jene zwischen Sein und Sollen, den vorgefundenen Tatsachen über das, was der Mensch – mit Leib *und* Seele, mit Körper *und* Geist – ist, und den Begründungen seines Tuns und Lassens, den selbst gesetzten oder wie immer gegebenen Normen seines Handelns, den Zielen und Zwecken, die er damit verfolgt, und dem Sinn, den er damit seinem Leben zu geben sucht.»

Literatur

Abouna, G. M.: «Negative Impact of Trading in Human Organs on the Development of Transplantation in the Middle East». *Transpl. Proc.* 25: 1993, pp. 2310–2313
Andrews, L. B.: «A Response to J. F. Childress». *Transpl. Proc.* 24: 1992, pp. 1249–1251
Bader, A. und Leo Navratil: *Zwischen Wahn und Wirklichkeit.* Luzern und Frankfurt 1976
Bemmann, Hans: *Stein und Flöte.* Ed. Weitbrecht, Stuttgart 1983
Benyoëtz, Elazar: *Weggaben.* Herrlinger Drucke, Herrlingen b. Ulm 1986
Berge: Das internationale Magazin der Bergwelt Nr. 66: 1994 «Der Tödi und das Glarnerland»
Bielefeld, Uli: *Das Eigene und das Fremde. Neuer Rassismus in der Alten Welt?* Junius, Hamburg 1991
Birnbacher, Dieter: «Einige Gründe, das Hirntodkriterium zu akzeptieren». In: Joh. Hoff u. J. in der Schmitten 1994, pp. 32–37
Bockenheimer-Lucius, G., E. Seidler: «Zum Stand der Diskussion eines Transplantationsgesetzes». *Ärzteblatt Baden-Württemberg* 1: 1995, pp. 19–21
Bouchet, Alain: «Geschichte der Chirurgie vom Ende des 18. Jh. bis zur Gegenwart». In: Sournia, Poulet, Martiny: *Illustrierte Geschichte der Medizin*, Bd. 7, Andreas, Salzburg 1983
Callahan, Daniel: «Laßt sie sanfter entschlafen». *Die Zeit* 22, 26. 5. 1995, p. 41
Childress, J. F.: «The Body as Property: Some Philosophical Reflections». *Transpl. Proc.* 24: 1992, pp. 2143–2148
CMCE Committee of Ministers of the Council of Europe: *Resolution* (78) 29, May 11, 1978
Daar, A. S.: «Rewarded Gifting». *Transpl. Proc.* 24: 1992, pp. 2207–2211
Dante Alighieri: *Die Göttliche Komödie*, dt. von Karl Voßler. © R. Piper GmbH & Co. KG, München 1986
Delmont, J. P., A. Bourgeon: *La Transplantation hépatique.* Masson, Paris 1992
Ditfurth, Hoimar von: *Innenansichten eines Artgenossen.* dtv Sachbuch, München 1991

–: *So laßt uns denn ein Apfelbäumchen pflanzen. Es ist soweit.* Knaur TB, München 1988
Duin, N., J. Sutcliffe: *Geschichte der Medizin.* vgs/CVK, Köln 1993
Drees G., H. Scheld: «Herztransplantation – ethische und juristische Aspekte». In: Toellner 1991, pp. 27–35
Eckart, Wolfgang U.: *Geschichte der Medizin.* Springer, Berlin 1994
Elliot, Jacques: *Death and the Mid-Life-Crisis*, zit. nach Laemmel 1991
Erhard, Jochen, Anton E. Daul, Friedrich-Wilhelm Eigler: «Organspende und Organkonservierung». *Deutsches Ärzteblatt* 92/1-2: 1995, pp. 31–36
Erklärung der Dt. Bischofskonferenz und des Rates der Ev. Kirchen in Deutschland: *Organtransplantationen.* Gemeinsame Texte 1, Hannover/Bonn 1990
Fromm, Erich: *Märchen, Mythen, Träume.* Rowohlt Tb. 7448, Hamburg 1981
George, Susan: «Nach dem Scheitern des Liberalismus. Für eine radikale Veränderung der internationalen Wirtschaftsordnung». *Die Wochenzeitung* 3: 1995
Germann, U.: «Die Evangelischen Kirchen zur Organtransplantation». Stellungnahme anläßlich eines Radiointerviews 1994
Greinert, Renate: «Organspende – Nie wieder». In: Renate Greinert, Gisela Wuttke (Hg.): *Organspende.* Lamuv, Göttingen 1991. Zusammengefaßt von Rita Kempter (p. 25)
Grewel, Hans: «Gratwanderungen der Transplantationsmedizin». *Pastoraltheologie* 81: 1992, pp. 391–408
Grosser, M.: «Organentnahme aus der Sicht einer Krankenschwester im Operationsdienst». In: Striebel u. a. 1991, pp. 55–76
Gutzwiller, Felix: «Die Bereitschaft zur Organspende in der Schweiz 1994». *Schweiz. Ärztezeitung* 76: 1995, pp. 1433–1435
Haeger, Knut: *The Illustrated History of Surgery.* AB Nordbok, Gothenburg Sweden 1988
Haller, Michael: «Viel Ehre für einen Mann, dem sie nicht gebührt. Pharma-Krimi in 3 Teilen. Die Geschichte von Sandimmun, dem bisher lukrativsten Medikament der Medizingeschichte». *Die Weltwoche* 50, 10. 12. 1992
Hesse, Hermann: *Eigensinn macht Spaß.* Suhrkamp, Frankfurt a. M. 1986
Hoff, Joh. u. J. in der Schmitten: *Wann ist der Mensch tot? Organverpflanzung und Hirntodkriterium.* Rowohlt, Hamburg 1994
Hors, J. u. a.: «Toward a European Charter for Transplantation Ethics». *Transpl. Proc.* 25: 1993
Huphreys, Christmas: *The Wisdom of Buddhism.* Harper and Row, New York 1960 (zit. nach Kopp p. 168)

Jetschmann, D.: «Erlebnisse einer Anästhesieschwester». In: Striebel u. a. 1991, pp. 85–91

Jonas, Hans: *Das Prinzip Verantwortung. Versuch einer Ethik für die technologische Zivilisation.* Insel, Frankfurt a. M. 1985

–: *Technik, Medizin und Ethik.* Insel, Frankfurt a. M. 1987

Jörns, Klaus-Peter, Wiltrud Kernstock-Jörns: In R. Greinert, G. Wuttke (Hg.): *Organspende.* Lamuv, Göttingen 1993

Kempter, Rita: «Wenn Tote sterben». *Die Weltwoche* 44, 3. 11. 1994

Kimbrell, Andrew: *Ersatzteillager Mensch. Die Vermarktung des Körpers.* Campus, Frankfurt a. M. 1994

Kiviniemi, Eija: *Ajan ja paikan tuolta puolen,* Tammi Verlag, Helsinki 1977

Kober, Lorenz: «‹Hirntod› und Transplantation sogenannter ‹Leichen›-Organe. Ethische Implikationen moderner medizinischer Verfahren». *Soziale Medizin* 1: 1995

Köchlin, Yvonne-Denise: «Das heutige KVG ist höchstens das Präludium. Nicht mehr alles für alle». Interview mit FMH-Präsident Dr. H. H. Brunner. *Die Weltwoche* 46, 16. 11. 1995

Koelbing, Huldrych M.: «Wichtige Schritte der praktischen Medizin in 75 Jahren». *Schweiz. Med. Rundschau* (Praxis) 75/44: 1986, pp. 1315–1322

Kopp, Sheldon B.: *Triffst du Buddha unterwegs... Psychotherapie und Selbsterfahrung.* Fischer Tb Nr. 3374, Frankfurt a. M. 1983

Küß, René, Pierre Bourget: *An Illustrated History of Organ Transplantation.* Lab. Sandoz Rueil-Malmaison France 1992

Laemmel, K.: «Midlife-Crisis: Krise der Lebensmitte». *Schweiz. Med. Rundschau* (Praxis) 80: 1991, pp. 1446–1451

Lichtenthaeler, Charles: *Geschichte der Medizin.* Deutscher Ärzteverlag, Köln 1975

Mahler, Margaret S., Fred Pine u. Anni Bergmann: *Die psychische Geburt des Menschen.* Fischer, Frankfurt a. M. 1978

Markl, Hubert: *Evolution, Genetik und menschliches Verhalten.* Piper, München 1986

May, W.: «Attitudes Toward the Newly Dead» (1972); «Religious Justifications for Donating Body Parts» (1985), beide zit. n. Zinberg, a. a. O., p. 20

Meir Levinger, Israel: «Medizinische Ethik aus jüdischer Sicht». *Schweiz. Ärztezeitung* 71/7, 14. 2. 1990, pp. 269–270

Mentha, G. u. a.: «Wer sind die Kandidaten für eine Lebertransplantation?» *Schweiz. Med. Rundschau* (Praxis) 80: 1991, pp. 1380–1387

–: «Résultats de la transplantation hépatique à Genève ou 32 transplantations consécutives sans mortalité sur 2 ans». *Schweiz. Med. Wochenschr.* 124: 1994, pp. 2131–2138

Messner, Reinhold: *Berge versetzen. Das Credo eines Grenzgängers.* BLV, München 1993

Morel, Ph., L. Bühler, S. Deng, G. Mentha, A. Rohner: «Xénotransplantation». *Méd. & Hyg.* 51: 1993, pp. 1744–1749

Müller, Hj., A. Pieper, A. Ziegler, I. M. Levinger, R. Baumann-Hölzle, H. P. Schreiber: «Ärztliche Ausbildung in medizinischer Ethik». *Schweiz. Ärztezeitung* 71: 7, 14.2.1990, pp. 256–274

Noll, Peter: *Diktate über Sterben & Tod.* Pendo, Zürich 1983

Opderbecke, H. W., Prof. Dr., Nürnberg, in einem Leserbrief in *Die Zeit* 28 vom 7.7.1995 zum Artikel von Herta Däubler-Gmelin: «Entmündigt die Sterbenden nicht». *Die Zeit* 23: 1995

d'Ormesson, Jean: *Histoire du Juif errant.* Ed. Gallimard, Paris 1990 (dt. *Die Legende vom ewigen Juden.* Benziger, Zürich 1992)

Pascal, in der Übersetzung von Ewald Wasmuth, zit. n. John C. Eccles: «Der selbstbewußte Geist und das Gehirn». In: Popper u. Eccles 1989, p. 430

Patel, C. T.: *Transpl. Proc.* 20: 1988, p. 1068, zit. n. A. S. Daar 1992

Pauli, Hannes, Philipp W. Balsiger, Thure von Uexküll: «Wandel des Denkens und Handelns in der Medizin – eine Chance!» *Schweiz. Ärztezeitung* 73/25: 1992, p. 989

Popper, Karl R.: *Auf der Suche nach einer besseren Welt.* Piper, München 1984

Popper, Karl R. und John C. Eccles: *Das Ich und sein Gehirn.* Piper, München 1989

Räthzel N. (1991): «Antirassismusseminar». In Boesch I.: «Rassist sein ist nicht schwer, Antirassist dagegen sehr...» Radio DRS-2 (Passage 2: 17.1.1995)

Renger, Friedrich G.: *Erkrankungen der Leber und der Gallenwege.* Fischer, Jena 1989.

Roche Magazin 52, September 1995, pp. 34–41: «Als wär's ein Stück von mir».

Rytchëu, Juri: *Traum im Polarnebel.* Unionsverlag, Zürich 1991

SAMW: *Medizinisch-ethische Richtlinien der Schweizerischen Akademie der Medizinischen Wissenschaften.* Neuauflage Basel 1989, pp. 21–25

–: «Medizinisch-ethische Richtlinien für die Organtransplantationen». *Schweiz. Ärztezeitung* 75, 2.2.1994, Heft 5, pp. 165–167

–: «Medizinisch-ethische Richtlinien für die Organtransplantationen» *Schweiz. Ärztezeitung* 76, 30.8.1995, Heft 35, pp. 1389–1391

Schaffner, Fenton: «An Overview of Transplantation of the Liver». In: Thomas L. Fabry, Franklin M. Klion: *Guide to Liver Transplantation.* New York 1992

Schattenfroh, S.: «Das motorisierte Herz». *Die Zeit* 48, 24.11.1995, p. 49

Schipperges, H.: *Geschichte der Medizin in Schlaglichtern.* Meyers Lexikonverlag, Mannheim 1990

Schröder, M.: «Was muß man machen, wenn eine Dosis Sandimmun vergessen wurde? Hat dies unmittelbare Konsequenzen?» *Re-Naissance* 13, Okt. 1994

Sellami, M. M.: Islamic Position on Organ Donation and Transplantation». *Transpl. Proc.* 25: 1993, pp. 2307–2309

Sells, R. A.: «Consent for Organ Donation: What Are the Ethical Principles?» *Transpl. Proc.* 25: 1993a, pp. 39–40

–: «Resolving the Conflict in Traditional Ethics Which Arises From Our Demand for Organs». *Transpl. Proc.* 25: 1993b, pp. 2983–2984

Siegel, Bernie: *L'Amour, la médecine et les miracles.* Edition Laffont, Paris 1989 (dt. *Prognose Hoffnung.* Econ TB, Düsseldorf)

Singer, Peter: *Praktische Ethik.* Reclam, Stuttgart 1984

Spital, A. L.: Unrelated Living Donors: Should They Be Used?» *Transpl. Proc.* 24: 1992, pp. 2215–2217

Spöndlin, Ruedi: «Die Rationierung der Medizin wird kommen – die Frage ist nur wie!» Interview mit Gerhard Kocher. *Soziale Medizin* 22: 1995, pp. 6–8

Starzl, Thomas E., Anthony J. Demetris: *Liver Transplantation.* Year Book Med. Publ., Chicago 1990

Starzl, Thomas E., Charles W. Putnam: *Experience in Hepatic Transplantation.* Saunders, London 1969

Striebel, H. W., J. Link (Hg.): *Ich pflege Tote. Die andere Seite der Transplantationsmedizin.* Recom, Basel 1991

Sutter, Thomas: «Rechtsfragen in der Transplantationsmedizin». *Ärzte-Woche* 15. 2. 1995, p. 11

Thiel u. a.: «Organhandel?» *Basler Zeitung* 87, 15. 4. 1994

Thiel, G.: «Ist ‹hirntot› noch nicht wirklich tot und ist eine Leichenorgan-Entnahme unethisch?» *Basler Zeitung* 258, 4. 11. 1994, p. 49

Toellner, R.: *Organtransplantation – Beiträge zu ethischen und juristischen Fragen.* Fischer, Stuttgart 1991

Tröhler, Ulrich: «Surgery (Modern)». In: W. F. Bynum, Roy Poster: *Companion Encyclopedia of the History of Medicine.* Routledge, New York 1993

Uexküll, Thure von: *Grundfragen der somatischen Medizin.* Rowohlt, Hamburg 1963

Ullmann, E.: «Experimentelle Nierentransplantation». *Klin. Wochenschr.* 15, Wien 1905, pp. 281–282

Virnig, B. A., A. L. Caplan: «Required Request: What Difference Has It Made?» *Transpl. Proc.* 24: 1992, pp. 2155–2158

Weber, Gunthard (Hg.): *Zweierlei Glück. Die systemische Therapie Bert Hellingers.* Carl-Auer-Systeme, Heidelberg 1994

Welch, C. S.: A Note on Transplantation of the Whole Liver in Dogs. *Transpl. Bull.* 2, 1955

Wellendorf, Elisabeth: *Mit dem Herzen eines Anderen leben?* Kreuz, Zürich 1993
Wiss. Beirat der Bundesärztekammer: *Kriterien des Hirntodes. Entscheidungshilfen zur Feststellung des Hirntodes.* Deutscher Ärzte-Verlag 1991
Wohlgemuth, B.: *Leber, Galle, Bauchspeicheldrüse.* Birkhäuser Ratgeber, Basel 1988
Zinberg, Joel M.: «Legal and Ethical Issues». In: Thomas L. Fabry, Franklin M. Klion: *Guide to Liver Transplantation.* New York, Tokio 1992
Wolff, Otto: *Lebenshilfen I.* Urachhaus, Stuttgart